妊娠期
高血压疾病

主　审◎孙国强　胡　平

主　编◎任　为　管　平　郑文佩

副主编◎路小军　何　花　李诗雨　虞金哲　欧阳银

　　　　包艳娟　杨　林　陈秋晴　王　玲

参　编（以姓氏拼音为序）

　　　　陈　红　陈　宇　董宇娟　冯婷婷　关雨婷

　　　　郭　文　郭小丽　韩宇新　侯　丽　李梅华

　　　　刘冰馨　罗　艳　潘美晨　师博涵　孙佳瑶

　　　　王　英　王颖芳　温美婷　吴诗瑶　夏　寒

　　　　杨　港　易华云　余秀娟　赵晓蕾　郑飓飞

华中科技大学出版社
http://press.hust.edu.cn
中国·武汉

内 容 简 介

本书共十一章,内容包括妊娠期高血压疾病的流行病学,妊娠期高血压疾病的发病机制,妊娠期高血压疾病的病理生理改变,妊娠期高血压疾病对母体脏器影响的超声改变,妊娠期高血压疾病的诊断、分类、风险因素及鉴别诊断,妊娠期高血压疾病相关母儿指标的多普勒超声评估,妊娠期高血压疾病的治疗,妊娠期高血压疾病的预防,HELLP综合征,妊娠期高血压疾病与胎儿生长受限,妊娠期高血压疾病合并胎盘早剥。

本书编者总结了多年的临床经验,并参考国内外大量的文献资料。本书内容丰富,图文并茂,反映了国内外妊娠期高血压疾病诊治的最新水平。

本书可供妇产科临床工作者、学习者及妊娠期高血压疾病患者和家属使用。

图书在版编目(CIP)数据

妊娠期高血压疾病/任为,管平,郑文佩主编.—武汉:华中科技大学出版社,2023.2
ISBN 978-7-5680-9224-1

Ⅰ.①妊… Ⅱ.①任… ②管… ③郑… Ⅲ.①妊娠合并症-高血压-诊疗 Ⅳ.①R714.252

中国国家版本馆 CIP 数据核字(2023)第 039402 号

妊娠期高血压疾病   任 为 管 平 郑文佩 主编
Renshenqi Gaoxueya Jibing

策划编辑:居 颖
责任编辑:张 琴
封面设计:廖亚萍
责任校对:刘 竣
责任监印:周治超
出版发行:华中科技大学出版社(中国·武汉)   电话:(027)81321913
        武汉市东湖新技术开发区华工科技园   邮编:430223
录 排:华中科技大学惠友文印中心
印 刷:武汉科源印刷设计有限公司
开 本:787mm×1092mm 1/16
印 张:13.5
字 数:353千字
版 次:2023年2月第1版第1次印刷
定 价:88.00元

序

Xu

  国家卫生健康委印发的《母婴安全行动提升计划（2021—2025年）》中指出，要以高质量发展为主题，以深入落实母婴安全五项制度为主线，聚焦服务质量提升、专科能力提升和群众满意度提升，持续强化质量安全管理，提高医疗机构服务能力，预防减少孕产妇和婴儿死亡。危急重症的救治是其中的一个主要内容，只有不断深入地对疾病进行研究，才能制订有效的防治措施，达到减少孕产妇和婴儿死亡的目的。

  妊娠期高血压疾病是常见的妊娠期并发症，严重影响母儿健康。尤其是在经济欠发达地区，妊娠期高血压疾病是孕产妇和围产儿病死率升高的主要原因之一。如果各级医疗助产机构能够对有高危因素的孕产妇进行有效的预防和监测，尽早地发现妊娠期高血压疾病并给予适当的干预，大多数孕产妇的死亡是可以避免的。目前，妊娠期高血压疾病的病因仍不明确，但经过数十年防治经验的积累和沉淀，各国已经形成多个指南和共识。尽管这些指南各有不同，但对于疾病防治的主要方向是一致的，如果能宏观、综合地运用国内外的先进防治计划，形成个体化的防治方案，势必能更有效地对妊娠期高血压疾病进行识别及干预，改善母儿预后。

  不同国家不同地区的种族、经济和文化不同，临床医学水平并不相同，对于妊娠期高血压疾病的诊断、分类及治疗，亦大有不同。本书博采众长，将近10年来不同国家和学术组织的妊娠期高血压疾病相关指南进行归纳总结，从流行病学、发病机制、病理生理改变、超声表现、诊断及分类、治疗、预防等方面，客观罗列，综而述之。本书不仅陈述了各个学术组织的推荐意见，更阐释了推荐的证据，使读者知其然，还知其所以然。

  随着"三孩"生育政策的放开，妊娠合并症及并发症发病率增多、高龄等问题给产科医生带来了很大的挑战。妊娠期高血压疾病严重威胁母儿安全，要求产科医师认真负责且谨慎处理！本书全面地阐述了妊娠期高血压疾病的相关内容，希望为读者深入认识妊娠期高血压疾病提供一定的帮助，以更好地迎接当今医疗环境的挑战。

中国妇幼保健协会双胎妊娠专委会主任委员
辽宁省产科专业质控中心/母胎医学中心主任
中国医科大学附属盛京医院教授

前言
Qianyan

　　妊娠期高血压疾病是妊娠与血压升高并存的一组疾病,是产科常见的并发症,严重影响母儿健康,是孕产妇和围产儿死亡的主要原因之一。了解并研究妊娠期高血压疾病的相关知识至关重要。我们在临床中会碰到妊娠期高血压疾病诊断不明确的情况,处理时会存在一定的误区,甚至会产生不良母儿结局。因此,加强对妊娠期高血压疾病的认识,强调以预防为主,早发现早诊断早干预,才能降低母儿死亡率。

　　我们总结了多年的临床经验,并参考国内外大量的文献资料,编写了这本书,供广大临床工作者使用,希望它能为广大孕产妇解决一些妊娠期高血压疾病的问题,并希望有更多的同道能重视此病的研究,提高产科诊疗水平,保障母儿安全。

　　本书对妊娠期高血压疾病的发病机制、病理生理改变、诊断、分类、风险因素、鉴别诊断、治疗、预防都做了较为详尽的阐述。在发病机制、病理生理改变章节,引用大量新的研究文献,体现了妊娠期高血压疾病基础研究的新进展;而在妊娠期高血压疾病分类、诊断、治疗等章节,借鉴了欧美最新指南,以期为妊娠期高血压疾病规范化诊疗提供一定的思路。本书还包括妊娠期高血压疾病对母体脏器影响的超声改变、多普勒超声评估等章节,图文结合,从超声角度进一步表现妊娠期高血压疾病对母体重要脏器的影响。最后我们着重写了 HELLP 综合征、胎儿生长受限、胎盘早剥这 3 个严重并发症的诊断与处理,希望能对重症患者的识别和治疗起到一定的作用。本书内容丰富,图文并茂,反映了国内外妊娠期高血压疾病诊治的最新水平。

　　在编写过程中,由于编者水平有限,经验不足,书中疏漏之处在所难免,敬请广大读者批评指正。我们将不胜感激。

任为　管平　郑文佩

华中科技大学同济医学院附属湖北妇幼保健院

目录

■■■■Mulu

第一章
妊娠期高血压疾病的流行病学

第一节　发　病　率

妊娠期高血压疾病（hypertensive disorders of pregnancy，HDP）是妊娠与高血压并存的一组疾病，发生率为 5%～12%。该组疾病包括妊娠期高血压（gestational hypertension，GH）、子痫前期（preeclampsia，PE）、子痫（eclampsia），以及慢性高血压并发子痫前期（chronic hypertension with superimposed preeclampsia，CHPE）和妊娠合并慢性高血压，严重影响母婴健康，是孕产妇和围产儿病死率升高的主要原因。

HDP 是全球孕产妇死亡的主要原因之一，了解 HDP 的流行病学至关重要。但关于 HDP 的流行病学研究有限。

最近研究表明，HDP 的发病率和分类在全球各不相同。HDP 的总发病率为 2.4%～22.2%。沙特阿拉伯的发病率为 2.4%，日本为 4.6%，埃塞俄比亚为 6.25%，澳大利亚为 7.1%，中国为 7.3%，印度为 7.4%，法国为 7.4%，丹麦为 8.5%，澳大利亚为 9.7%，美国为 10.6%，津巴布韦为 19.4%，博茨瓦纳为 22.2%。GH 的总发病率为 0.71%～14.3%。沙特阿拉伯的发病率为 0.71%，印度为 2.04%，葡萄牙为 2.5%，中国为 3.3%，法国为 4.2%，美国为 2.46%～14.3%。PE 总的发病率为 0.05%～9.0%，伊朗为 0.05%，沙特阿拉伯为 1.32%，葡萄牙为 1.4%，法国为 2.0%，瑞典为 2.9%，丹麦为 3.2%，澳大利亚为 3.4%，新加坡为 3.6%，挪威为 3%～4.5%，蒙古为 4.4%，中国为 4.5%，印度为 4.53%，泰国为 4.7%，巴西为 6.74%，韩国为 6.9%，墨西哥为 7.6%，美国为 2.57%～9.0%。子痫的总发病率为 0.02%～0.23%。新加坡的发病率为 0.02%，美国为 0.04%，印度为 0.83%，法国为 0.1%，葡萄牙为 0.1%，中国为 0.11%，沙特阿拉伯为 0.19%，伊朗为 0.23%。妊娠合并慢性高血压的总发病率为 0.086%～3.9%。沙特阿拉伯的发病率为 0.086%，中国为 0.6%，美国为 0.63%～0.83%，葡萄牙为 1.5%，法国为 1.7%，埃塞俄比亚为 3.9%。CHPE 总的发病率为 0.096%～0.6%，沙特阿拉伯为 0.096%，葡萄牙为 0.2%，美国为 0.23%，中国为 0.6%。HDP 的发病率之间差异很大，可能与临床危险因素的分布不均有关，例如种族、年龄、孕产次、母体感染、贫血、社会经济发展、医疗保健政策、产检次数和孕前 BMI。例如在美国，非西班牙裔黑人女性 HDP 的发病率最高,与生活方式、饮食以及医疗保健有关。

在过去的几十年中,全球 HDP 的发病例数有所增加。1990 年到 2019 年这 30 年,全球的 HDP 发病例数从 1630 万增加到 1808 万,增加了 10.92%;2019 年,因 HDP 死亡的孕产妇数为 27.83 万,与 1990 年相比,死亡率下降了 30.05%。HDP 发病例数增加,可能与人口增长和多胎妊娠相关。虽然 1990 年至 2019 年 HDP 的发病例数增加,但发病率呈下降趋势,这是因为全球人口数是增加的。死亡病例数及死亡率均呈下降趋势,这可能是因为医疗技术水平提高、加大医疗干预以及全球临床医生对 HDP 的关注度提高。在全球区域层面,2019 年,HDP 发病率较高的是撒哈拉以南非洲东部,澳大利亚、大洋洲和中欧较低。在年龄方面,25~29 岁人群 HDP 发病率最高,其次是 30~34 岁和 20~24 岁。一般来说,HDP 更可能发生在育龄期的极端。由于肥胖和糖尿病等风险因素,高龄孕产妇的 HDP 发病率增加,并且更有可能患上动脉粥样硬化,从而影响小动脉功能,导致高血压的发生。年龄过小(小于 16 岁)的女性怀孕可能更容易发生不良妊娠结局,例如 PE、新生儿早产和低出生体重新生儿。这些结果可能与贫困、营养不足、孕前健康状况不佳、婚姻状况不佳或教育水平低有关。

有研究报道,PE 的发病率在不同地域之间差异显著。比如美国作为发达国家,中国作为发展中国家,两国 PE 发病率的差异可能与种族和遗传易感性、母亲年龄、性文化、体重指数、饮食、运动、多胎妊娠和教育背景的差异相关。这些差异可能会导致两国在 PE 的诊断和治疗标准方面存在差异,所以需要因地制宜地制订相应的 PE 预防计划。在世界范围内,PE 影响了全球 2%~8% 的孕产妇。发病率在国家和种族之间表现出显著差异。目前的分析表明,发展中国家的发病率较高,尤其是非洲和拉丁美洲,亚洲人可能是 PE 的低危人群。部分研究报道,与美洲原住民、非裔美国人和欧洲人相比,亚洲华人、新西兰人和亚裔美国人的 PE 的发病率较低。从 2004 年到 2016 年,中国 PE 发病率呈下降趋势,而从 1980 年到 2016 年,美国 PE 发病率逐年上升。

此外,一项来自瑞典和中国的对比研究表明,两个国家 HDP 的总体发病率相似,约为 4%,但 PE 的轻度、重度比例却不一样:瑞典轻度 PE 占 2/3,而中国重度 PE 占 2/3。两个国家间 PE 相关危险因素也存在显著差异:瑞典孕产妇的年龄和肥胖与 PE 相关性较小,而在中国,肥胖孕产妇 PE 风险增加 4~5 倍。随着 BMI 增加,中国女性的 PE 风险高于瑞典女性。中国的汉族人口占绝大多数(约占总人口的 92%),而大多数瑞典女性可能具有混合种族背景。种族、遗传背景、生活方式、饮食以及医疗保健,可能与 PE 风险密切相关。

尽管 HDP 的发病率和死亡率在发达国家已经大大降低,但对于中国这样的发展中国家仍然是一个问题。中国是一个人口众多、地域辽阔的发展中国家,不仅在文化、饮食、生活方式和其他方面存在差异,不同地区的医疗水平和经济状况也有差异。近年来,生活方式、生活节奏、工作压力等的改变导致育龄期妇女超重、肥胖的患病率增加。并且,随着"三孩"生育政策的实施,高龄孕产妇的比例增加,这些都导致 HDP 在中国孕产妇中越来越常见。

2018 年一项纳入 162 家医院 38590 例病例的研究表明,中国妊娠期高血压疾病的发病率为 4.74%,妊娠期高血压、PE、子痫、妊娠合并慢性高血压、慢性高血压并发 PE 发病率分别为 1.38%、2.61%、0.03%、0.31%、0.41%。同时发现,HDP 的发病地区存在差异,其中,重庆、福建、浙江、山东、广东等省发病率较低,而发病率较高的五个省份分别是山西、吉林、河北、新疆和海南。重庆发病率低的原因是重庆作为我国的直辖市之一,具有大城市和大农村的二元经济结构。直辖市的孕产妇孕期妇幼保健意识增强,医疗资源相应增加。而部分经济欠发达地区孕期保健覆盖率较低,患者知晓率较低。农村患者就医意识差,缺乏合理管理,HDP 患者易漏诊。山西等地区 HDP 发病率高的原因是山西位于黄土高原地区,受到寒冷、干燥和低氧等因素的影响。因此,近年来,我国加强对孕期保健和农村人口的管理,完善了危重孕产妇的转诊制度。研究中发现有 5 名孕产妇死亡可归因于 HDP。华东地区死亡率为 0,表明这些努力是有成效的,但仍需进一步努力。

华中科技大学同济医学院附属湖北省妇幼保健院近 8 年 HDP 发病率:2013 年为 7.3%;2014 年为 5.6%;2015 年为 6.1%;2016 年为 7.2%;2017 年为 8.6%;2018 年为 11.3%;2019 年为 10.8%;2020 年为 6.9%;2021 年为 12.1%。

关于孕产妇死亡率的研究不多。有研究报道,从 1990 年到 2017 年,全球孕产妇死亡率呈现出的显著下降的趋势。下降的主要原因是产后出血率下降了 70%,但是 HDP 的改善有限。一项关于孕产妇死亡率的研究表明,在低收入国家和撒哈拉以南的非洲地区,因 HDP 导致的孕产妇死亡人数有所增加。这种增加的原因令人担忧,因此,作为产科医生,应该更好地分析这些地区 HDP 孕产妇死亡人数增加的原因,以制定解决问题的策略。

一项研究表明,在非洲,HDP 是孕产妇死亡最常见的直接原因;在某些地区,这些疾病所导致的孕产妇死亡人数占孕产妇死亡总人数的 19%~32%。在印度和巴基斯坦进行的类似研究表明,与 HDP 相关的孕产妇死亡率很高。关于埃塞俄比亚的相关研究也表明,HDP 是孕产妇死亡的三大原因之一,研究中显示子痫孕产妇的死亡率高,其可能的原因是在疾病发作之前和之后未及时寻求医疗保健和医疗救助,这表明在实施控制抽搐、使用抗高血压药物以及实施其他挽救生命的干预措施方面存在明显的延迟。与先前的研究发现一致,大多数孕产妇的死亡发生在入院后的 24 h 内。众所周知,除非尽早中止进一步的抽搐,否则子痫可能会迅速恶化。以前曾报道,在发展中国家中,因 HDP 导致孕产妇死亡率高的最重要因素是疾病发展到不可逆转阶段时患者才到医院。因此,大多数孕产妇死亡都是因为就诊晚从而护理晚、治疗晚。因此,应向孕产妇提供健康宣传,重点是提高其对产前和产时护理重要性的认识,以及告知其在出现 HDP 严重症状时及时寻求医疗保健及医疗救治。

(赵晓蕾 李诗雨)

第二节 风险因素

为了有效降低 HDP 的患病率,研究 HDP 的风险因素尤为重要,以下将概述与 HDP 发生发展相关的风险因素。

1. 家族史 高血压及 2 型糖尿病家族史为 HDP 危险因素。中国的相关研究表明,有高血压家族史的孕产妇 PE 患病率比一般孕产妇高 3.17 倍,有 2 型糖尿病家族史的孕产妇 PE 患病率比一般孕产妇高 2.67 倍。HDP 呈家族聚集趋势。有两个或两个以上家庭成员患有 HDP 的女性的 HDP 患病率是一般女性人群的 2~3 倍。一项来自中国台湾的研究表明,家族成员有 PE 病史的女性患 PE 的风险增加了 2.6 倍。家庭成员有相似的生活方式,例如烹饪、用餐、爱好和运动。家族成员没有 PE 病史的女性更有可能住在城市地区,而城市生活可能涉及更多的压力、污染和妨碍健康睡眠的因素,所有这些都可能导致更多 PE 病例。

2. 遗传易感性 HDP 是多因素遗传疾病。尚无明确研究将单个基因确定为 HDP 风险因素。研究表明,STIM1 基因可能为 HDP 的易感基因。PE 可能是一种复杂的遗传疾病,并且是由不同位点的许多常见变异造成的,这些变异单独的影响很小,但共同导致个体对疾病的易感性。研究者已经研究了许多候选基因,对这些候选基因根据病理机制进行分组,包括血栓形成倾向、内皮功能、血管活性蛋白、氧化应激和脂质代谢,以及免疫遗传学,但预计没有一个基因会被确定为 PE 的唯一危险因素,因为在一般人群中,PE 代表一种复杂的遗传疾病。许多 SNP 之间的相互作用,无论是单独的还是与易感环境因素的结合,很可能是这种疾病的遗传成分的基础。比如内皮一氧化氮合酶 3(NOS3)基因,维生素 D 的 G 等位基因受体(VDR)基因。

3. 免疫因素 系统性红斑狼疮(SLE)和多囊卵巢综合征(PCOS)是两种常见的疾病。在怀孕前就患有自身免疫性疾病及内分泌疾病对女性的后续妊娠可能会有一定的影响。中国台湾的一项研究结果表明,孕前 SLE 是妊娠期高血压进展为 PE 的独立且重要的危险因素。妊娠期狼疮活动性增加,出现狼疮血管炎、血管弹性丧失,导致血压升高,从而导致 PE 的发生。SLE 患者 VEGF(血管内皮生长因子)、PLGF 和 sFlt-1 的水平异常,导致胎盘血管重塑异常、内皮功能障碍以及胎盘灌注不良,易患 PE。在 PCOS 中,存在胰岛素抵抗,血管动脉平滑肌细胞和血管内皮细胞都是胰岛素敏感细胞。血管内皮细胞在高胰岛素血症的刺激下被激活并造成进一步的损伤。一氧化氮的产生减少,而前列腺素的产生受到抑制,外周血管阻力增加,最终导致血压升高。高胰岛素血症还可促进血管平滑肌细胞异常增殖、血管内皮功能障碍、血管腔狭窄、血管阻力增加等。大多数 PCOS 患者出现脂质过氧化和高脂血症,这也可能是血管内皮细胞功能受损的原因之一,从而最终导致 PE 的发生。

4. 妊娠期用药 一项研究表明,使用低剂量避孕药也会导致血压升高。雌激素可增加肝脏血管紧张素原。雌激素具有水和钠潴留的可能性。众所周知,胰岛素抵抗与高血压密切相关,而雌激素可增加胰岛素抵抗,这可能与血压升高有关。大约 50% 的女性在妊娠期间至少使用过 1 种药物。有研究报道,由于产生的前列环素减少,解热镇痛类的药物与 PE 和血栓栓塞并发症的风险增加有关。苯二氮䓬类药物,通常用于治疗焦虑症、癫痫发作和失眠,也用于预防和治疗 PE。抑酸药物,是妊娠期间最常用的药物,而研究表明,患有 PE 的女性使用抑酸药物的频率明显增加。妊娠期间使用钙剂、抗酸剂缓解胃食管反流被认为是有益的,因为它可以降低高血压和 PE 的风险。

5. 孕产次 有研究表明,HDP 是一种初产性疾病,而既往有孕产史对 HDP 具有保护作用。这种保护作用可能归因于胎儿细胞中对父本抗原的免疫耐受,并且它还可以改善前一次妊娠期间母体螺旋动脉修改后的滋养细胞侵袭。与经产妇相比,初产妇患 HDP 的风险更高。PE 在初产妇中的发生率是经产妇的 2.5 倍。与既往患有 HDP 的孕妇相比,无 HDP 病史的孕妇更容易发生 PE。

6. 流产史 既往人工流产史(IA)与初产妇患 PE 的风险降低相关。人工流产引起的子宫内膜局部损伤会诱导炎症反应,从而降低 HDP 的风险。随着时间推移,免疫反应消退,子宫内膜损伤的益处会随着时间的推移而减少。只有约 3.5% 的既往有人工流产史的女性在两次妊娠间隔的 12 个月内可能发生 HDP。前一次妊娠后胎儿细胞中对父本抗原的免疫耐受可能在降低 PE 发生的风险方面发挥重要作用。但与其相反的研究表明,先前的人工流产史会增加 PE 的风险,可能是由于剧烈刮宫破坏子宫内膜而增加了 PE 的风险。

7. 遗传性血栓倾向 抗磷脂综合征(APS)是一种罕见的异质性自身免疫性疾病,与妊娠期间严重危及生命的并发症有关。在妊娠期间,患者的凝血因子水平升高。在患有 APS 的孕妇中,这种高凝状态包括血液中凝血因子水平升高、活化蛋白 C 阻力增加、纤溶酶原激活剂抑制剂水平升高和蛋白 S 水平降低,它们均会导致 HDP 的发生。

8. 辅助生殖技术 在人工周期中黄体的缺失会增加 PE 的风险。黄体分泌血管活性激素,如松弛素,这些激素在人工周期中不会被替代,因此减弱了孕妇对妊娠期间的心血管系统变化的适应程度,导致 PE 的风险增加。玻璃化和升温过程可能会影响滋养细胞的发育,导致胎盘异常,从而增加 PE 的风险。

9. 年龄 年龄是 HDP 的独立危险因素之一。HDP 的风险与孕产妇年龄增加呈正相关已在中国的关于 HDP 的研究中得到证实。与 25～29 岁的孕产妇对比,35～39 岁和大于或等于 40 岁的孕产妇患 HDP 的风险分别高 1.84 倍和 2.39 倍。1995 年,美国的一项研究也表明,HDP 患病率与孕产妇年龄之间存在关联:PE 患病率与年龄减小呈正相关已在美国白人和非白人孕产妇中得到证实。与年龄为 30～34 岁的白人孕产妇相比,年龄在 20～24 岁、18～19 岁和 15～17 岁的孕产妇,PE 患病率分别高 1.4 倍、1.8 倍和 2.6 倍。与年龄为 30～34 岁的黑人及其他种族孕产妇相比,年龄在 18～19 岁和 15～17 岁的孕产妇 PE 患病率分别高 2.0 倍和 2.4 倍。然而,WHO MCS 数据库的研究表明,孕产妇 PE 患病率与年龄减小呈负相关。与年龄为 20～35 岁的孕产妇相比,17～19 岁的孕产妇 PE 患病率降低 72%。然而其他流行病学研究表明,孕产妇 HDP 患病率与年龄减小之间没有关联。还有研究表明,妊娠期高血压和 PE 的发病率在 27 岁之前随着孕产妇年龄的增加而略有增加,之后几乎呈指数增长,年龄在 27～40 岁之间的孕产妇,PE 的发病率相比 27 岁之前的孕产妇的发病率增加了 1 倍,妊娠期高血压的发病率增加了 1.7 倍。

10. 妊娠前体重 妊娠前超重、肥胖也是 HDP 的独立风险因素。BMI<18.5 kg/m² 为偏瘦,BMI 正常范围为 18.5～23.9 kg/m²,BMI 在 24～27.9 kg/m² 之间为超重,BMI>28 kg/m² 为肥胖。肥胖、超重的孕产妇往往体内代谢紊乱,例如瘦素升高、促炎状态或一氧化氮合酶系统功能障碍,从而导致 PE 的发生。相对于 BMI<24 kg/m²,BMI 位于 24～27.9 kg/m² 及 BMI>28 kg/m² 的人群,HDP 患病率分别增加 1.79 倍和 3.11 倍。对巴基斯坦和英国白人的研究已经表明,BMI 每增加 5 kg/m²,HDP 发病率增加 1.54～1.60 倍。对于 BMI 19.8～24.2 kg/m²,BMI>24.2 kg/m²,PE 发病率增加 2.4 倍;BMI<19.8 kg/m²,PE 发病率增加 0.6 倍。对于 BMI 20.0～24.9 kg/m²,BMI<20 kg/m²,PE 发病率增加 0.77 倍;BMI 25～29.9 kg/m²,PE 发病率增加 1.7 倍;BMI 30.0～34.9 kg/m²,PE 发病率增加 2.93 倍;BMI≥35 kg/m²,PE 发病率增加 4.14 倍。一项来自日本的研究表明,女性低出生体重(出生体重<2500 g)与随后妊娠发生 HDP 风险显著相关;在正常或高出生体重女性中,随着妊娠前 BMI 的增加,HDP 的患病率随之增加。一些研究报告表明,出生时身材矮小但成年后变得超重的人由于代谢适应不良而患心血管疾病和糖尿病的风险特别高,因此应该建议低出生体重女性在以后的生活中保持正常体重,这对降低 HDP 的患病风险是有效的。

11. 妊娠期增加的体重(GWG) 妊娠前不同 BMI 的孕产妇妊娠期增加的体重不同,妊娠前体重偏瘦、正常、肥胖和超重女性在妊娠期体重增加范围分别为 12.5～18 kg、11.5～16 kg、7.0～11.5 kg 和 5.0～9.0 kg。大量研究表明,体重增加超过指南所推荐的体重时,HDP 患病率增加 1.8 倍。将妊娠期 BMI 增加按照小幅度(<5 kg/m²)、中度(5～10 kg/m²)和过度(>10 kg/m²)分类,妊娠前体重过轻且妊娠期 BMI 增加过度(≥10 kg/m²)的孕产妇患 HDP 的风险最高。

12. 多胎妊娠 当母体心血管系统无法充分供应子宫胎盘时,胎盘灌注不足可能导致母体高血压。双胎妊娠的女性妊娠相关高血压疾病的发病率比单胎妊娠女性增加了大约 2 倍,而三胎妊娠的女性则增加了 3 倍。一项来自挪威的研究表明,与单胎妊娠的女性相比,双胎妊娠女性的 PE 患病率高 3～4 倍,双胎妊娠女性 GH 的风险增加了 27%。

13. 既往妊娠并发症 一项针对美国孕产妇的研究表明,初次妊娠合并轻度 GH 或重度 GH 或重度 PE,与正常孕产妇相比,再次妊娠 HDP 患病率分别高 3.0、3.4 和 6.3 倍。初次妊娠血压处于临界值(高压波动于 130～139 mmHg,低压波动于 80～89 mmHg),与正常孕产妇相比,再次妊娠 GH 患病率高 2.07 倍,PE 患病率高 2.02 倍。初次妊娠血压高,但未诊断GH,再次妊娠,与正常孕产妇相比,GH 患病率高 3.42 倍,PE 患病率高 3.81 倍。既往有 PE病史,与正常孕产妇相比,再次妊娠 PE 患病率高 7.19 倍。

14. 妊娠糖尿病 对于中国孕产妇,此次妊娠出现妊娠糖尿病则此次妊娠 HDP 患病风险高 2.48 倍;对于澳大利亚孕产妇,GH 患病风险高 1.87 倍;对于瑞典孕产妇,PE 患病风险高3.11 倍;对于拉丁美洲和加勒比地区孕产妇,PE 患病风险高 1.93 倍。

15. 既往疾病 2 型糖尿病合并妊娠,中国孕产妇患 HDP 的风险高 2.48 倍;澳大利亚孕产妇患 GH 的风险高 3.5 倍;拉丁美洲孕产妇患 PE 的风险高 1.93 倍。合并 2 型糖尿病的孕产妇患 PE 的风险高 5.58 倍,然而丹麦的一项研究表明糖尿病与 PE 风险之间呈负相关:糖尿病合并妊娠,初产妇 PE 患病风险降低 40%,经产妇降低 20%。其他病史,如心脏病、肾病和肝病,与患 PE 的风险呈正相关。

16. 尿路感染 中国台湾的一项研究表明,尿路感染的孕产妇 PE 患病风险高 4.8 倍。WHO MCS 数据库表明,有肾盂肾炎病史的孕产妇 PE 患病风险高 1.64 倍。澳大利亚一项研究表明两者无明显相关性。

17. 种族 社会科学表明,种族是一个具有深厚历史渊源的社会、文化和政治概念。种族分类通常基于肤色、地理起源、公民身份和语言的不统一。在美国,PE 在黑人或非裔美国女性中比在白人女性中更为普遍。在西班牙裔群体中,已报告有不同的 PE 风险。一些研究显示,与白人女性及非西班牙裔白人女性相比,西班牙裔美国人 HDP 的患病风险增加、相当或降低,这被称为“西班牙裔悖论”。然而,这种悖论并未被普遍观察到,并且可能因地理环境而异。在中国一项研究中,种族先前被认为是 PE 的危险因素。

18. 血型 血型是一种非常稳定的遗传性状,以常染色体显性或隐性方式遗传。目前关于ABO 血型系统对 HDP 发生发展影响的研究结论非常矛盾。有的研究表明,AB 血型的女性患 HDP 的风险最高,而 O 血型的女性患 HDP 的风险最低。然而,其他研究表明,ABO 血型与 HDP 的患病风险无关。

19. 变形菌、拟杆菌和放线菌门 胎盘可能含有致病微生物,并可能拥有自己的微生物组。为了对抗胎盘感染,蜕膜自然杀伤细胞通过细胞溶解效应物(如穿孔素和颗粒酶)保护胎盘,以选择性杀死病原体,保护正常宿主细胞,从而保护胎盘免受细胞内感染。

20. 子宫肌瘤 子宫肌瘤在育龄妇女和孕妇中的患病率分别为 20%～40% 和 1%～10%。子宫肌瘤的存在与血压水平增高相关联。患有高血压的女性患子宫肌瘤的风险更高。子宫肌瘤分泌的几种分子,如血栓素 A2 和内皮素-1,通过诱导炎症和氧化应激反应,导致内皮功能障碍,可能是 HDP 的其他危险因素。

21. 子宫内膜厚度(EMT) EMT≤8 mm 的孕妇 HDP 发生率最高,显著高于 EMT 8～12mm 组和 EMT>12 mm 组。子宫内膜容受性是子宫内膜允许正常着床的能力。同时,子宫内膜厚度被认为是影响子宫内膜容受性的关键因素之一。子宫内膜厚度影响胚胎着床,进而可能导致妊娠期高血压疾病。

22. 再次妊娠间隔　较短的间隔可能导致母体没有足够的时间从生理压力中恢复过来。较短的妊娠间隔可能增加孕产妇不良妊娠结局的可能机制包括产后营养不良、产后没有足够的时间减轻妊娠体重以及剖宫产术后子宫切口未完全愈合。虽然较长的妊娠间隔可能使母体更好地恢复,但它们与生育能力降低、年龄较大、母体疾病和伴侣变化有关,这些也与 PE 的风险增加有关。将低于 2 年的妊娠间隔与 2～4 年的间隔进行比较时,研究者发现孕产妇患 PE 的风险没有显著增加;将超过 4 年的间隔与 2～4 年的间隔进行比较时,孕产妇患 PE 的风险仅有小幅增加。

23. 妊娠前血压　妊娠前 MAP(平均动脉压)高 2 mmHg,HDP 风险增加 8%,任何 PE 的风险增加 13%。妊娠前,血压和相关潜在生物过程的增量差异可能导致 HDP 的发展,并与 PE 发病机制中潜在内皮功能障碍的早期全身反应有关。妊娠前血压逐渐升高与孕妇患 HDP 的风险增加有关。妊娠前到妊娠早期(4～16 周)的血压变化与发生 PE 的风险完全相关。

24. 环境因素　在极端温度下,如妊娠早期生活在极冷的环境下会增加妊娠期高血压的发病率。与妊娠前相比,妊娠早期体温对 PE 或子痫与妊娠期高血压发病率的影响相反。冷暴露会降低发病率,而热暴露会增加发病率。在平均温度下,妊娠前温度升高会降低 PE 或子痫和妊娠期高血压的患病风险。然而,在妊娠的前半段,体温升高与较高的风险呈正相关。

25. 饮用水　饮用水中含镉、铅、三卤甲烷和六价铬会增加 HDP 的患病风险。

26. 饮食因素　一项 Meta 分析得出结论:与能量摄入量正常的女性相比,能量摄入量高的女性患 PE 的风险更高,且妊娠期能量摄入的主要来源是糖分,尤其是碳酸饮料。大量饮用碳酸饮料与超重/肥胖、代谢综合征和 2 型糖尿病有关。所有这些代谢紊乱都与 HDP 相关,大量饮用碳酸饮料和其他含糖饮料与非孕妇的血压升高和高血压有关。大量饮用碳酸饮料(每周≥7 次)也会影响妊娠期高血压的发病率。

27. 饮食模式　饮食是一个可改变的因素,促进健康饮食是优化 HDP 结果的理想策略。澳大利亚的一项饮食模式与 HDP 的相关性研究表明,地中海风格的饮食模式与 HDP 患病风险存在剂量负相关,但因果关系仍需进一步证实。此饮食模式中的食物包括蔬菜、豆类、坚果、豆腐、米饭、意大利面、黑麦面包、红酒和鱼。地中海式饮食模式中糖、钠和加工肉类的摄入量较低;高含量的维生素 E、膳食纤维、镁和多不饱和脂肪酸可能会影响氧化应激、胰岛素抵抗和血脂,从而影响内皮细胞的功能,降低心血管疾病的患病风险。因此应鼓励育龄妇女摄入蔬菜、豆类、坚果、豆腐、米饭、意大利面、黑麦面包、鱼和红酒。

28. 高海拔　高海拔地区孕妇收缩压、舒张压明显高于海平面地区孕妇。在海拔 2500 米以上,孕妇子宫动脉与海平面孕妇相比,血液流量减少了约三分之一,从而减少了氧气和营养物质在绒毛膜的交换。此外,高海拔地区孕妇更有可能出现红细胞压积升高,这与严重的 PE 有关,可能是通过改变绒毛间隙微循环。在高海拔地区,妊娠期高血压发病率几乎是海平面地区的 2 倍,PE 的发病率只有正常海拔的一半。在高海拔地区,胎盘从一开始就经历慢性缺氧,因此可能预防 PE。另一种可能性是,那些本来可能有 PE 风险的孕妇无法承受低气压的额外挑战,而且在高海拔地区根本无法维持妊娠。

29. 吸烟　一项瑞士的研究表明,吸烟孕产妇 HDP 患病率低于不抽烟的。每天吸烟 1～9 支和大于或等于 10 支的孕产妇 GH 患病率分别是不吸烟的孕产妇的 0.86 倍和 0.48 倍,PE 患病率分别为不吸烟的孕产妇的 0.64 倍和 0.55 倍。一项澳大利亚的回顾性研究表明,与无吸烟习惯的孕产妇相比,有吸烟习惯的孕产妇 GH 的患病率高 1.57 倍。然而,日本的一项研究表明,与不吸烟孕产妇相比,吸烟的孕产妇 HDP 患病率高 1.20 倍。一般而言,吸烟者患 PE

的风险降低 33%。这种"保护作用"甚至持续到终止妊娠后,并且在孕晚期这种保护效应增强。然而,这种影响几乎只见于 20～35 岁以及唾液可替宁值高于 200 ng/mL 的女性。吸二手烟的孕产妇患 PE 的风险并没有下降。此外,当吸烟的孕产妇发生 HDP 时,围产结局通常比不吸烟者差,围产儿死亡率和 SGA(小于胎龄儿)率增加。

30. 饮酒　酒精容易导致氧化应激反应,从而导致 HDP。一项针对中国孕产妇的研究表明酒精摄入量与 HDP 患病率呈正相关。与未摄入酒精的受试者进行比较,饮酒的孕产妇 HDP 患病率高 1.75 倍。一项针对美国人的研究表明,有饮酒习惯的孕产妇 PE 发病率比无饮酒习惯者低 55%。埃塞俄比亚的一项研究表明,饮酒的孕产妇发生 PE 的概率是不饮酒孕产妇的 4.06 倍。

31. 血红蛋白(Hb)水平　妊娠早期的 Hb 水平与 PE 风险呈显著正相关,Hb≥130 g/L 的孕妇患 PE 的风险增加,当 Hb>150 g/L 时,这种关联变得更加显著。高 Hb 水平的女性妊娠前 BMI 较高,这表明高 Hb 水平可能是她们营养状况较好的结果。此外,高营养状况可能与 PE 风险升高有关。越来越多的证据表明,铁是一种强氧化剂,铁过载会增加 β 细胞的氧化应激,从而导致胰岛素抵抗和糖代谢受损。严重贫血的女性对 PE 的易感性可以用微量营养素和抗氧化剂的缺乏来解释。有研究表明,妊娠期间血清钙、镁和锌水平的降低可能导致 PE。高 Hb 水平孕妇 PE 发病率增高可以解释为高铁血红蛋白衍生的血红素沉积对血管内皮的毒性作用和随之而来的动脉粥样硬化。动脉粥样硬化血管常见于 PE 妊娠的胎盘床。

32. 矿物质　目前的研究表明,PE 孕产妇血液中镁、锌、钙水平降低。钙、镁、铜、锌、硒等对正常人体的发育和功能来说是必不可少的。镁作为人体必需的元素,是激活细胞因子的重要辅助因子,镁对血管的张力、收缩性和反应性有显著影响,因此,在血压的生理调节中起着重要作用。镁和锌是许多代谢途径中必不可少的元素,调节免疫系统,并作为辅助因子激活许多酶系统,包括抗氧化酶。镁通过拮抗钙离子而起到钙通道阻滞剂的作用,导致血管舒张。妊娠期镁、锌、钙水平降低可能是由于血液稀释、尿量增加、母体向胎儿的转移增加、摄入减少以及代谢增加所致。此外,妊娠期镁水平的降低可能会增加血管收缩,导致血压升高。妊娠期血清钙水平的降低导致甲状旁腺激素和肾素释放增加,从而导致血管平滑肌的细胞内钙水平增加,导致血管阻力增加和血管收缩,导致血压升高。锌可以通过增加抗氧化剂或作为充分激活抗氧化酶的必需底物或辅助因子来缓解氧化应激。锌是抗氧化酶 SOD 的辅助因子,因此其缺乏可能导致 SOD 的减少,这与细胞抗氧化能力损害和氧化/抗氧化失衡有关,从而可能导致 HDP 的发生发展。

33. 抗血小板药物　PE 与血管内前列环素(一种血管扩张剂)产生不足以及血栓素(一种血管收缩剂和血小板聚集的刺激剂)产生过量有关。抗血小板药物通过减少血小板聚集和抑制血栓形成起作用。最常见的抗血小板药物是阿司匹林,也称为乙酰水杨酸。阿司匹林通过抑制血栓素的产生来发挥抗血小板作用,在正常情况下,血栓素将血小板分子结合在一起,形成针对血管壁损伤的补丁。研究表明,使用抗血小板药物可以降低 PE 的风险,相对风险降低 17%。但没有明确的证据表明阿司匹林预防 PE 的有效性因开始时间而异,剂量与有效性没有显著相关性。

34. 甲状腺激素　甲状腺激素对于维持体内平衡至关重要。甲状腺功能亢进和高 FT4 水平、甲状腺功能减退是导致 HDP 发生的危险因素。甲状腺功能减退显著干扰心血管系统,导致左心室功能改变,心输出量减少,全身血管阻力增加,血压升高。

35.职业 尽管研究者针对职业危险因素与 HDP 之间的关联已经研究了数十年。职业可以在影响 HDP 发展方面发挥作用。从事商业、管理、教学和医疗保健行业以及法律和社会服务的女性患 HDP 的风险增加。零售类工作者与文书类工作者相比,患 HDP 风险增加。相反地,其他研究发现就业和 HDP 类型之间没有明显关联。职业暴露于生物制剂,例如肺炎衣原体、幽门螺杆菌、巨细胞病毒、人类免疫缺陷病毒,可能与 PE 相关。化学制剂如全氟烷基和多氟烷基物质(PFAS),具有内分泌干扰作用,妊娠期间接触 PFAS 与 HDP 风险呈显著正相关。

36.文化程度 一项来自中国的研究表明,与小学毕业的孕产妇相比,大学毕业的孕产妇 HDP 患病率低 35%。虽然城市地区 HDP 的发病率与农村地区没有差异,但农村地区成为多变量分析中的危险因素可能与居住在农村地区或受教育程度较低的孕产妇妊娠期健康知识知晓程度较低和不良行为较多有关。没接受过教育和接受 5~8 年教育的孕产妇与接受教育 11 年及以上的孕产妇相比,患 PE 的风险分别高 1.20 倍和 1.21 倍。但受教育程度最低的女性患 HDP 的风险并未增加。相比受过高等教育的初产妇,受过中等教育的妇女患 PE 的风险较低,但患 GH 的风险较高。与受过中等教育的女性相比,受过高等教育的女性患 PE 的风险降低了 34%。较低的家庭收入是发生 PE 的独立危险因素。较低的家庭收入与较低的受教育水平、压力大的工作生活环境、获得住房或工作的机会有限密切相关。

37.季节变化 冬季及早春,天气寒冷,容易引起血管痉挛、缺血,有可能导致 HDP。温度和湿度可能影响胎盘血管发育和螺旋动脉重塑。体液平衡、血浆容量和渗透压的季节性变化也可能与 HDP 有关。阳光照射和身体活动也可能会影响母体、胎儿和胎盘对妊娠的适应。在日本、中国、澳大利亚、美国的冬季或早春,HDP 患病率很高。而印度的一项研究表明,季节变化与 PE 患病率无明显差异。

38.地理位置 中国不同地理区域 HDP 的患病率存在较大差异。这可能与中国经济的快速发展有关,经济发展可以促进生活水平、教育水平、医疗保健水平的提高,例如 HDP 预测技术和预防措施的改进。虽然区域经济发展不平衡和社会人口差异是 HDP 患病率差异较大的可能原因,但不同的地理位置也就代表着不同的气候和天气。因此,需要进一步研究及调查季节变化与 HDP 患病率的关系。

(李诗雨 任 为)

参考文献

[1] Wang W, Xie X, Yuan T, et al. Epidemiological trends of maternal hypertensive disorders of pregnancy at the global, regional, and national levels: a population-based study [J]. BMC Pregnancy Childbirth, 2021, 21(1):364.

[2] Lyu X, Zhang W Y, Zhang J X, et al. Morbidity and maternal and infant outcomes of hypertensive disorder in pregnancy in China in 2018[J]. J Clin Hypertens (Greenwich), 2021, 23(6):1194-1204.

[3] Li F, Qin J B, Zhang S M, et al. Prevalence of hypertensive disorders in pregnancy in China: a systematic review and meta-analysis [J]. Pregnancy Hypertens, 2021, 24: 13-21.

[4] Wu C T, Kuo C F, Lin J P, et al. Association of family history with incidence and

gestational hypertension outcomes of preeclampsia[J]. Int J Cardiol Hypertens,2021, 9:100084.

[5] Pan M L,Chen L R,Cao X M,et al. Prepregnancy endocrine,autoimmune disorders and the risks of gestational hypertension-preeclampsia in primiparas: a nationwide population-based study in Taiwan[J]. Int J Environ Res Public Health, 2020, 17 (10):3657.

[6] Zhou S,Ji Y P,Wang H M. The risk factors of gestational hypertension in patients with polycystic ovary syndrome: a retrospective analysis[J]. BMC Pregnancy Childbirth, 2021,21(1):336.

[7] Severino A I,Póvoa A M. Frozen embryo transfer and preeclampsia risk[J]. J Gynecol Obstet Hum Reprod,2021,50(9):102-167.

[8] Stern J E, Liu C L, Hwang S S, et al. Influence of placental abnormalities and pregnancy-induced hypertension in prematurity associated with various assisted reproductive technology techniques[J]. J Clin Med,2021,10(8):1681.

[9] Olié V, Moutengou E, Grave C, et al. Prevalence of hypertensive disorders during pregnancy in France (2010—2018): the nationwide cONCEPTION study[J]. J Clin Hypertens (Greenwich),2021,23(7):1344-1353.

[10] Yang Y, Le R I, Zhu J, et al. Preeclampsia prevalence, risk factors, and pregnancy outcomes in sweden and China[J]. JAMA Netw Open,2021,4(5):e218401.

[11] Zou X, Yang N, Cai W, et al. Weight gain before the Third trimester and risk of hypertensive disorders of pregnancy: a prospective cohort study[J]. Med Sci Monit, 2020,26:e927409.

[12] Lin D,Luo B C,Chen G,et al. The association of hypertensive disorders of pregnancy with small for gestational age and intertwin birthweight discordance[J]. J Clin Hypertens (Greenwich),2021,23(7):1354-1362.

[13] Fasanya H O,Chu J H,Armstrong K R,et al. A critical review on the use of race in understanding racial disparities in preeclampsia[J]. J Appl Lab Med, 2021, 6 (1): 247-256.

[14] Dilixiati N, Sui S, Ge X M, et al. Relationship between ABO blood groups and gestational hypertensive disorders: a protocol for systematic review and meta-analysis [J]. Medicine (Baltimore),2021,100(18):e25573.

[15] Ishimwe J A. Maternal microbiome in preeclampsia pathophysiology and implications on offspring health[J]. Physiol Rep,2021,9(10):e14875.

[16] Chen Y, Lin M, Guo P, et al. Uterine fibroids increase the risk of hypertensive disorders of pregnancy: a prospective cohort study[J]. J Hypertens,2021,39(5):1002-1008.

[17] Liu X, Wang J, Fu X, et al. Thin endometrium is associated with the risk of hypertensive disorders of pregnancy in fresh IVF/ICSI embryo transfer cycles: a retrospective cohort study of 9266 singleton births[J]. Reprod Biol Endocrinol,2021, 19(1):55.

[18] Nobles C J, Mendola P, Mumford S L, et al. Preconception blood pressure and its change into early pregnancy: early risk factors for preeclampsia and gestational hypertension[J]. Hypertension,2020,76(3):922-929.

[19] Xiong T, Chen P, Mu Y, et al. Association between ambient temperature and hypertensive disorders in pregnancy in China[J]. Nat Commun,2020,11(1):2925.

[20] Padula A M, Ma C, Huang H, et al. Drinking water contaminants in California and hypertensive disorders in pregnancy[J]. Environ Epidemiol,2021,5(2):e149.

[21] Barbosa J M A, Silva A A M D, Kac G, et al. Is soft drink consumption associated with gestational hypertension? Results from the BRISA cohort[J]. Braz J Med Biol Res, 2021,54(1):e10162.

[22] Grant I D, Giussani D A, Aiken C E. Blood pressure and hypertensive disorders of pregnancy at high altitude:a systematic review and meta-analysis[J]. Am J Obstet Gynecol MFM,2021,3(5):100400.

[23] Zhou S, Ji Y, Wang H. The risk factors of gestational hypertension in patients with polycystic ovary syndrome:a retrospective analysis[J]. BMC Pregnancy Childbirth, 2021,21(1):336.

[24] Su Y, Xie X, Zhou Y, et al. Association of induced abortion with hypertensive disorders of pregnancy risk among nulliparous women in China:a prospective cohort study[J]. Sci Rep,2020,10(1):5128.

[25] Day M C, Barton J R, O, Brien J M, et al. The effect of fetal number on the development of hypertensive conditions of pregnancy[J]. Obstet Gynecol,2005,106: 927-931.

[26] Bohiltea R E, Cirstoiu M M, Turcan N, et al. Inherited thrombophilia is significantly associated with severe preeclampsia[J]. Exp Ther Med,2021,21(3):261.

[27] Masho S W, Urban P, Cha S, et al. Body mass index, weight gain, and hypertensive disorders in pregnancy[J]. Am J Hypertens,2016,29(6):763-771.

[28] Laine K, Murzakanova G, Sole K B, et al. Prevalence and risk of pre-eclampsia and gestational hypertension in twin pregnancies:a population-based register study[J]. BMJ Open,2019,9(7):e029908.

[29] Bornstein E, Eliner Y, Chervenak F A, et al. Racial disparity in pregnancy risks and complications in the US:temporal changes during 2007—2018[J]. J Clin Med,2020,9 (5):1414.

[30] Cormick G, Betran A P, Ciapponi A, et al. Inter-pregnancy interval and risk of recurrent pre-eclampsia:systematic review and meta-analysis[J]. Reprod Health, 2016,13(1):83.

[31] Spadarella E, Leso V, Fontana L, et al. Occupational risk factors and hypertensive disorders in pregnancy:a systematic review[J]. Int J Environ Res Public Health,2021, 18(16):8277.

[32] Magee L A, Sharma S, Nathan H L, et al. The incidence of pregnancy hypertension in India, Pakistan, Mozambique, and Nigeria:a prospective population-level analysis[J].

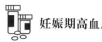
PLoS Med,2019,16(4):e1002783.

[33] Samuels-Kalow M E,Funai E F,Buhimschi C,et al. Prepregnancy body mass index, hypertensive disorders of pregnancy, and long-term maternal mortality[J]. Am J Obstet Gynecol,2007,197(5):490,e491-e496.

[34] Sahlman H,Koponen M,El-Nezami H,et al. Maternal use of drugs and preeclampsia [J]. Br J Clin Pharmacol,2019,85(12):2848-2855.

[35] Huang R, Chen Q, Zhang L, et al. Prenatal exposure to perfluoroalkyl and polyfluoroalkyl substances and the risk of hypertensive disorders of pregnancy[J]. Environ Health,2019,18(1):5.

[36] Bilano V L,Ota E,Ganchimeg T,et al. Risk factors of pre-eclampsia/eclampsia and its adverse outcomes in low-and middle-income countries:a WHO secondary analysis[J]. PLoS One,2014,9(3):e91198.

[37] Sole K B, Staff A C, Laine K. The association of maternal country of birth and education with hypertensive disorders of pregnancy:a population-based study of 960 516 deliveries in Norway[J]. Acta Obstet Gynecol Scand,2018,97(10):1237-1247.

[38] Lai H,Zhan Z Y,Liu H. Association between thyroid hormone parameters during early pregnancy and gestational hypertension:a prospective cohort study[J]. J Int Med Res,2020,48(2):300060520904814.

[39] Ma Y,Shen X,Zhang D. The relationship between serum zinc level and preeclampsia:a meta-analysis[J]. Nutrients,2015,7(9):7806-7820.

[40] Li X,Tan H,Huang X,et al. Similarities and differences between the risk factors for gestational hypertension and preeclampsia:a population based cohort study in south China[J]. Pregnancy Hypertens,2016,6(1):66-71.

[41] Umesawa M, Kobashi G. Epidemiology of hypertensive disorders in pregnancy: prevalence,risk factors,predictors and prognosis[J]. Hypertens Res,2017,40(3):213-220.

[42] Hutcheon J A,Lisonkova S,Joseph K S. Epidemiology of pre-eclampsia and the other hypertensive disorders of pregnancy[J]. Best Pract Res Clin Obstet Gynaecol,2011,25 (4):391-403.

[43] Zhao W,Di J L,Huang A Q,et al. Incidence and risk factors of hypertensive disorders of pregnancy-8 Provinces, China, 2014—2018[J]. China CDC Wkly, 2021, 3 (22): 476-482.

[44] Ye C,Ruan Y,Zou L Y,et al. The 2011 survey on hypertensive disorders of pregnancy (HDP) in China:prevalence, risk factors, complications, pregnancy and perinatal outcomes[J]. PLoS One,2014,9(6):e100180.

[45] Lewandowska M,Wieckowska B,Sajdak S,et al. Pre-pregnancy obesity vs. other risk factors in probability models of preeclampsia and gestational hypertension [J]. Nutrients,2020,12(9):2681.

[46] Wagata M,Ishikuro M,Obara T,et al. Low birth weight and abnormal pre-pregnancy body mass index were at higher risk for hypertensive disorders of pregnancy[J].

Pregnancy Hypertens,2020,22:119-125.

[47] Ren M,Li H Y,Cai W,et al. Excessive gestational weight gain in accordance with the IOM criteria and the risk of hypertensive disorders of pregnancy:a meta-analysis[J]. BMC Pregnancy Childbirth,2018,18(1):281.

[48] Santos S,Voerman E,Amiano P,et al. Impact of maternal body mass index and gestational weight gain on pregnancy complications:an individual participant data meta-analysis of European,North American and Australian cohorts[J]. BJOG,2019, 126(8):984-995.

[49] Schoenaker D A,Soedamah-Muthu S S,Callaway L K,et al. Prepregnancy dietary patterns and risk of developing hypertensive disorders of pregnancy:results from the Australian longitudinal study on women's health[J]. Am J Clin Nutr,2015,102(1): 94-101.

[50] Ganchimeg T,Mori R,Ota E,et al. Maternal and perinatal outcomes among nulliparous adolescents in low-and middle-income countries:a multi-country study[J]. BJOG,2013,120(13):1622-1630.

[51] Wang C,Lin L,Su R,et al. Hemoglobin levels during the first trimester of pregnancy are associated with the risk of gestational diabetes mellitus,pre-eclampsia and preterm birth in Chinese women:a retrospective study[J]. BMC Pregnancy Childbirth,2018,18(1):263.

[52] Shinya K,Nakayama T,Nakayama T,et al. A case-control study between the STIM1 gene and hypertensive disorders of pregnancy[J]. Hypertens Res,2018,41(1):39-44.

[53] Andraweera P H,Gatford K,Dekker G A,et al. The INSR rs2059806 single nucleotide polymorphism,a genetic risk factor for vascular and metabolic disease,associates with pre-eclampsia[J]. Reprod Biomed Online,2017,34(4):392-398.

[54] Trogstad L,Magnus P,Skjaerven R,et al. Previous abortions and risk of pre-eclampsia [J]. Int J Epidemiol,2008,37(6):1333-1340.

[55] Hutcheon J A,Nelson H D,Stidd R,et al. Short interpregnancy intervals and adverse maternal outcomes in high-resource settings:an updated systematic review [J]. Paediatr Perinat Epidemiol,2019,33(1):48-59.

[56] Coonrod D V,Hickok D E,Zhu K,et al. Risk factors for preeclampsia in twin pregnancies:a population-based cohort study[J]. Obstet Gynecol,1995,85:645-650.

[57] Ali A A,Rayis D A,Abdallah T M,et al. Severe anaemia is associated with a higher risk for preeclampsia and poor perinatal outcomes in Kassala hospital,eastern Sudan [J]. BMC Res Notes,2011,4:311.

[58] Jain S,Sharma P,Kulshreshtha S,et al. The role of calcium,magnesium,and zinc in pre-eclampsia[J]. Biol Trace Elem Res,2010,133(2):162-170.

[59] Henderson J T,Vesco K K,Senger C A,et al. Aspirin use to prevent preeclampsia and related morbidity and mortality:updated evidence report and systematic review for the us preventive services task force[J]. JAMA,2021,326(12):1192-1206.

[60] Choe S A,Min H S,Cho S. The income-based disparities in preeclampsia and

postpartum hemorrhage:a study of the Korean National Health Insurance cohort data from 2002 to 2013[J]. Springerplus,2016,5(1):895.

[61] Beltran A J,Wu J,Laurent O. Associations of meteorology with adverse pregnancy outcomes:a systematic review of preeclampsia,preterm birth and birth weight[J]. Int J Environ Res Public Health,2013,11(1):91-172.

[62] Boghossian N S,Albert P S,Mendola P,et al. Delivery blood pressure and other first pregnancy risk factors in relation to hypertensive disorders in second pregnancies[J]. Am J Hypertens,2015,28(9):1172-1179.

第二章
妊娠期高血压疾病的发病机制

妊娠期高血压疾病孕妇的发病背景复杂,其病因和发病机制至今尚未完全阐明。近年来的研究重点是子痫前期-子痫的发病机制。该类疾病存在多因素发病异源性、多机制发病异质性、病理改变和临床表现的多通路不平行性,呈现出多因素、多机制、多通路发病综合征性质,其发病机制尚无法以"一元论"来解释。

2009年,Redman提出了著名的子痫前期"二阶段模式"学说(the two-stage model of PE)。第1阶段为临床前期,即子宫螺旋动脉重塑障碍导致胎盘缺血、缺氧,进而导致胎盘发育不良,因此也称为胎盘形成不良或胎盘浅着床;第2阶段是第1阶段胎盘异常而释放的多种胎盘因子进入母体血液循环,促进母体系统性炎症反应的激活及血管内皮损伤,出现子痫前期-子痫多样化的临床表现。

随着对子痫前期发病机制的深入研究,简单的"二阶段模式"学说已经不能充分反映子痫前期的发病机制。因此,2014年,研究者提出了更加细化的"六阶段模式":第1阶段(受精至胚胎着床)是母体对胚胎父系来源的基因出现免疫耐受不良;第2阶段(妊娠8~18周)是胎盘形成的关键时期,本阶段滋养细胞开始侵袭子宫螺旋动脉,一旦胎盘形成异常,则进入子痫前期第3阶段,出现应激反应。第3、4阶段均是出现在临床症状之前,各种胎盘源性的损伤因子释放,导致母体发生全身炎症反应,第4阶段已经进入了妊娠的后半期,而一旦出现临床症状并诊断为子痫前期,即进入第5阶段。只有不足半数的子痫前期患者会进入第6阶段,该阶段病情急剧加重,螺旋动脉迅速粥样硬化,胎盘灌注进一步减少并诱发螺旋动脉血栓形成乃至胎盘梗死。

"六阶段模式"是对"二阶段模式"学说更加细化的时间分段和内容补充。纵观这六个阶段,第2阶段中胎盘形成是中心环节,此阶段由于发生时间早、持续时间长、激活的信号分子形成级联放大效应,在母胎界面造成持续损害、胎盘形成异常之后,才会不可逆地进入后续阶段。

尽管"六阶段模式"比较详尽地描述了子痫前期的临床过程,但目前尚无任何一种单一因素可以解释子痫前期的病因和发病机制,该疾病的发生是母体、胎儿、胎盘等多种因素综合作用的结果,包括:滋养细胞侵袭异常与螺旋动脉重塑不足,血管内皮细胞受损及功能障碍,免疫平衡失调,全身炎症反应,遗传因素,母胎界面能量代谢异常,营养因素等等。

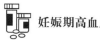

第一节　滋养细胞侵袭异常与螺旋动脉重塑不足

妊娠期间胎盘滋养层细胞正常分化及适度侵袭母体子宫蜕膜受到严格的时间和空间限制,母胎界面胎盘滋养层细胞侵袭子宫蜕膜是胚胎植入和胎盘形成的关键过程,母胎之间适时而恰当的对话交流以调控滋养层细胞侵袭形成发育良好的胎盘是成功妊娠的前提。妊娠期间胎盘不仅是代谢废物和气体交换的主要场所,也是保护胎儿免受外来分子攻击和病原体感染的生理屏障。正常妊娠时,滋养层细胞分化为绒毛滋养细胞和绒毛外滋养细胞(extravillous trophoblasts,EVT),而绒毛外滋养细胞(EVT)包括间质绒毛外滋养细胞(interstitial extravillous trophoblast,iEVT)和血管内绒毛外滋养细胞(endovascular extravillous trophoblast,enEVT)。iEVT 浸润子宫内膜基质直至子宫肌层的内 1/3 处,可达到充分重塑子宫螺旋动脉的目的;而 enEVT 则进入子宫螺旋动脉管腔。在妊娠第一周,enEVT 在子宫螺旋动脉内形成细胞栓,在接下来的数周中,这些细胞通过获得血管内皮样表型取代原有血管壁平滑肌细胞、内皮细胞,将子宫螺旋动脉由高阻力、低容量的血管重塑为低阻力、高容量(大直径)的高血流量血管以提高胎盘的血流量,进而满足为不断生长的胎儿输送营养物质的需求。

母胎界面胎盘滋养层细胞侵袭能力受损、滋养细胞浸润过度或不足均可造成“胎盘浅着床”和子宫螺旋动脉重塑不足,血管阻力增大,胎盘灌注量减少,从而导致子痫前期、胎儿生长受限,情况严重者可致产妇或胎儿死亡。但在子痫前期发病过程中,造成滋养细胞侵袭异常、子宫螺旋动脉重塑不足的机制并不清楚。

母胎界面间滋养细胞侵袭导致子宫螺旋动脉重塑,胎盘形成,是妊娠成功的前提,胎盘形成异常为子痫前期“六阶段模式”学说的中心环节。因此深入了解滋养细胞侵袭情况及侵袭调控机制,将有助于了解滋养细胞侵袭异常、子宫螺旋动脉重塑不足的分子机制,从而为子痫前期的诊断和治疗提供新思路。

1. 缺氧　缺氧可刺激血管发育、组织生长,并促进细胞分化,在妊娠早期,氧浓度处于较低水平,此时的滋养细胞仅处于增殖状态,没有分化、侵袭能力。滋养细胞的侵袭能力和分化过程又与胎盘局部的氧含量密切相关,随着孕周的增加,胎盘组织血流灌注量不断增多,滋养细胞附近的氧分压也随之增高,此时滋养细胞受氧分压的调节由增殖状态转化为拥有侵袭能力的绒毛外滋养细胞(EVT),当滋养细胞由增殖向具有侵袭能力的 EVT 转化后,它对子宫内膜的侵袭能力明显增强,有利于子宫螺旋动脉重塑。由此可见,胎盘组织氧分压的高低对滋养细胞的分化浸润和子宫肌层螺旋动脉的重塑至关重要。

缺氧诱导因子 1(HIF-1)是一种在缺氧状态下调控细胞发生适应性变化的关键转录激活因子,由 α、β 两个亚单位组成,其中 α 亚基为其活性成分,是发挥生物学效应的主要部分。有研究显示,在调节低氧对胎盘组织细胞、滋养细胞的分化和侵袭力的过程中,缺氧诱导因子起着重要作用。妊娠早期,胎盘组织相对缺氧,HIF-1α 表达量较高,此后随着胎盘氧分压的不断增加,其表达水平呈现出明显的下降趋势。HIF-1α 通过调节转化生长因子 β3(TGF-β3)发挥作用,TGF-β3 的作用是通过下调整合素 α 和明胶酶 β 的表达,进一步抑制滋养细胞的分化和浸润能力。与正常孕妇相比,子痫前期孕妇的胎盘组织中 HIF-1α 和 TGF-β3 均高度表达。可能的原因是在妊娠 10 周后,子痫前期孕妇胎盘组织仍处于一个持续缺血缺氧状态,使得 HIF-1α 的表达水平持续增高而未能在妊娠早期正常下降,阻碍滋养细胞的分化和侵袭能力。另外,在缺氧状态下,TGF-β3 表达水平升高还能使其受体(endoglin)表达增加。该受体的生物学作用是阻碍滋养细胞的分化和侵袭能力,从而影响子宫螺旋动脉的重塑,最终导致子痫前期的发生发展。

2. 胎盘缺血、缺氧学说相关的 miRNA microRNA(miRNA)是一类长度为 18～24 个核苷酸的非编码单链 RNA,通过识别靶向 mRNA 的 3′非翻译区(3′UTR)与靶 mRNA 互补结合,促使靶 mRNA 降解或抑制蛋白质翻译,在转录和翻译水平调节靶基因的表达。miRNA 参与广泛的生物学过程,包括发育和细胞凋亡、生长、分化。近年来的多项研究表明,miRNA 异常表达与妊娠期高血压疾病相关,如 miR-210、miR-155 等与缺氧相关的 miRNA 主要在胎盘组织和妊娠期高血压疾病患者血浆中高表达。妊娠期高血压疾病中,各种异常表达的 miRNA 作用于靶器官,抑制或促进靶基因的功能,使胎盘的正常发育出现异常,导致受损的滋养细胞分化和凋亡,螺旋动脉重塑不足而使胎盘血流量减少,胎盘缺血缺氧而使滋养细胞坏死,大量毒性因子释放到母体血液循环中,最终引发全身免疫反应和氧化应激。

有研究显示,miR-210 在胎盘滋养细胞中过表达,通过调节其靶基因参与滋养细胞的生物学行为过程。miRWALK 数据库验证出 miR-210 的一系列靶基因,包括 ACVR1B、E2F3、EFNA3 和 HOXA9 等,miR-210 作用于这些靶点,参与氧化应激、血管生成、DNA 修复以及细胞迁移和侵袭。EFNA3 基因和 HOXA9 基因与滋养细胞的迁移、侵袭和血管重塑有关,而它们是 miR-210 的靶基因。miR-210 负向调控它们的表达,在妊娠早期低氧环境中使核因子 κB(NF-κB,P50)活性增强。NF-κB 直接与 miR-210 的上游启动子结合,促进 miR-210 的表达,激活 miR-210/EFNA3 及 miR-210/HOXA9 通路,抑制滋养细胞分化、浸润和血管重塑,进而导致子痫前期的发生。

3. 基质金属蛋白酶 基质金属蛋白酶(matrix metalloproteinases,MMP)由包含 23 种可降解细胞外基质(extracellular matrix,ECM)不同组分的锌和钙依赖性蛋白酶家族组成,其主要功能是促进细胞外基质的降解及血管内皮细胞的活化、增殖。在正常妊娠后,MMP 的主要作用为降解细胞外基质,促进 EVT 浸润。在妊娠早期,调控滋养细胞侵袭的 MMP 主要是 MMP-2,在妊娠 9～12 周,MMP-2、MMP-9 均参与调控滋养细胞侵袭。此外,还有研究显示,在子痫前期孕妇胎盘组织中 MMP-2、MMP-9 表达水平下调,说明 MMP 表达、分泌失调与滋养细胞侵袭异常相关。针对中国人群的研究显示正常妊娠孕妇和子痫前期患者胎盘组织中均有 VEGF 及 MMP-9 表达,但是子痫前期患者 VEGF 及 MMP-9 表达水平均显著下降。子痫前期病情严重程度与 VEGF 及 MMP-9 表达水平有相关性。硫酸镁能够上调 MMP-9 蛋白水平及下调 AQP-9 的蛋白水平,这可能是其治疗妊娠期高血压疾病的机制之一。

近年来,随着对 MMP 作用的深入研究,研究者发现 MMP 除了可以影响细胞外基质降解的程度外,也可以促进 EVT 凋亡,减弱侵袭能力,导致滋养细胞侵袭不足,螺旋动脉重塑不良,从而引起内皮细胞功能障碍,最终导致子痫前期的发生发展。

4. 滋养细胞增殖和侵袭相关基因表达水平的甲基化调节 在子痫前期发病相关基因甲基化水平的研究中,子痫前期甲基化水平异常基因参与的妊娠期生物学功能众多,包括血管发生和血管生成、胶原蛋白代谢、滋养细胞增殖、介导滋养细胞层融合和合胞滋养层形成等。参与胎盘滋养细胞增殖和侵袭的很多基因都发生了一些 CpG 位点的甲基化水平的改变。基因甲基化水平异常可引起基因表达水平的改变,导致妊娠期相关生物学功能的改变,如子痫前期的发病过程中胎盘浅着床、子宫螺旋动脉重塑障碍、胎盘血管生成障碍等。经典 Wnt 信号通路调节胎盘滋养细胞增殖、分化、侵袭和迁移。Wnt 信号通路功能紊乱可抑制胎盘中绒毛外滋养细胞的增殖和侵袭,绒毛外滋养细胞侵袭能力下降则导致胎盘浅着床和子宫螺旋动脉重塑障碍,引发子痫前期。WNT2 是 Wnt 信号通路中的重要配体,在子痫前期孕妇胎盘组织中发现 WNT2 启动子区域的甲基化水平增高,并且出现了对应的 WNT2 mRNA 和 WNT2 蛋白水平降低,说明 WNT2 启动子区域的甲基化水平与 WNT2 基因的转录水平及 WNT2 蛋白的表达水平呈负相关,且子痫前期孕妇胎盘组织中 WNT2 受甲基化水平的调节而功能异常。

5. 滋养细胞侵袭的主要信号转导通路 在妊娠早期,母胎界面 EVT 迁移、侵袭是严格调控的生物学过程。子宫蜕膜微环境中的生长因子、细胞因子和激素可通过触发或抑制 EVT 的各种信号传导级联参与 EVT 迁移、侵袭调节。

在妊娠期间,目前所知有多种细胞因子和生长因子均参与调控 EVT 的迁移和侵袭,如 Erk1/2、Akt、STAT1、STAT3、STAT5。此外,通过整联蛋白介导的 FAK 信号活化同样可促进 EVT 迁移、侵袭。母胎界面微环境中多种生长因子也可激活 FAK 信号而引起 RhoA/Rac1/cdc42/ROCK 活化,从而增加 EVT 迁移、侵袭。除正向调控通路外,已有负向调控通路被得到证实,TGFR 介导激活 Smad2/3 则是负向调控 EVT 的迁移和侵袭。

需要强调的是 EVT 通路信号激活以及内部的信号转导情况并非如此简单,单一刺激因素对应单一信号通路来发挥调控功能的生物过程很少见。通常都是多条信号通路相互作用、相互联系,共同参与调控基因的表达,从而调控 EVT 的迁移和侵袭。

同样的,滋养细胞侵袭异常和螺旋动脉重塑不足也不可能是单一因素刺激调控发生异常而致的生物学行为,而是多因素、多生物学因子、多种调控通路共同作用的结果,仍需进一步进行研究。

(陈　红　管　平)

第二节　血管内皮细胞受损及功能障碍

妊娠期高血压疾病的基本病理生理变化是全身小血管痉挛和血管内皮损伤,全身各系统各脏器血流灌注减少,对母儿造成危害,出现不同的临床征象,严重者可致母儿死亡。与之相关的重要机制包括:血管痉挛,内皮细胞激活,升压反应增加,前列腺素、一氧化氮、内皮素等多种分子表达异常,促血管生长因子与抗血管生长因子失衡等等。而在妊娠期引起血管内皮损伤的因素也会导致妊娠期高血压疾病的病情不断进展。影响血管内皮功能的因素主要包括两个方面,即促血管生长因子与抗血管生长因子。二者之间的平衡是促进新生血管形成和维持内皮细胞功能的必要前提。在妊娠早期,胎盘和母体之间的血液循环的建立对正常妊娠的维持至关重要,若促血管生长因子与抗血管生长因子之间的平衡被打破,则血管内皮细胞功能受到损伤,小血管痉挛,各脏器的灌注减少,从而导致子痫前期的发生与发展。

在正常妊娠中,胎盘形成的关键是滋养细胞侵袭和螺旋动脉重塑,通过滋养细胞侵袭、螺旋动脉重塑,胎盘血管发生变化,这些改变能够降低胎盘血管阻力,保证胎盘灌注,从而保证胎盘的供血供氧。而在螺旋动脉重塑的过程中促血管生长因子与抗血管生长因子的平衡发挥着不可替代的作用。

在子痫前期的发生发展中,目前研究较多的促血管生长因子是 VEGF 和 PLGF,抗血管生长因子是 sFlt-1,它们和子痫前期的关系也被越来越多的学者所认识。

1. 血管内皮生长因子(VEGF) 血管内皮生长因子是一种肝素结合性生长因子,是一种分子质量为 45 kDa 的糖蛋白,它具有强烈的促血管生长作用,通过与血管内皮细胞表面的特异性受体结合发挥作用,促进血管形成。VEGF 的主要亚型有 VEGF-A、VEGF-B、VEGF-C、VEGF-D、VEGF-E、VEGF-F。许多研究指出,VEGF 及其受体在正常妊娠胎盘的滋养层细胞、血管内皮细胞以及蜕膜中表达增加,但随着妊娠的进展,VEGF 的表达减少。因此,VEGF 在构建胎盘、蜕膜的血管网以及生长发育过程中发挥重要作用。Hao 等研究发现 VEGF 诱导了滋养细胞 μ-PA、PAI-1、MMP9 的活性,从而调节其侵袭性,低水平的 VEGF 明显降低了滋养细胞的侵袭能力;有研究指出,子痫前期患者的胎盘 VEGF 水平降低,其 VEGF 水平显著低于正常妊娠孕妇。因此推测,VEGF 在子痫前期的发病中发挥关键作用。其可能的作用机制如下:低水平的 VEGF 可能影响滋养细胞的分化、增殖和浸润,导致妊娠期滋养细胞侵袭不足,子宫螺旋动脉重塑不足,干扰血管内皮细胞的正常生长发育,使胎盘滋养层细胞凋亡,引起绒毛侵入子宫壁过浅,导致胎盘缺血缺氧。由此可见,VEGF 参与了子痫前期的发病,也可以作为一个重要的预测子痫前期的生物标志物。

2. 胎盘生长因子 胎盘生长因子(placental growth factor,PLGF)是 VEGF 家族的一员,主要在胎盘中表达。PLGF 是由胎盘滋养层产生的促炎症蛋白,可以与 VEGFR-1 以及 sFlt-1 结合。PLGF 本身并不直接诱导血管生成,它主要激活 VEGFR-1 和 VEGFR-2,与 VEGFR-1 结合释放 VEGF,促进 VEGF 和 VEGFR-2 的结合,通过此过程来增加 VEGF 的活性和生物利用度,从而促进血管生成。在正常妊娠早期,PLGF 处于一个较低水平,后逐渐上升,于妊娠 30 周左右达到高峰,随后则逐渐下降,协调 VEGF 参与胎盘血管形成、螺旋动脉重塑和血管扩张等过程。一个流行的观点是,胎盘分泌的可溶性 fms 样酪氨酸激酶-1(sFlt-1)的增加通过抑制胎盘生长因子(PLGF)和 VEGF 的作用而导致母体综合征。Parchem 等人为了解子痫前期是否由血管生长因子失衡(sFlt-1 与 PLGF 的比值异常)引起,首先研究了 PLGF-KO(Pgf-/-)小鼠,并注意到尽管循环 sFlt-1 水平显著升高,但这些小鼠没有出现子痫前期的体征或后遗症。值得注意的是,PLGF-KO 小鼠具有形态不同的胎盘,显示结合区糖原积累。而通过生成 Pgf 和 COMT 基因均缺失的小鼠,研究了胎盘 PLGF 在子痫前期模型(妊娠儿茶酚-O-甲基转移酶缺陷(COMT 缺陷)小鼠)中的作用。在 COMT 缺失的情况下,胎盘 PLGF 的缺失导致母体血压降低和胎盘糖原增加,表明 PLGF 的缺失可能对子痫前期的发生具有保护作用。这些结果确定了 PLGF 在胎盘发育中的作用,并支持了子痫前期发病机制的复杂模型,其不仅仅是血管生长因子失衡。

3. 可溶性血管内皮生长因子受体-1 可溶性血管内皮生长因子受体-1 又称可溶性 fms 样酪氨酸激酶-1(soluble fms-like tyrosine kinase,sFlt-1),是胎盘在缺血缺氧的情况下释放的胎盘可溶性因子,是 VEGF 受体 sFlt-1 的游离形式,缺少跨膜区域和胞内域,能够与 VEGF、PLGF 结合从而阻止其与相应受体结合而发挥生物学功能,导致血管生长障碍,影响血管壁的完整性和通透性。在动物模型中,sFlt-1 的过量表达会引起高血压、蛋白尿等子痫前期症状,而血浆中 sFlt-1 的清除则有助于症状的改善,因此推测 sFlt-1 与子痫前期的发生相关。

sFlt-1 导致子痫前期的主要机制是拮抗血管内皮因子和胎盘生长因子的生物学效应。研究发现,sFlt-1 和 VEGF 结合后,导致 VEGF 不能将 NOS 中 Ser 磷酸化,抑制 NOS 激活,阻碍 NOS 依赖的血管舒张。子痫前期患者血清 sFlt-1 水平显著升高,而游离 VEGF 水平则显著下降,两者呈现明显的负相关。

大量研究表明,在子宫螺旋动脉重塑过程中,VEGF、PLGF、sFlt-1 参与促血管生长因子与抗血管生长因子的平衡,它们与子痫前期的发生有密切的关联,因此可考虑将它们作为预测子痫前期发病的辅助诊断指标。但是单个指标对子痫前期的预测及诊断并不具有高灵敏度或特异度,因此考虑将各因素联合进行筛查。

近年来,有学者指出,胎盘灌注(超声检查、平均动脉压)、临床特征和生物标志物水平的综合信息有助于早期预测妊娠和诊断子痫前期。有或无临床特征的血管生成因子(sFlt-1 与 PLGF 的比值;PLGF 单独)可促进早发型和晚发型子痫前期的中期/晚期预测。sFlt-1 与 PLGF 的比值升高与超声检查相结合可以排除早期胎儿生长受限。sFlt-1 与 PLGF 的比值也是鉴别妊娠相关高血压疾病的可靠工具,包括叠加性子痫前期和妊娠期高血压。使用子宫多普勒分析血管生成因子可显著提高预测不良结局和医源性早产的敏感性和特异性。将来可能需要进一步扩展对子痫前期的定义,以包括新发高血压和新发血管生成因子改变(sFlt-1 与 PLGF 的比值或仅 PLGF)的组合。总之,改变的血管生成生物标志物表明胎盘功能障碍,将其应用于临床实践将有助于减少因血管生成性胎盘综合征而导致的不良妊娠结局相关的发病率和死亡率。

4.可溶性内皮糖蛋白 Endoglin(Eng)在促血管生长和抗血管生长平衡中起到了重要的作用,又称 CD105,是一种同二聚体跨膜结合的蛋白,主要在胎盘血管内皮细胞和滋养层细胞表达。Eng 在间质细胞、血管内皮细胞和合体滋养层中高度表达,是内皮细胞和平滑肌细胞相互作用的重要调节因子,通过激活一氧化氮的合成,起到抑制缺氧内皮细胞凋亡的作用,从而促血管生长。Eng 由细胞产生,其以一种可溶性的形式 sEng 释放到母体循环中。可溶性 Eng(soluble endoglin,sEng)是 Eng 的胞外结构域,它是转化因子(TGF)β1 和 β3 的共受体,sEng 能够与 TGF-B 和 BMP-9 结合,从而阻断 Eng 发挥相应的促血管生长活性,同时阻止自噬导致的滋养细胞浸润不良和子宫动脉重塑障碍,因此,研究者认为 sEng 是抗血管生长因子。在正常妊娠中,sEng 可能反馈性调节 VEGF、PLGF 的血管生长作用,使胎盘血管适度生长,适应胎儿生长发育需求。在病理妊娠发生过程中,sEng 的过度表达被认为是发病原因之一。此外,sEng 可能通过降低 NO 水平和与 sFlt-1 发生协同作用,参与妊娠期高血压疾病的发生发展。

5.一氧化氮(NO) NO 是由 L-精氨酸、氧和 NADPH 通过各种 NO 合成酶内源性合成的。在各种生理和病理生理条件下,NO 在调节动脉血压方面起着重要作用,它是一种强效的血管扩张剂,是目前所知体内最强的血管舒张因子,主要由血管内皮产生。NO 合成酶(NOS)是 NO 合成过程中唯一的限速酶,具有舒张血管、抗血管氧化以及抗血栓形成等作用。

在正常妊娠时,胎盘中存在丰富的 eNOS mRNA 及蛋白质表达,NO 主要来源于胎盘合体滋养细胞,参与胎盘和母体血流动力学变化的调节,是维持生理妊娠的重要因子。在子痫前期患者中,髓过氧化物酶水平升高可能导致内皮功能障碍,部分由 NO 损伤介导。在一项研究中,研究者们研究了妊娠期高血压疾病中的髓过氧化物酶及其对血管扩张剂 NO 损伤的作用。结果发现,与健康孕妇相比,子痫前期患者血浆培养的人脐静脉内皮细胞培养上清液中髓过氧化物酶水平较高。此外,通过测量 219 名健康孕妇、130 名妊娠期高血压患者(是否接受降压治疗)和 143 名子痫前期患者(是否接受降压治疗)的血浆髓过氧化物酶浓度和活性发现,未经降压治疗的子痫前期患者和妊娠期高血压患者的这种酶水平和活性均较高。此外,体外抑制髓过氧化物酶活性可提高 NO 的生物利用度。有研究结果表明,患有妊娠期高血压疾病的孕妇有较高的心血管风险,并且活性髓过氧化物酶可能通过 NO 可用性受损在这些情况下的内皮功能障碍中发挥作用。

6. 内皮素 内皮素(ET)是广泛存在于人体各系统组织的血管活性肽。20世纪,内皮素-1(ET-1)首次被发现,它是一种有效的内皮源性血管收缩剂,是目前发现的体内最强的缩血管物质。研究显示,和正常孕妇相比,子痫前期孕妇血浆 ET-1 水平升高,其水平与疾病症状的严重程度呈正相关。

另外,来源于胎盘及蜕膜细胞的细胞毒性物质和炎性介质可能引起血管内皮损伤和功能障碍。当血管内皮受损时,血管内源性舒张因子(EDRF)、NO、血管舒张因子前列环素(PGI$_2$)分泌减少,而血管内皮收缩因子分泌增加,导致收缩因子和舒张因子比例失调,致使血压升高,从而导致一系列病理变化。

越来越多的证据表明 ET(内皮素)系统在子痫前期中起作用。因此,用内皮素受体拮抗剂(ERA)阻断该系统可能是一种治疗策略。然而,由于 ERA 可能的致畸作用,临床研究尚缺乏。

内皮素转换酶-1(ECE-1)是 ET-1 加工过程中的关键调节酶。相关研究对正常女性和子痫前期女性胎盘中的 ECE-1 进行了定量和定位。对正常女性($n=6$)和子痫前期女性($n=6$)胎盘连续切片,进行免疫荧光(IF),识别内皮细胞、滋养层细胞、巨噬细胞、平滑肌细胞和成纤维细胞。采用 western blot 和 ELISA 进行定量分析,发现 ECE-1 的细胞定位仅限于内皮细胞膜。子痫前期女性胎盘中 ECE-1 明显减少,提示 ECE-1 对胎盘内 ET-1 的适当调节很重要。

(杨 林 任 为)

第三节 免疫平衡失调

流行病学调查显示,妊娠前有输血、流产均可降低子痫前期发生率;而初孕者、人工授精后妊娠及工具避孕后受孕者,子痫前期的发病率会增加。这些特点均说明了子痫前期的发生与免疫因素有关。免疫系统是一个由不同类型的细胞和它们的分泌产物组成的复杂网络,在这个网络中,免疫细胞及其分泌物相互作用、相互影响,共同维持着机体的稳定。

妊娠是一个复杂的生理过程,对于母体而言胎儿作为一种半同种异体抗原,整个妊娠过程的顺利完成需要母胎间的免疫耐受。成功的妊娠需在免疫激活和胚胎抗原耐受之间进行精细而高效的调节使之处于动态平衡。母胎间的免疫平衡失调则可能与妊娠合并症及并发症的发生发展有着密切关系。正常妊娠时,胎儿和母体各自具有独立的循环系统,胎盘介于两者之间,具有物质交换、防御、合成及免疫等功能。胎儿血和母体血不直接相通,之间隔有绒毛毛细血管壁、绒毛间质及绒毛滋养细胞层,构成母胎界面。对母体而言,胎儿是一种半同种异体抗原,它在正常妊娠期内不受排斥是因为胎盘的免疫屏障作用、胎膜细胞可抑制 NK 细胞对胎儿的损伤、母体内免疫抑制细胞及免疫抑制物的作用,其中以胎盘的免疫屏障作用最为重要。

妊娠时母胎界面局部存在复杂的免疫调控机制。一旦母胎界面的免疫调控平衡被破坏,则可能导致妊娠期高血压疾病、胎儿生长受限等妊娠合并症、并发症的发生。免疫系统过度激活与免疫耐受不足也是导致妊娠期高血压疾病发生发展的重要原因之一。随着分子免疫学的发展,妊娠期高血压疾病免疫学病因受到了越来越多的关注。妊娠期高血压疾病的预测、预防、治疗与免疫学机制密切相关。现有证据显示,母胎界面处于主导地位的天然免疫系统在子痫前期发病中起重要作用,Toll 样受体家族、蜕膜自然杀伤(dNK)细胞、巨噬细胞等的数量、表型和功能异常均可影响子宫螺旋动脉重塑,造成胎盘浅着床,从而导致妊娠期高血压疾病的发生。

单核巨噬细胞系统是先天免疫的一个重要单位,它的正常功能确保了正常的妊娠过程。子痫前期是一种重要的妊娠期疾病,其特征是母体内明显的炎症,影响单核巨噬细胞系统的工作。子痫前期炎症的影响表现为单核细胞计数及其亚群组成的变化,以及胎盘巨噬细胞计数及其极化的变化。单核细胞和巨噬细胞是参与子痫前期发病机制的重要的细胞类型。它们作为子痫前期预测因子的可能应用和(或)治疗药物前景广阔。

在母胎界面,Th1/Th2因子的免疫调节作用可能是作为半同种异体抗原的胎儿存活的重要机制之一。此外,人类白细胞抗原(HLA)与NK细胞抑制性受体结合,诱导免疫抑制反应,是母-胎界面免疫耐受的重要机制之一。因此,HLA的表达异常也可能与妊娠期高血压疾病的发生有关。补体作为免疫系统的重要组成部分,除可致组织、细胞本身的损伤外,还能激活巨噬细胞等释放一些生物活性物质,从而引发妊娠期高血压疾病的临床症状。

1. Th1/Th2 失衡 辅助性T细胞(Th)在机体的特异性免疫和非特异性免疫中,或者细胞免疫和体液免疫中均有重要调节作用。在妊娠中Th1主要分泌IL-2、IL-12、IFN-γ、TNF-α等细胞因子,即为Th1型细胞因子,主要介导细胞免疫,激活单核巨噬细胞、自然杀伤细胞,参与炎症反应。Th2主要分泌IL-4、IL-5、IL-6、IL-10、IL-13等细胞因子,即为Th2型细胞因子,主要介导体液免疫。大量研究表明,Th1和Th2为一对互为抑制作用的重要调节因子,通过相互诱生、相互调控、受体表达以及生物学效应相互影响。它们之间的平衡决定着机体细胞免疫和体液免疫之间的平衡,一旦平衡被打破,将会导致疾病的发生。

现今普遍认为,正常妊娠时母体的免疫状态以细胞免疫缺陷、体液免疫优势为特点,Th1/Th2平衡偏向Th2参与的体液免疫,保护母体不受外来微生物侵犯、抑制功能胚胎移植出现的免疫排斥反应。而在子痫前期孕妇妊娠期间,Th1/Th2平衡向Th1发生偏移,Th1介导的细胞免疫反应增强,TNF-α等细胞因子释放增加,导致胎盘缺血缺氧、血管内皮细胞受损,从而导致妊娠期高血压疾病的发生。研究显示,妊娠期高血压疾病患者Th1型细胞因子浓度显著增高,而Th2型细胞因子浓度显著降低;子痫前期患者体内存在Th1/Th2平衡失调现象,提示当Th1型免疫反应占优势时,可能导致妊娠期高血压疾病的发生。

除Th1和Th2之外,CD4$^+$辅助性T细胞的细胞亚群尚包括Th17和调节性T细胞(regulatory T cells,Treg),它们活化后可分泌多种细胞调节因子,导致各种免疫反应。Th17介导炎症反应和自身免疫性疾病,而Treg具有抗炎症反应和维持自身免疫耐受的功能。有研究发现,在正常妊娠状态下,Treg/Th17值明显升高,子痫前期患者Th17/Treg值升高。

2. 自然杀伤细胞 自然杀伤细胞(natural-killer cell,NK cell)是机体重要的免疫细胞,是先天性免疫系统的重要组成部分,不仅在机体抗肿瘤、抗病毒感染方面发挥重要作用,而且在机体免疫调控中也起到重要作用。

NK细胞根据其表面白细胞分化群可分为不同的亚群;根据功能可以分为分泌型NK细胞(分泌各种细胞因子、血管生成因子等)和细胞毒性型NK细胞(具有细胞杀伤作用);根据不同部位又可分为外周血NK细胞和子宫NK细胞。

在正常妊娠早期,子宫蜕膜NK细胞(decidual natural killer,dNK)是母胎界面的主要免疫细胞,在建立和维持正常妊娠中起着重要作用,数量占子宫蜕膜内淋巴细胞总数的70%左右。它在胚胎的分化、生长及滋养细胞侵袭子宫肌层以及母胎界面的免疫耐受过程中起到重要作用。dNK细胞的主要功能:调节绒毛外滋养细胞侵袭子宫肌层的程度。dNK细胞表面表达两种受体：杀伤细胞活化性受体（killer activating receptors，KAR）和杀伤性抑制性受体（killer inhibiting receptors，KIR）。它们与胚胎绒毛外滋养细胞表面表达的人类白细胞抗原相互作用，调节 dNK 细胞的功能，从而产生各种细胞因子，在胎盘形成中发挥重要作用；dNK 细胞也分泌一系列血管生长因子，促进血管发生，在子宫螺旋动脉重塑过程中发挥作用。

有研究分析了 HDP 妇女 dNK 细胞的表型和功能，正常对照组，$n=15$（例）；HDP 组，$n=20$（例）。首先从正常孕妇组织中提取单个核细胞，用流式细胞术（FCM）分离 dNK 细胞。dNK 细胞（CD56（bright）CD16）的表型⁻ CD3⁻ vs. CD56（dim）CD16⁺ CD3⁻。结果显示正常对照组和 HDP 组 dNK 细胞表型均以 CD56（bright）CD16 为主，与佛波醇-12-肉豆蔻酸酯-13-乙酸酯、离子霉素和莫能菌素共培养后，用流式细胞仪检测 IFN-γ 在 dNK 细胞中的表达水平，无显著统计学差异（$P>0.05$）；HDP 组 dNK 细胞中 IFN-γ 的表达水平低于正常妊娠组，差异有统计学意义（$P<0.05$）。该研究结果表明，尽管 HDP 妇女的 dNK 细胞表型与正常孕妇相比没有差异，但其功能异常。细胞功能受损导致 IFN-γ 表达水平降低，这可能是 HDP 的发病机制之一。

另外，dNK 细胞表面的受体与 HLA-G 结合后，可能刺激 dNK 细胞分泌各种细胞因子，从而促进滋养细胞侵袭、子宫螺旋动脉血管重塑等，而在 HDP 孕妇体内发现 HLA-G 表达是减少的。此外，在子痫前期患者血液中的 NK 细胞、中性粒细胞、IL-2、IL-6 及肿瘤坏死因子-α 等均参加疾病过程，它们可以直接作为细胞毒性因子或介导细胞毒性因子的产生而导致血管内皮损伤，并增加 Th1 的细胞免疫活动，打破 Th1/Th2 平衡。

子痫前期（PE）是一种涉及多个器官的全身性疾病；然而，确切的病因仍不清楚。据研究，子宫螺旋动脉重塑不良会触发子痫前期，从而导致胎盘植入失败并产生炎症因子。在子痫前期中，血流的减少导致胎儿接受的营养物质和氧气减少，并增加胎盘压力。蜕膜免疫细胞，尤其是子宫自然杀伤（uNK）细胞，参与胎盘形成过程。蜕膜 NK（dNK）细胞在正常胎盘发育过程中通过分泌细胞因子和血管生成介质显著促进血管重塑。外周血和蜕膜中 NK 细胞的异常激活被认为是导致子痫前期的原因之一。母源性杀伤细胞免疫球蛋白样受体（KIR）与滋养层细胞中 HLA-C 之间的相关性为子痫前期的遗传病因学提供了有力的证据。这两种基因系统的组合，加上母体内的 KIR 基因型和胎儿体内的 HLA-C 群，可能会准确地决定妊娠结局。KIR/HLA-C 匹配不当的女性更容易患子痫前期。

3. 人类白细胞抗原 人类白细胞抗原（major histocompatibility complex，HLA）又称为人类主要组织相容性复合体（major histocompatibility complex，MHC），是人类基因中最复杂和最具有多态性的基因。这些基因与机体的免疫应答反应、免疫调节和移植排斥反应相关。HLA 根据其在染色体上的排列位置分为 HLA-Ⅰ类抗原、HLA-Ⅱ类抗原、HLA-Ⅲ类抗原。HLA-Ⅰ类抗原包括经典的 HLA-Ⅰ类抗原（包括 HLA-A、HLA-B、HLA-C）和非经典的 HLA-Ⅰ类抗原（HLA-E、HLA-G）。HLA-A、HLA-B、HLA-C 分布于除红细胞外的所有有核细胞表面，主要作用是识别内源性抗原，在移植排斥反应中起重要作用。HLA-E 在滋养层细胞表面高表达，与 NK 细胞的凝集素性抑制性受体 CD94/NKG2 相互作用，抑制 NK 细胞的活性；HLA-G 主要表达于母胎界面的绒毛外滋养细胞层，可以与 NK 表面的 KIR 受体结合，发挥抑制活性作用。经典的 HLA-Ⅱ类抗原分布于抗原提呈细胞和活化的 T 细胞表面，识别外源抗原，与辅助的 CD4 细胞结合，对 Th 细胞的识别起限制作用。

胎盘滋养细胞，不表达 HLA-A 抗原、HLA-B 抗原、经典的 HLA-Ⅱ类抗原，但表达非经典 HLA-Ⅰ类抗原（HLA-E、HLA-G）和弱表达 HLA-C 抗原，从而保护母体免疫系统不会直接攻击滋养细胞。如果细胞表面不表达 HLA,就会受到 NK 细胞的攻击。研究证实,合体滋养细胞表达的 HLA-C 抗原,与 dNK 细胞表面的杀伤性抑制性受体(KIR)结合,从而调控滋养细胞的侵袭、子宫螺旋动脉重塑以及胎盘的形成。HLA-G 通过多种机制调节 dNK 细胞的活性,避免滋养细胞受到 NK 细胞的损害,从而维持正常妊娠。

为了完成妊娠,母体免疫细胞必须耐受胎儿同种异体抗原,并保持对全身和胎盘组织中的感染做出反应的能力。绒毛外滋养细胞(EVT)是胚胎外来源的最具侵袭性的细胞,可侵入子宫组织并表达母系和父系来源的多态性人类白细胞抗原-C(HLA-C)。因此,HLA-C 是一种关键分子,可通过母体 T 细胞和 NK 细胞诱导异基因免疫反应,需要建立母体-胎儿免疫耐受。HLA-C 也是 EVT 表达的唯一经典 MHC 分子,它能向母体记忆 T 细胞提供多种肽并建立保护性免疫。EVT 对父系 HLA-C 表达为母系 NK 细胞和 T 细胞提供了靶点,而 HLA-C 表达水平可能会影响这种反应的形成。HLA-C 的这种双重功能需要对其表达进行严格的转录调节,以平衡耐受诱导和免疫。

由于缺乏功能性实验模型,当前对人类胎盘的了解有限。Turco 等描述了长期、遗传稳定的滋养层类器官培养的产生,这种培养可以分化为合胞滋养层和绒毛外滋养层类细胞培养。使用人类白细胞抗原(HLA)分型可以确认类器官来源于胎儿,并根据四种滋养层特异性标准验证其所属。培养物组织形成绒毛样结构,通过质谱分析检测到胎盘特异性肽和激素的分泌,包括人绒毛膜促性腺激素(hCG)、生长分化因子 15(GDF15)和妊娠特异性糖蛋白(PSG)。该类器官也可分化为 HLA-G$^+$ 绒毛外滋养层细胞,侵入三维培养基中。甲基化分析表明,类器官与正常妊娠早期胎盘非常相似。该类器官模型将对研究人类胎盘发育以及研究滋养层与局部和系统的相互作用起到变革作用,也从另一方面显示出 HLA 的重要性。

4. 补体系统与细胞凋亡 补体系统是机体针对致病性感染的一线防御,参与病原体的识别和防御,是免疫系统的重要组成部分。补体活化可能引起血管内皮损伤,从而导致疾病的发生。在正常妊娠孕妇体内也存在补体调节因子,从而发挥免疫调节作用。补体系统的失调被认为是疾病病理学的机制之一。补体具有促进炎症和促进巨噬细胞吞噬胎盘源性颗粒和凋亡细胞的能力。在子痫前期患者中,胎盘细胞损伤或补体系统失调可能导致凋亡细胞和胎盘源性颗粒清除不足。过度的胎盘损伤可能导致微粒(如胎盘小泡)滞留在肾小球和其他脆弱组织的毛细血管中。这种现象可能导致子痫前期典型症状:蛋白尿和新发高血压。据此,有研究提出补体系统可以作为复杂耐受和清除过程的调节器,这在健康妊娠中是至关重要的。

实际上,补体系统在妊娠中起双重作用,在胎盘水平发挥保护和破坏作用。母胎界面的补体激活参与了对感染因子的保护,并有助于清除凋亡和坏死细胞。局部合成的 C1q 有助于螺旋动脉的生理性血管重塑,其特征是平滑肌细胞丢失并转化为大的舒张血管。胚胎植入诱导的炎症过程引发的补体激活可损害滋养层细胞和其他蜕膜细胞,如果这些细胞不受细胞表面表达的补体调节因子 CD55、CD46 和 CD59 的保护,则可能导致妊娠并发症。然而,不受控制的补体激活会导致胎盘改变,导致不良妊娠结局。这可能发生在以针对 β2 糖蛋白 1 的补体固定抗体的胎盘定位为特征的病理条件下,如在抗磷脂综合征患者中,或在胎盘中沉积的循环免疫复合物中(如在系统性红斑狼疮患者中)。补体分析可作为诊断和预后工具以评估患这些疾病的孕妇体内补体参与的相关性,对于此已有相互矛盾的结果报道。

(罗　艳　管　平)

第四节　全身炎症反应

炎症是指具有血管系统的活体组织对各种损伤因子的刺激所发生的以防御为主的疾病病理过程。炎症因子是一组具有广泛生物活性的小分子多肽，其由炎性细胞合成和分泌。它们参与细胞的生长、分化、修复、炎症和免疫调节。炎症因子可以分为促炎性细胞因子和抗炎性细胞因子。在妊娠过程中，孕妇体内的胎盘绒毛滋养细胞可产生促炎性细胞因子，从而产生炎症，是机体的生理性应激机制，并不引起机体的损伤，它存在于妊娠的全过程，对正常妊娠的建立和维持均是有利的，被认为是一种受控制的炎症反应，不会导致孕妇出现异常症状。在子痫前期孕妇中发现，不管是在母胎界面还是血清中其炎症因子都比正常孕妇高。而且，在子痫前期中，各种生理反应机制失调，炎症过度激活，从而出现全身性的过度炎症反应，最终引起一系列的相关的临床症状。

在妊娠状态时，母体循环中的白细胞本身处于激活状态，而在子痫前期孕妇体内白细胞会进一步激活。胎盘分泌的脂质激活间隙中的各类白细胞，而这些被激活的白细胞进入母体全身循环，触发与子痫前期相关的血管内皮功能障碍。

研究显示，与正常孕妇相比，子痫前期孕妇的血清以及胎盘中炎症因子水平显著增高，说明子痫前期与炎症过度激活刺激相关。与妊娠期高血压疾病相关的炎症因子有 C-反应蛋白、白细胞介素、TNF-α、核转录因子-B、人软骨糖蛋白 39。

1. C-反应蛋白　C-反应蛋白（c-reactive protein，CRP）由 Tiller 和 Francis 于 1930 年首先发现，它最早在被感染肺炎双球菌患者的血清中发现。CRP 是由 5 个相同的非共价键结合的分子质量为 23 kDa 为原聚体对称地围绕而成的一个中心体，主要在肝脏合成。炎症或急性组织损伤后 6～8 h 血清中 CRP 水平迅速上升，48 h 可达峰值，峰值为正常值的 100～1000 倍，待炎症得到控制后的 7 天内可降至正常。CRP 的出现及消失均早于血沉的变化，因此有很好的预测价值，且 CRP 的含量与病变炎症程度呈正相关。

血清 CRP 是先天免疫的一个组成成分，当机体处于急性炎症反应时，巨噬细胞、淋巴细胞产生和分泌一些细胞因子作用于肝细胞，使其分泌 CRP。目前 CRP 已经被认为是急性炎症反应灵敏度极高的一个指标，此外，CRP 具有调节炎症发展过程和防御感染性疾病的作用。正常孕妇的炎症因子表达水平比未孕妇女高，这些炎症因子的正常表达有利于胎盘血管的发育。大量研究表明，与正常孕妇相比，妊娠期高血压疾病孕妇体内 CRP 水平显著增高，子痫前期孕妇相比妊娠期高血压孕妇体内 CRP 水平明显升高，且 CRP 水平随着孕妇疾病严重程度加重而上升。C-反应蛋白引起妊娠期高血压疾病可能的机制：①血清中高水平 CRP 可引起血管内皮细胞增生、迁移，增加了血管阻力，降低血管弹性，从而引起了血压升高；②高水平 CRP 直接参与全身和局部炎症反应，从而损伤血管内皮细胞，干扰前列腺素平衡，血管舒张因子分泌减少，血管收缩因子分泌增加，从而导致血压升高等等。

2. 白细胞介素（interleukin，IL）　白细胞介素是一类分子结构和生物学功能已基本明确，具有重要调节作用而统一命名的细胞因子。它由多种细胞产生并作用于多种细胞。白细胞介素在传递信息，激活与调节免疫细胞，介导 T、B 细胞活化，增殖与分化，炎症反应中均起重要作用。白细胞介素是非常重要的细胞因子家族，目前发现了超过 35 种白细胞介素，其功能复杂，重叠成网。有研究报道，IL-1、IL-2、IL-4、IL-5、IL-10、IL-12 等与子痫前期密切相关。IL-1

在诱导幼稚 T 细胞分化为 Th1、Th2、Th17 时能促进细胞增殖。多种研究证实,IL-1 在胎盘功能障碍和子痫前期的发病机制中起重要作用,与正常妊娠相比,IL-1β 在子痫前期孕妇胎盘组织中表达增加。IL-2 是由 CD4$^+$ T 细胞分泌产生的,它有助于 CD8$^+$ T 细胞和 NK 细胞的活化,并促进 T 细胞分化为 Th1 和 Th2,有报道称,在子痫前期孕妇胎盘中,蜕膜细胞中 IL-2 表达增加。也有研究显示,炎症的消退在整个妊娠期起着重要作用,主要由产生 IL-4 和 IL-10 的免疫细胞介导,二者在免疫调节中起着关键作用,和妊娠成功与否、流产、PTB、FGR(胎儿生长受限)和妊娠期高血压疾病密切相关。在一项针对血清 TNF-α、IL-6 水平与妊娠高血压综合征(简称妊高征)潜在相关性的研究中,研究者测量了患有妊高征的孕妇和正常孕妇的血清 TNF-α 和 IL-6 水平。结果发现,与正常孕妇相比,妊高征孕妇的血清 TNF-α 和 IL-6 水平显著升高。TNF-α 和 IL-6 水平升高与病理并发症有关。此外,在缺氧诱导的妊高征小鼠模型中,与对照组相比,妊高征组动物的 TNF-α 和 IL-6 水平更高,血清 TNF-α 和 IL-6 水平与右心室收缩压呈正相关。与对照组相比,用 remodulin 治疗的 PIH 小鼠的 TNF-α 和 IL-6 水平降低。因此,研究结果表明,血清 TNF-α 和 IL-6 水平升高与妊高征相关,TNF-α 和 IL-6 可能是妊高征预后的潜在预测因子。

3. 肿瘤坏死因子 肿瘤坏死因子(tumor necrosis factor,TNF)主要由活化的单核/巨噬细胞产生,能杀伤和抑制肿瘤细胞,促进中性粒细胞吞噬,抗感染,引起发热,是重要的炎症因子,参与某些自身免疫疾病的病理损害。TNF 主要分为 TNF-α 和 TNF-β。

子痫前期是一种妊娠相关疾病,其特征是高血压、血管功能障碍和循环炎症因子(包括细胞因子、肿瘤坏死因子-α(TNF-α))增加。研究表明,胎盘缺血与循环 TNF-α 增加、压力诱导的脑血管张力减弱、脑血管中 β-上皮钠通道(βENaC)蛋白抑制有关。除了在上皮钠离子和水转运中的作用外,βENaC 是压力诱导(又名"肌源性")收缩传导中的一个重要信号元件,这是血流自动调节的关键机制。虽然细胞因子抑制上皮组织中某些 ENaC 蛋白的表达,但与胎盘缺血相关的循环 TNF-α 增加是否介导脑血管 βENaC 的表达和脑血流调节受损尚不清楚。一项动物研究验证了正常妊娠大鼠血浆 TNF-α 水平升高降低脑血管 βENaC 表达并损害脑血流(CBF)调节的假设。体内输注 TNF-α(200 ng/d,5 天)可抑制妊娠大鼠脑血管 βENaC 的表达,并损害 CBF 的调节。为了确定 TNF-α 的直接作用和介导血管平滑肌细胞 βENaC 减少的潜在途径,研究者将培养的血管平滑肌细胞(A10 细胞系)暴露于 TNF-α(1~100 ng/mL)中 16~24 h。TNF-α 以浓度依赖性方式将 βENaC 蛋白表达从 0.1 ng/mL 降低至 100 ng/mL,而不影响细胞死亡。为了评估典型 MAPK 信号在该反应中的作用,在 TNF-α 的存在下用 p38 MAPK 或 c-Jun 激酶(JNK)抑制剂处理血管平滑肌细胞。研究者发现 p38 MAPK 和 JNK 均能阻止 TNF-α 介导的 βENaC 蛋白抑制。这些数据证明,与循环 TNF-α 水平增加相关的疾病可能导致脑血管调节受损,可能是由于 βENaC 介导的血管功能降低。该研究确定 TNF-α 可能是胎盘源性细胞因子,可能参与子痫前期患者脑血管健康的损害。结果发现妊娠期间输注 TNF-α 会损害高动脉压大鼠的脑血流控制。而且在妊娠大鼠脑血管 β-上皮钠通道(βENaC)蛋白中,一种参与机械传导的 MAPK 信号水平因 TNF-α 而降低,表明血流受损与这种肌源性因子之间的潜在联系。上述结果证实了 TNF-α 对妊娠期脑血管功能的负面影响,并为进一步研究细胞因子在妊娠期血管功能中的作用提供了依据。

(关雨婷　杨　林)

第五节 遗传因素

子痫前期具有家族倾向性,有子痫前期家族史的孕妇在妊娠期间罹患此病的风险更大,提示子痫前期的发生与遗传因素相关。子痫前期由于异质性,尤其是遗传和环境因素的相互作用产生了复杂的表型。另一项北美的研究调查了遗传和环境风险因素对于洛杉矶拉丁美洲人群患妊娠期高血压疾病的作用。10 年(1999 年至 2008 年)的研究结果显示,在调整了欧洲血统和关键风险因素后,非洲血统与妊娠期高血压疾病风险呈正相关,非洲血统的最高四分位数与最低四分位数(优势比=2.6[95%置信区间=1.1~6.1])。在父母出生在墨西哥的墨西哥女性中,这种关联性更强(4.3[1.4~13])。欧洲/非洲联合血统与妊娠期高血压疾病之间存在正相关,而美洲土著血统与妊娠期高血压疾病之间存在负相关。这些联系在墨西哥裔妇女中更为明显。因此,拉美裔中较纯的美洲土著血统可以预防妊娠期高血压疾病。进一步的研究有助于确定这种保护作用是由该人群中存在的特定等位基因驱动的,还是由与美洲土著血统相关的其他因素驱动的。上述研究均显示了妊娠期高血压疾病和遗传相关。

尽管目前尚未发现确切的子痫前期特定基因,但已经有证据显示某些易感基因或染色体易感区域等的变异和多态性都可能导致子痫前期的发病率增加。这些基因的产物主要集中于血管活性蛋白、促凝血及纤溶物质,以及氧化应激、脂类代谢、内皮损伤及免疫相关类。许多研究检验了父系基因在子痫前期中的作用。尽管有证据表明父系基因显著增加了子痫前期的风险,但仍然没有证据表明拥有固定的伴侣是否是一种保护因素。基因表达,通过印迹和上位性,也在这种疾病的发病机制中发挥重要作用。

家族史是明确的子痫前期风险因素,充分表明了该疾病的潜在遗传成分。迄今为止,大量的遗传学研究使用候选基因和全基因组方法,梳理了子痫前期的遗传基础并了解其起源。这些研究已经确定了一些潜在的候选基因,如 Storkhead-box 蛋白 1(STOX1)和 ACVR2A。STOX1 基因是母系印迹基因,通过基于家族的遗传连锁研究首次被确定为 STOX1 子痫前期风险基因,其中功能缺失变异被认为是子痫前期易感性增加的基础。Parchem 等人制作了一个遗传性 STOX1 功能丧失小鼠模型(STOX1-KO),以评估 STOX1 是否在妊娠期调节血压。妊娠 STOX1-KO 小鼠出现妊娠期高血压,与 E17.5 的 WT 相比,血压显著升高。虽然未观察到严重的肾脏、胎盘或胎儿生长异常,但 STOX1-KO 表型与胎盘血管和细胞外基质异常有关。同时,研究者发现 STOX1-KO 小鼠的妊娠期高血压是由子宫胎盘肾素-血管紧张素-醛固酮系统激活引起的。用血管紧张素 II 受体阻滞剂治疗妊娠的 STOX1-KO 小鼠拯救了该表型。该研究证明了基因小鼠模型在揭示妊娠期高血压疾病发病机制中涉及的基因变异和效应通路之间的联系方面的效用。

血栓形成可能导致胎盘内微血栓形成从而导致胎盘功能不足、滋养细胞功能障碍。抗凝/促凝系统编码基因异常导致血栓形成,可能与子痫前期发生相关,如报道的凝血酶原编码基因、凝血酶原调节蛋白(TM)、亚甲基四氢叶酸还原酶基因等变异与子痫前期相关。肾素-血管紧张素-醛固酮系统在调节血压和电解质平衡中起着重要作用,同时也参与了子宫螺旋动脉重塑。有研究发现,肾素-血管紧张素-醛固酮系统编码基因(D/I)异常,则子痫前期的风险增加。

研究者还发现的可能易感基因有脂蛋白脂肪酶基因(LPL)、载脂蛋白 E 基因、TNF-α 基因、HLA-G 基因等,这些基因的突变可能导致子痫前期的患病率增加。因子痫前期是多种因素相互作用引起的，所以目前多数观点认为，单一暴露因素或基因突变并不一定导致子痫前期的发生，子痫前期是多基因位点突变的累积效应，是复杂的外部及内部遗传因素作用的最终结果。

表观遗传学是指在基因的DNA序列没有发生改变的情况下，基因功能发生了可遗传的变化。现今随着表观遗传学相关理论的深入研究和各种技术的应用，研究者发现表观遗传学在子痫前期的发病中也起重要作用，子痫前期的发生发展是遗传因素和表观遗传学共同调控的结果。与子痫前期发生相关的表观遗传学机制主要有DNA甲基化、组蛋白修饰、基因组印迹及非编码RNA等。

DNA甲基化是指在DNA甲基化转移酶（DNMTs）的作用下，在基因组CpG二核苷酸的胞嘧啶5号碳位共价键结合一个甲基。DNA甲基化能引起染色质结构、DNA稳定性以及DNA与蛋白质之间相互作用方式的改变，从而控制基因表达。DNA甲基化的三个重要作用包括宫内编程、后天易感性和跨代遗传。宫内编程涉及细胞发育和分化过程中DNA甲基化模式的剧烈变化，这对后代的易感性有长期影响。母体的影响，包括母体的营养状况，改变了子宫内表观遗传程序。与子宫内快速剧烈的变化相反，日常生活中的产后因素也可以继续缓慢而动态地改变体细胞和生殖细胞中的DNA甲基化模式。生殖细胞DNA中发生的表观遗传变化对后代的表型产生跨代影响，尽管有适应能力，但如果环境发生变化，跨代遗传的错配效应可能对健康有害，并且对后天的适应不再有益。越来越多的人类和动物研究证据表明，DNA甲基化与高血压的发生有关。因此，母亲营养不良的后果可能是后代发生高血压。营养因素或疾病状况可通过改变DNA甲基化模式诱导易患高血压的表型。这些因素可能改变包括生殖细胞在内的所有组织细胞中的DNA甲基化模式。尽管没有直接证据表明跨代表观遗传与高血压之间存在关联，但它可能起到一定作用。越来越多的证据表明，表观遗传因素（如基因特异性和全局DNA甲基化变化）参与了疾病过程。Majchrzak-Celińska等人研究了HSD11B2皮质醇水平控制基因、RUNX3肿瘤抑制基因和长散布核苷酸元件1（LINE-1）重复元件的选定，CpG中胎盘DNA甲基化状态与子痫前期（PE）、妊娠期高血压（GH）和慢性高血压（CH）之间的潜在关联，甲基化特异性聚合酶链反应（MSP）和焦磷酸测序（PSQ）用于分析胎盘DNA甲基化。对于血浆和尿液皮质醇水平采用高效液相色谱荧光检测法（HPLC-FLD）测定，而对于血清孕酮水平采用电化学发光免疫分析法测定。与对照组相比，HDP患者胎盘中HSD11B2、RUNX3和LINE-1甲基化的平均百分比没有改变。然而，在子痫前期、GH和CH组的患者中，观察到HSD11B2、RUNX3或LINE-1的甲基化状态与儿童出生体重、体重指数、产时孕周、母亲年龄以及激素水平之间存在显著相关性。这些结果表明HSD11B2、RUNX3或LINE-1重复元件的甲基化状态与HDP之间缺乏关联。一项Meta分析以使用Illumina Humanmethylization450 BeadChip测试母体HDP或子痫前期与脐血表观基因组DNA甲基化之间的关联。在校正混杂因素的模型中，经Bonferroni校正后，HDP和子痫前期分别与43和26个CpG位点的DNA甲基化相关。HDP与43个位点中27个（63%）的高甲基化相关，在所有43个位点中，甲基化的平均绝对差异为0.6%～2.6%。HDP与后代DNA甲基化的表观基因组关联性和子痫前期与后代DNA甲基化的表观基因组关联性相当。在一项研究（108例HDP病例；550例对照）进行的纵向分析中，有HDP和无HDP的后代到青春期的DNA甲基化变化相似。通路分析表明，位于HDP相关位点/附近的基因可能参与发育、胚胎发生或神经通路。HDP与后代DNA甲基化相关，可能与发育相关。

基因组印迹是一种不遵从孟德尔定律的依靠单亲传递某些遗传学性状的现象，也就是某些基因呈亲源依赖性单等位基因表达,其另一等位基因不表达或表达极弱,使后代仅表达父系或母系等位基因的一种表型。目前发现在人类胚胎及胚胎外组织中存在大量印迹基因,它们在胎盘的发育和功能中起重要作用;基因组印迹是一种表观遗传学驱动的现象,对环境刺激做出反应,以确定胎儿的生长轨迹。有研究表明,基因组印迹超出了调控基因表达的表观遗传标记的基本意义。基因组印迹已被理论化为表观遗传的主要决定因素。同时,分子流行病学领域的新研究开始出现,将胎儿生长轨迹与环境刺激下的基因组印迹联系起来,并认为基因组印迹是胎儿生长的驱动力。当在胎盘中进行时,基因组印迹的研究可能揭示胎儿生长轨迹改变的关键信息。

20 世纪 80 年代,小鼠核移植实验表明,胚胎成功发育到足月需要雄性和雌性亲本基因组。亲本基因组的这种不等价性是因为印迹基因主要由一条亲本染色体表达。这些基因组区域的单亲遗传导致儿童生长障碍,如 Beckwith-Wiedemann 和 Silver-Russell 综合征。现在已经发现了 100 多个印迹基因,其中许多基因的功能已经在小鼠模型中进行了评估。首先被描述的此类基因是胎儿胰岛素样生长因子 2(Igf2)及其抑制剂 Igf2 受体(Igf2r)。大多数印迹基因以多种方式调节胎儿生长和资源获取。印迹基因是功能性胎盘发育所必需的,而胎盘是调节母体和胎儿之间营养物质交换的器官。印迹基因以胚胎自主的方式影响生长速度和器官发育。印迹基因可以显示母体和胎儿之间的营养状况,并可以调节母亲的护理水平。重要的是,许多印迹基因已被证明会影响出生后的生长和能量平衡。

一般来说,父系表达的印迹基因促进胎儿-胎盘组织的生长,母系表达的印迹基因的作用与之相关,当印迹基因发生异常修饰时,则与胎盘的异常形成相关。STOX1 为印迹基因,其内显子 1 区的差异性甲基化与子痫前期的临床表现相关。H19 在人胚胎组织中高表达,调控人类胚胎的生长发育及胎盘合体滋养细胞的分化功能。研究者发现,在子痫前期患者胎盘组织中,存在 H19 印迹缺失,使滋养细胞侵袭性下降,从而引起高血压等症状。

非编码 RNA 是指不编码蛋白质的 RNA,包括 rRNA、tRNA、snRNA 和 miRNA 等多种已知功能的 RNA。这些 RNA 的共同特点是都能从基因组上转录而来,但是不翻译成蛋白质,在 RNA 水平上就能行使各自的生物学功能。非编码 RNA 中,miRNA 是小型非编码RNA,由于其几乎可以调节细胞功能的各个方面,因此引起了人们极大的兴趣。在过去的 10 年中,已经积累了很多关于 miRNA 在子痫前期中作用的证据,差异表达的 miRNA 是轻度和重度子痫前期的特征。在许多情况下,它们以信号通路相关基因为靶点,导致直接参与子痫前期的过程发生改变。免疫系统、血管生成、滋养层细胞增殖和侵袭,以及胎盘形成的所有基本方面,都在不同程度上受到上调或下调的 miRNA 的控制。许多研究已经证实,在妊娠期子痫前期患者中,miRNA 调控解除,这些差异表达的 miRNA 的功能和机制正在逐渐被揭示。

越来越多的研究发现表观遗传学在胎盘形成和功能中起重要作用,与子痫前期的发病密切相关,但其确切的调控途径和具体机制有待进一步探索。

(杨 林 管 平)

第六节 母胎界面的能量代谢异常

胎盘介于胎儿与母体之间,是一个代谢活跃的器官,满足生物合成的需要,以支持自身和胎儿的快速生长。葡萄糖是胎儿代谢的主要能源,胎儿几乎所有的葡萄糖均来自母体。胎盘通过细胞膜上的葡萄糖转运蛋白(GLUT)实现对葡萄糖的转运利用,与胎盘代谢相关的转运蛋白主要是 GLUT1、GLUT3 和 GLUT4。葡萄糖的净转移取决于胎盘转运蛋白密度、母胎界面葡萄糖浓度和胎盘葡萄糖代谢水平。

胎盘代谢功能障碍在子痫前期中很常见,尽管其与病理生理学的因果关系尚不清楚。一开始,代谢功能障碍的胎盘可能仅仅被视为"燃料耗尽的发动机"。然而,胎盘代谢在除能量生产之外起着至关重要的作用,并且与生理和发育过程有关。研究者认为,能量代谢的改变可以解释子痫前期的许多胎盘表型,如胎盘和胎儿生长减慢、氧化还原失衡、氧化应激、表观遗传和基因表达谱的改变,以及这些畸变的后果。究其原因可能是胎盘代谢重编程,使组织能够适应发育变化并对子痫前期应激做出反应,而无法对胎盘代谢进行重编程可能导致严重子痫前期表型。

GLUT1 主要表达于人类合体滋养层细胞,GLUT4 定位于基质细胞,GLUT3 定位于妊娠早期合体滋养细胞微绒毛膜,随着孕周增加,其表达减少,因而推测 GLUT3 与妊娠早期葡萄糖摄取更为相关。GLUT1 主要维持妊娠期基础水平的葡萄糖摄取,而妊娠早期 GLUT3 倾向于摄取优质葡萄糖,为胎儿生长发育提供最佳血糖水平。近期一项研究分析了从患有特发性足月 IUGR(宫内发育迟缓)的妇女和胎龄匹配的健康对照组中收集的胎盘的临床、生化和组织学数据,结果发现,与正常胎盘相比,IUGR 胎盘母侧的滋养层(细胞滋养层大于合体滋养层)中 GLUT3 蛋白表达增加,但 GLUT1 或 GLUT4 没有发现差异。未观察到正常胎盘和 IUGR 胎盘之间 GLUT3 启动子甲基化的差异。GLUT3 表达的增加与 HIF-1α 核浓度的增加相关,表明缺氧可能在 GLUT3 的上调中起作用,而缺氧和妊娠期高血压疾病的关系是明确的,因此,异常代谢和妊娠期高血压疾病的关系可通过 GLUT 介导。

脂肪酸对胎儿胎盘的生长和发育至关重要。母体脂肪酸及其代谢物通过支持细胞生长发育、细胞信号传导和调节结构和功能过程的其他关键方面参与妊娠的每个阶段。早期胎盘形成过程对胎盘的生长和功能至关重要。在妊娠早期人类胎盘滋养层中,几种脂肪酸通过增加导管形成和血管生成因子的分泌来调节血管生成。长链脂肪酸通过血管内皮生长因子(VEGF)、血管生成素样蛋白 4(ANGPTL4)、脂肪酸结合蛋白(FABP)刺激血管生成,若胎盘血管生成不足,滋养细胞侵入母体蜕膜和子宫螺旋动脉,导致胎盘结构和功能缺陷,将导致子痫前期、早产、宫内生长迟缓。自然流产史也会影响胎儿的整体生长发育。在妊娠晚期,母体血浆长链多不饱和脂肪酸的胎盘优先转运对胎儿生长发育至关重要。脂肪酸主要通过质膜脂肪酸转运系统(FAT、FATP、p-FABPM 和 FFAR)和细胞质 FABP 穿过胎盘微绒毛和基膜。此外,胎盘中存在的主要促进剂超家族 MFSD2a 的一个成员参与为胎儿提供 DHA。母体因素,如饮食、肥胖、内分泌、炎症,可调节胎盘脂肪酸的转运活性,从而影响胎儿-胎盘的生长发育。

(郭 文 管 平)

第七节 营 养 因 素

近年来,随着研究方法与检测手段日新月异,对于微量元素与妊娠期高血压疾病的关系的研究不断深入,研究者发现钙、镁、锌、硒等缺乏与子痫前期的发生可能相关。Fenzl 等测定了在生长调节和促/抗氧化稳态中起重要作用的微量元素铁(Fe)、锌(Zn)和铜(Cu)的血清浓度,检测子痫前期孕妇($n=30$)的血清总氧化能力和血清总抗氧化能力,以健康孕妇($n=37$)和非孕妇($n=30$)作为对照组;结果提示无论是否患有高血压疾病,所有妊娠组的血清铜和总有机碳水平均显著升高,而锌则显著降低。与健康孕妇对照组相比,子痫前期孕妇的血清铁和TAC 水平显著升高。该研究表明妊娠期存在潜在的氧化应激,铁可能在子痫前期的发病机制中起作用,而在子痫前期开始时 TAC 的增加可能为机体的应激防御机制。血清铁水平显著升高是否与子痫前期相关,是该疾病的原因还是后果,对于此,尚待更多的研究证据。

妊娠期妇女在饮食方面要严格遵守膳食平衡原则。但在现今,中国经济高速发展,人民生活质量不断改善,高蛋白、高脂肪食物在膳食结构中的占比日益提高,尤其是妊娠期妇女,过度地补充营养物质,从而导致了各种妊娠合并症及并发症的发生。摄入含 B 族维生素、不饱和脂肪酸、抗氧化剂等食物,有助于降低妊娠期高血压疾病的发生率;与之相反,摄入反式脂肪酸、细粮等则会提高妊娠期高血压疾病的发生率。

子痫前期在低收入国家比在高收入国家更为普遍。这种差异的一个可能解释是饮食差异,尤其是缺钙。妊娠后半期补充钙可以减轻子痫前期的严重后果,但对子痫前期的总体风险影响有限。重要的是要确定在妊娠前和妊娠早期(妊娠 20 周前)补充钙是否有额外的益处。若是,可以提高膳食钙摄入量,包括在主食中添加钙,特别是在已知膳食钙摄入量不足的情况下。关于维生素、微量元素等物质对妊娠期高血压疾病的作用,仍有待进一步的研究。

总之,妊娠期高血压疾病并不是单一因素导致的,而是多种因素共同作用造成的,且这些因素并不是排他的,而是相互作用的。因此单独某一预测指标并不能对所有妊娠期高血压疾病患者有用,采用联合检测多种指标,研究其调控机制等可以提高预测妊娠期高血压疾病的敏感性和特异性,为早预防、早发现、早治疗提供更为可靠的依据。

(潘美晨 管 平)

参考文献

[1] 殷为,钟梅.妊娠期高血压疾病的病因、预测及诊疗进展[J].实用医学杂志,2016,32(11):1887-1890.

[2] 苟文丽,薛艳.妊娠期高血压疾病国际指南与中国实践[J].中国实用妇科与产科杂志,2017,33(6):559-563.

[3] 杨孜.妊娠期高血压疾病在真实临床世界实践之辨析[J].中国实用妇科与产科杂志,2019,35(4):408-416.

[4] Redman C. The six stages of pre-eclampsia[J]. Pregnancy hypertension, 2014, 4(3):246.

[5] 杨孜,张为远.《妊娠期高血压疾病诊治指南(2020)》解读[J].中华妇产科杂志,2020,55(6):425-432.

[6] Maltepe E, Fisher S J. Placenta: the forgotten organ[J]. Annu Rev Cell Dev Biol, 2015, 31:523-552.

[7] Turco M Y, Moffett A. Development of the human placenta[J]. Development, 2019, 146(22):dev163428.

[8] 王卉菲,郭宇婧,王敏,等.妊娠期高血压疾病胎盘浅着床的研究进展[J].国际妇产科学杂志,2020,47(2):165-168.

[9] Abbas Y,Turco M Y,Burton G J,et al. Investigation of human trophoblast invasion in vitro[J]. Hum Reprod Update,2020,26(4):501-513.

[10] Pollheimer J,Vondra S,Baltayeva J,et al. Regulation of placental extravillous trophoblasts by the maternal uterine environment[J]. Front Immunol,2018,9:2597.

[11] Sato Y. Endovascular trophoblast and spiral artery remodeling [J]. Mol Cell Endocrinol,2020,503:110699.

[12] Staff A C. The two-stage placental model of preeclampsia:an update[J]. J Reprod Immunol,2019,134-135:1-10.

[13] Schoots M H,Gordijn S J,Scherjon S A,et al. Oxidative stress in placental pathology [J]. Placenta,2018,69:153-161.

[14] Soares M J,Iqbal K,Kozai K. Hypoxia and Placental Development[J]. Birth Defects Res,2017,109(17):1309-1329.

[15] 张丹,孙大光,张璐,等.低氧诱导因子-3α对胎盘滋养层细胞生长的影响[J].生殖医学杂志,2021,30(4):507-515.

[16] Cheng S B,Nakashima A,Huber W J,et al. Pyroptosis is a critical inflammatory pathway in the placenta from early onset preeclampsia and in human trophoblasts exposed to hypoxia and endoplasmic reticulum stressors[J]. Cell Death Dis,2019,10(12):927.

[17] Yu N,Wu J L,Xiao J,et al. HIF-1α regulates angiogenesis via Notch1/STAT3/ETBR pathway in trophoblastic cells[J]. Cell Cycle,2019,18(24):3502-3512.

[18] 秦喆,侯海燕,史海霞,等.MMP-2 和 MMP-9 参与多种因素对胎盘滋养细胞侵袭力的调控[J].国际妇产科学杂志,2017,44(3):350-355.

[19] 李介岩,张为远,王欣,等.硫酸镁应用对妊娠期高血压疾病患者胎盘中基质金属蛋白酶-9 和水通道蛋白-9 表达的影响[J].中华医学杂志,2016,96(30):2421-2423.

[20] Yeung K R,Chiu C L,Pidsley R,et al. DNA methylation profiles in preeclampsia and healthy control placentas[J]. Am J Physiol Heart Circ Physiol,2016,310(10):H1295-H1303.

[21] 田天,王腾,程琰,等.基因在子痫前期中的 DNA 甲基化[J].中华围产医学杂志,2020,23(6):420-426.

[22] 姜波玲.胎盘 DNA 甲基化的研究进展[J].中国优生与遗传杂志,2015,23(5):4-6+23.

[23] Knöfler M,Haider S,Saleh L,et al. Human placenta and trophoblast development:key molecular mechanisms and model systems[J]. Cell Mol Life Sci,2019,76(18):3479-3496.

[24] Zhao L,Sun L F,Zheng X L,et al. [In vitro fertilization-embryo transfer affects focal adhension kinase signaling pathway in early placenta][J]. Beijing Da Xue Xue Bao Yi Xue Ban,2019,51(1):151-158.

[25] Ives C W,Sinkey R,Rajapreyar I,et al. Preeclampsia-pathophysiology and clinical presentations:JACC state-of-the-art review[J]. J Am Coll Cardiol,2020,76(14):1690-

1702.

[26] 程惠,周曙光.PLGF、IL-6与妊娠期高血压病情程度及母婴结局的相关性[J].分子诊断与治疗杂志,2020,12(5):674-677.

[27] 梁玉贞,刘杰.妊娠期高血压患者血清VEGF、IL-18、MCP-1水平及与血液流变学指标关系[J].中国计划生育学杂志,2020,28(1):60-63.

[28] Possomato-Vieira J S,Khalil R A. Mechanisms of dndothelial dysfunction in hypertensive pregnancy and preeclampsia[J]. Adv Pharmacol,2016,77:361-431.

[29] Tomimatsu T,Mimura K,Matsuzaki S,et al. Preeclampsia:maternal systemic vascular disorder caused by generalized endothelial dysfunction due to placental antiangiogenic factors[J]. Int J Mol Sci,2019,20(17):4246.

[30] Hao N,Chiou T T,Wu C H,et al. Longitudinal changes of PAI-1,MMP-2,and VEGF in peritoneal effluents and their associations with peritoneal small-solute transfer rate in new peritoneal dialysis patients[J]. Biomed Res Int,2019,2019:2152584.

[31] Ritter A,Roth S,Kreis N N,et al. Primary cilia in trophoblastic cells:potential involvement in preeclampsia[J]. Hypertension,2020,76(5):1491-1505.

[32] Chau K,Hennessy A,Makris A. Placental growth factor and pre-eclampsia[J]. J Hum Hypertens,2017,31(12):782-786.

[33] Parchem J G,Kanasaki K,Kanasaki M,et al. Loss of placental growth factor ameliorates maternal hypertension and preeclampsia in mice[J]. J Clin Invest,2018, 128(11):5008-5017.

[34] Rana S,Lemoine E,Granger J P,et al. Preeclampsia:pathophysiology,challenges,and perspectives[J]. Circ Res,2019,124(7):1094-1112.

[35] Stepan H,Hund M,Andraczek T. Combining biomarkers to predict pregnancy complications and redefine preeclampsia:the angiogenic-placental syndrome[J]. Hypertension,2020,75(4):918-926.

[36] Kosinska-Kaczynska K,Zgliczynska M,Kozlowski S,et al. Maternal serum placental growth factor,soluble fms-like tyrosine kinase-1,and soluble endoglin in twin gestations and the risk of preeclampsia-a systematic review[J]. J Clin Med,2020,9 (1):183.

[37] Pérez-Roque L,Núñez-Gómez E,Rodríguez-Barbero A,et al. Pregnancy-induced high plasma levels of soluble endoglin in mice lead to preeclampsia symptoms and placental abnormalities[J]. Int J Mol Sci,2020,22(1):165.

[38] Oujo B,Perez-Barriocanal F,Bernabeu C,et al. Membrane and soluble forms of endoglin in preeclampsia[J]. Curr Mol Med,2013,13(8):1345-1357.

[39] Phipps E,Prasanna D,Brima W,et al. Preeclampsia:updates in pathogenesis, definitions,and guidelines[J]. Clin J Am Soc Nephrol,2016,11(6):1102-1113.

[40] Rocha-Penha L,Caldeira-Dias M,Tanus-Santos J E,et al. Myeloperoxidase in hypertensive disorders of pregnancy and its relation with nitric oxide[J]. Hypertension,2017,69(6):1173-1180.

[41] Zullino S,Buzzella F,Simoncini T. Nitric oxide and the biology of pregnancy[J].

Vascul Pharmacol,2018,110:71-74.

[42] Furuya K,Kumasawa K,Nakamura H,et al. Endothelin-1 profiles in advanced maternal age complicated with hypertensive disorders of pregnancy[J]. Biochem Biophys Res Commun,2019,516(3):941-944.

[43] Granger J P,Spradley F T,Bakrania B A. The endothelin system:a critical player in the pathophysiology of preeclampsia[J]. Curr Hypertens Rep,2018,20(4):32.

[44] Hitzerd E,Neuman R I,Broekhuizen M,et al. Transfer and vascular effect of endothelin receptor antagonists in the human placenta[J]. Hypertension,2020,75(3):877-884.

[45] McCormick A,Kristianto J,Wang X,et al. Placental endothelin-converting enzyme-1 is decreased in preeclampsia[J]. Pregnancy hypertension,2020,20:108-110.

[46] Sibai B,Dekker G,Kupferminc M. Pre-eclampsia[J]. Lancet,2005,365(9461):785-799.

[47] Rambaldi M P,Weiner E,Mecacci F,et al. Immunomodulation and preeclampsia[J]. Best Pract Res Clin Obstet Gynaecol,2019,60:87-96.

[48] Guney G,Taskin M I,Tokmak A. Increase of circulating inflammatory molecules in preeclampsia,an update[J]. Eur Cytokine Netw,2020,31(1):18-31.

[49] Hahn S,Hasler P,Vokalova L,et al. Feto-maternal microchimerism:the pre-eclampsia conundrum[J]. Front Immunol,2019,10:659.

[50] Vishnyakova P,Elchaninov A,Fatkhudinov T,et al. Role of the Monocyte-macrophage system in normal pregnancy and preeclampsia[J]. Int J Mol Sci,2019,20(15):3695.

[51] 金妮,芦洁,王明,等.蜕膜自然杀伤细胞对孕早期母胎界面免疫微环境的影响[J].中国计划生育和妇产科,2021,13(7):42-45.

[52] Goldman-Wohl D,Yagel S. NK cells and pre-eclampsia[J]. Reprod Biomed Online,2008,16(2):227-231.

[53] Zhou J,Xiao X M,Wu Y H. Expression of interferon-γ in decidual natural killer cells from women with hypertensive disorder complicating pregnancy[J]. J Obstet Gynaecol Res,2014,40(3):670-676.

[54] Xu X,Zhou Y,Wei H. Roles of HLA-G in the maternal-fetal immune microenvironment[J]. Front Immunol,2020,11:592010.

[55] Yang X,Yang Y,Yuan Y,et al. The roles of uterine natural killer(NK)cells and KIR/HLA-C combination in the development of preeclampsia:a systematic review[J]. Biomed Res Int,2020,2020:4808072.

[56] 周静,欧荣英,周美茜,等.妊娠期高血压胎盘组织 HLA-Ⅰ类分子的表达意义及其与妊娠结局的关系[J].中华全科医学,2018,16(10):1670-1673+1698.

[57] 谢莹莺,赵海宁,谢诗璇,等.青海高原地区胎儿生长受限患者胎盘组织人类白细胞相关抗原 G 表达的研究[J].实用妇产科杂志,2016,32(6):469-471.

[58] Kulski J K,Shiina T,Dijkstra J M. Genomic diversity of the major histocompatibility complex in health and disease[J]. Cells,2019,8(10):1270.

[59] Papúchová H,Meissner T B,Li Q,et al. The dual role of HLA-C in tolerance and

immunity at the maternal-fetal interface[J]. Front Immunol,2019,10:2730.

[60] Turco M Y,Gardner L,Kay R G,et al. Trophoblast organoids as a model for maternal-fetal interactions during human placentation[J]. Nature,2018,564(7735):263-267.

[61] 徐冰凝,赫英东,陈倩. 补体系统在子痫前期发病中的作用[J]. 现代妇产科进展,2015,24(8):628-630+633.

[62] 赫英东,陈倩. 补体系统检测在妊娠期高血压性疾病诊治中的临床价值[J]. 中华检验医学杂志,2017,40(9):667-671.

[63] Teirilä L,Heikkinen-Eloranta J,Kotimaa J,et al. Regulation of the complement system and immunological tolerance in pregnancy [J]. Semin Immunol, 2019, 45:101337.

[64] Chighizola C B,Lonati P A,Trespidi L,et al. The complement system in the pathophysiology of pregnancy and in systemic autoimmune rheumatic diseases during pregnancy[J]. Front Immunol,2020,11:2084.

[65] Redman C W,Sargent I L. Preeclampsia and the systemic inflammatory response[J]. Semin Nephrol,2004,24(6):565-570.

[66] Balk R A. Systemic inflammatory response syndrome(SIRS):where did it come from and is it still relevant today? [J]. Virulence,2014,5(1):20-26.

[67] Pathak A,Agrawal A. Evolution of C-Reactive protein[J]. Front Immunol,2019,10:943.

[68] Paternoster D M,Fantinato S,Stella A,et al. C-reactive protein in hypertensive disorders in pregnancy[J]. Clin Appl Thromb Hemost,2006,12(3):330-337.

[69] Bellos I,Karageorgiou V,Kapnias D,et al. The role of interleukins in preeclampsia:a comprehensive review[J]. Am J Reprod Immunol,2018,80(6):e13055.

[70] Chatterjee P,Chiasson V L,Bounds K R,et al. Regulation of the anti-inflammatory cytokines interleukin-4 and interleukin-10 during pregnancy[J]. Front Immunol,2014,5:253.

[71] Li Y,Wang Y,Ding X,et al. Serum levels of TNF-α and IL-6 are associated with pregnancy-induced hypertension[J]. Reprod Sci,2016,23(10):1402-1408.

[72] Duncan J W,Younes S T,Hildebrandt E,et al. Tumor necrosis factor-α impairs cerebral blood flow in pregnant rats:role of vascular β-epithelial Na^+ channel[J]. Am J Physiol Heart Circ Physiol,2020,318(4):H1018-H1027.

[73] Agius A,Sultana R,Camenzuli C,et al. An update on the genetics of pre-eclampsia [J]. Minerva Ginecol,2018,70(4):465-479.

[74] Yong H E J,Murthi P,Brennecke S P,et al. Genetic approaches in preeclampsia[J]. Methods Mol Biol,2018,1710:53-72.

[75] Parchem J G,Kanasaki K,Lee S B,et al. STOX1 deficiency is associated with renin-mediated gestational hypertension and placental defects [J]. JCI Insight, 2021, 6 (2):e141588.

[76] Maduro M R. Epigenetic role in hypertensive disorders of pregnancy[J]. Reprod Sci,2017,24(11):1481.

[77] Demura M,Saijoh K. The role of DNA methylation in hypertension[J]. Adv Exp Med Biol,2017,956:583-598.

[78] Majchrzak-Celińska A,Kosicka K,Paczkowska J,et al. HSD11B2,RUNX3,and LINE-1 methylation in placental DNA of hypertensive disorders of pregnancy patients[J]. Reprod Sci,2017,24(11):1520-1531.

[79] Kazmi N,Sharp G C,Reese S E,et al. Hypertensive disorders of pregnancy and DNA methylation in newborns[J]. Hypertension,2019,74(2):375-383.

[80] Tucci V,Isles A R,Kelsey G,et al. Genomic imprinting and physiological processes in mammals[J]. Cell,2019,176(5):952-965.

[81] Lambertini L. Genomic imprinting: sensing the environment and driving the fetal growth[J]. Curr Opin Pediatr,2014,26(2):237-242.

[82] Cech T R,Steitz J A. The noncoding RNA revolution-trashing old rules to forge new ones[J]. Cell,2014,157(1):77-94.

[83] Skalis G,Katsi V,Miliou A,et al. MicroRNAs in Preeclampsia[J]. Microrna,2019,8(1):28-35.

[84] Lv Y,Lu C,Ji X,et al. Roles of microRNAs in preeclampsia[J]. J Cell Physiol,2019,234(2):1052-1061.

[85] Hay W W,Jr. Placental-fetal glucose exchange and fetal glucose metabolism[J]. Trans Am Clin Climatol Assoc,2006,117:321-339;discussion 339-340.

[86] Stanirowski P J,Szukiewicz D,Pyzlak M,et al. Impact of pre-gestational and gestational diabetes mellitus on the expression of glucose transporters GLUT-1,GLUT-4 and GLUT-9 in human term placenta[J]. Endocrine,2017,55(3):799-808.

[87] Janzen C,Lei M Y,Cho J,et al. Placental glucose transporter 3(GLUT3)is up-regulated in human pregnancies complicated by late-onset intrauterine growth restriction[J]. Placenta,2013,34(11):1072-1078.

[88] Duttaroy A K,Basak S. Maternal dietary fatty acids and their roles in human placental development[J]. Prostaglandins Leukot Essent Fatty Acids,2020,155:102080.

[89] Fenzl V,Flegar-Meštrić Z,Perkov S,et al. Trace elements and oxidative stress in hypertensive disorders of pregnancy[J]. Arch Gynecol Obstet,2013,287(1):19-24.

[90] Kontic-Vucinic O,Terzic M,Radunovic N. The role of antioxidant vitamins in hypertensive disorders of pregnancy[J]. J Perinat Med,2008,36(4):282-290.

[91] Hofmeyr G J,Manyame S,Medley N,et al. Calcium supplementation commencing before or early in pregnancy,for preventing hypertensive disorders of pregnancy[J]. Cochrane Database Syst Rev,2019,9(9):Cd011192.

[92] 中华医学会心血管病学分会女性心脏健康学组,中华医学会心血管病学分会高血压学组. 妊娠期高血压疾病血压管理专家共识(2019)[J]. 中华心血管病杂志,2020,48(3):195-204.

[93] 中华医学会妇产科学分会妊娠期高血压疾病学组. 妊娠期高血压疾病诊治指南(2020)[J]. 中华妇产科杂志,2020,55(4):227-238.

第三章
妊娠期高血压疾病的病理生理改变

妊娠期高血压疾病的典型病理生理变化是全身小血管痉挛和血管内皮损伤,由此出现全身各系统脏器血流灌注减少,造成组织细胞缺血缺氧,并出现相应脏器功能损害的临床表现。其改变涉及多个脏器和多个系统,可导致孕妇及胎儿出现相应的病理情况,严重者导致孕产妇以及围产儿死亡等。

血管痉挛是妊娠期高血压疾病的病理生理基础,血管痉挛收缩导致血流阻力增加,从而发生动脉血压增高。因其累及多个脏器和系统,因此可在多个部位直接观察到小血管的改变,如甲床颜色变化、眼底出血、眼压增高,以及球结膜水肿等。子痫前期胎盘发育不良,导致胎盘缺血、缺氧,释放多种胎盘因子(如前所述),进入母体血液循环,导致母体炎症反应及血管内皮损伤,此外,血管痉挛收缩本身也会导致血管受损,以及各种胎盘因子所致血管内皮细胞的受损会导致血管通透性增加,血小板和纤维蛋白原通过受损的小血管,从内皮细胞的间隙渗出沉积到内皮下组织。这些血管的改变以及周围组织的缺血缺氧,可能是子痫前期孕妇发生出血、坏死以及脏器功能紊乱的基础。

总之,妊娠期高血压疾病带来的改变影响全身,本章将分述各器官的病理生理变化。

第一节　脑

中枢神经系统组织的血液供应主要来源于颈内动脉系统和椎-基底动脉系统。其中,颈内动脉系统又称前循环,主要分支为大脑前动脉、大脑中动脉、后交通动脉、脉络膜前动脉、眼动脉,主要供应大脑半球的额、顶、颞叶和基底节处的脑组织及眼部血液;椎-基底动脉系统即为大脑后循环,主要分为椎动脉和基底动脉两部分,供应丘脑、脑干、小脑和大脑半球后 2/5 的血液。颈内动脉和椎-基底动脉通过大脑动脉环(Willis 环)及其余吻合支相连,起到充分调节两侧大脑半球血液供应及不同程度的代偿作用。

正常人脑组织重量仅占体重的 2‰~3‰,但血流量却高达 800~1000 mL/min,约占每搏输出量的 1/5,耗氧量和葡萄糖消耗量较大,但脑组织中并没有相应的储备,因此脑组织对缺血、缺氧非常敏感。当多种原因导致脑血供中断引起脑组织缺氧时,5 min 后即可出现不可逆的神经系统损伤。因此,充足的血供对保障脑功能的正常运作至关重要。在正常情况下,脑血流量具有自动调节作用,脑血管平滑肌可随血压的高低变化发生相应改变从而维持脑血流量的稳定性,即为 Bayliss 效应。此外,不同部位脑组织对缺血缺氧的敏感性不同,随着缺血缺氧损害时间的延长,病情进一步进展,出现相对应的临床表现。

据统计,妊娠期高血压疾病是常见的不良妊娠结局之一,在美国影响高达 10% 的妊娠。子痫前期在美国和全球导致孕产妇的死亡占比分别为 6.9% 和 14%。在子痫前期妇女中,尸检和详细的病例序列表明,神经系统并发症是 30%~70% 子痫前期孕妇的直接死亡原因,最常见的为脑出血或脑水肿。不幸的是,孕妇尤其是产后妇女的神经系统危险信号经常被忽略。子痫前期导致的产妇死亡中至少有一半被认为是可以通过早期识别、诊断和治疗来预防的。可喜的是当前国际产科界已经认识到,包括头痛在内的神经症状可能是子痫前期的特征。神经产科新兴领域的合作护理和科学研究模式的共同目标是降低子痫前期产妇神经系统发病率和死亡率。

在妊娠期高血压孕妇中脑部病理变化主要有两种,一种主要表现为水肿、充血、局灶缺血性梗死、血栓栓塞和出血,这在子痫前期的患者中通常有不同程度的表现,但在子痫患者中较为常见,病变累及较广;另一种是脑出血性疾病,主要是由重度高血压所致,这可以见于任何妊娠期高血压患者,子痫前期并非必要条件。这两种病理生理变化不同,但又相互关联,是两种独立而相关的中枢神经系统病变。

妊娠期高血压疾病并发缺血性脑血管疾病。妊娠期高血压孕妇脑血管痉挛,血液呈高凝状态,出现血压波动,脑灌注压降低,引起一过性缺血症状。若血压回升,则症状消失;若血管持续痉挛,血压长时间波动,脑灌注压持续降低,缺血症状持续,加上炎症反应,血液黏滞度升高等相互作用,可能导致缺血性脑血管疾病如脑梗死。临床表现与血栓形成的部位、梗死灶的大小密切相关,可能为局部神经系统受损(头痛、意识障碍、视物模糊等),严重者可能伴有意识障碍甚至危及生命,根据梗死部位可能伴或不伴有神经系统后遗症。缺血性脑血管 CT 检查多提示脑皮质呈低密度区,并有相应的局部缺血和点状出血。

妊娠期高血压疾病并发出血性脑血管疾病,脑出血是脑实质内的出血,出血多来自脑内动脉、静脉或毛细血管,以深部交通支小动脉出血最为多见,多与血压急剧升高有关,是临床上导致孕产妇死亡的首要原因。CT 可见高密度出血影,根据出血的部位、大小、周围水肿情况,临床表现包括颅内压增高、脑膜刺激征、偏瘫、感觉障碍甚至脑疝、昏迷等。其病理生理改变:①妊娠后血容量增加,每搏输出量增加,脑血流量也明显增加,毛细血管床扩张,动脉平滑肌层增生、弹性纤维断裂,使血管脆性增加。②妊娠期高血压疾病孕妇脑血管痉挛及脑血管内皮受损,导致血流动力学及血管结构变化,血管通透性增加,使红细胞、血浆等血液成分渗出脑血管外组织间隙,引起脑组织点状出血。③脑血管痉挛致血管腔狭窄,白蛋白外渗,渗透压下降,血管内外液体交换失衡,血液浓缩,局部脑组织水肿,颅内压升高,脑血流量减少而出现脑梗死。④血液浓缩、血液黏滞度升高、血管内皮细胞受损,加上各种胎盘因子释放入血引起全身炎症反应,加重血管痉挛,使血压进一步升高,超过一定水平。脑的自身调节作用丧失,血管通透性增加,可导致脑水肿。受损的血管壁在血压急剧升高时可致脑血管破裂出血,甚至脑疝、昏迷。

(易华云　管　平)

第二节 肾 脏

肾脏在机体内的主要作用：①排泄体内代谢产物；②调节水、电解质及酸碱平衡以维持机体内环境稳定；③调节血压；④分泌各种激素，如促红细胞生成素、维生素 D 等。同时，肾脏也容易受多种因素的影响，妊娠可通过多方面的因素来影响肾脏功能。妊娠几乎影响肾脏生理学的各个方面。肾脏的全身血流动力学表现为显著的体积扩张和血管扩张。与非妊娠时相比，肾小球滤过率（GFR）增加 50%，肾血浆流量（RPF）增加 80%。肾小管功能以及水和电解质的平衡发生改变，导致蛋白尿、糖尿轻度增加，血清渗透压降低，血清钠水平降低。妊娠期由于液体潴留，肾脏变大，生理性肾积水很常见。典型的实验室变化如表 3-1 所示。

表 3-1 妊娠期间各指标均值

指标	均值
血浆渗透压	270 mOsm/kg
血清钠	135 mEq/L
血清钾	3.8 mEq/L
血清碳酸氢盐	18~20 mEq/L
血清肌酐	0.5 mg/dL
尿素氮	9.0 mg/dL
尿酸	2~3 mg/dL

妊娠期间的解剖结构变化早已得到重视。对 465 名单胎孕妇和 44 名双胎孕妇共进行了 815 次超声检查，绘制了描述肾盂前后径与胎龄的图表，发现平均肾盂直径随着妊娠进展而增加，但大于 10 mm 的测量值仍然相对少见（在妊娠晚期，9.7% 的右肾和 2.1% 的左肾中发现）。只有 4.1% 的右侧妊娠晚期和 0.4% 的左侧妊娠晚期测量值超过 15 mm。右肾盂测量值平均比左肾盂测量值大 1.54 mm（95% 置信区间[CI]，1.20~1.87 mm）。双胞胎的平均肾盂尺寸明显大于单胎，右侧肾盂尺寸大 2.11 mm（95% 置信区间，1.50~2.72 mm），左侧肾盂尺寸大 1.69 mm（95% 置信区间，0.73~2.65 mm）。实际上，妊娠期间肾积水发生在 43%~100% 的孕妇中，且随着妊娠期的增长，变化更为明显。超声定量测量表明肾积水的最大发病率在妊娠 28 周时达到，总发病率为 63%。扩张的收集系统可容纳 200~300 mL 尿液，和未孕妇女相比，妊娠合并无症状菌尿的孕妇患肾盂肾炎的风险增加 40%。

肾脏的长度在妊娠期间也会增加 1~1.5 cm，产后 6 个月会缩小。超声检查仍然是患者首选的成像方式，但在评估妊娠期肾积水时，也可以使用各种磁共振技术。总之，肾脏容积在妊娠期可增加 30%。

肾脏是妊娠激素环境演变的中心角色，对孕妇和胎儿的环境变化做出反应。妊娠对肾脏生理功能的影响是广泛的，在妊娠期，有效肾血浆流量和肾小球滤过率比非妊娠期增加 50%~80%。这种增加发生在受孕后不久，持续到整个妊娠中期，在妊娠晚期略有减少。妊娠期的超滤似乎不是一个潜在的损害过程，因为肾小球内压保持不变。葡萄糖和其他营养素以及尿酸和蛋白质的排泄增加部分与肾小管功能改变有关。肾脏生理学在妊娠期间发生了巨大变化,未妊娠的标准不完全适用于围产期。

在妊娠期观察到的最早的变化之一是血压下降,到妊娠中期血压下降约 10 mmHg,血压平均值为 105/60 mmHg。可能有各种原因,包括肾素-血管紧张素-醛固酮系统(RAAS)的改变和其他激素波动等。妊娠期母体激素可能影响血流动力学变化。与卵泡中期相比,在月经的黄体中期血管阻力降低和心脏排血量升高,平均动脉压下降。在妊娠期会发生同样的变化。

正常妊娠的标志是 RAAS 的上调。肾素在肾外释放,特别是卵巢和蜕膜。胎盘产生雌激素,而雌激素增加肝脏血管紧张素原的合成,导致血管紧张素 Ⅱ(ANG Ⅱ)水平升高。正常妊娠时,醛固酮水平在妊娠第 8 周升高,在妊娠晚期,达到正常上限(80~100 ng/dL)的 6 倍。妊娠期间肾小球滤过率增加 50%,随后血清肌酐、尿素和尿酸值降低。抗利尿激素分泌的阈值降低,导致渗透压和血清钠水平降低。尽管血管内容积增加了 30%~50%,但到妊娠中期,血压下降约 10 mmHg。全身血管阻力的下降是多因素的,部分原因是对血管活性激素不敏感,并导致肾素-醛固酮-血管狭窄素系统的激活。血清醛固酮水平升高导致血清钠净增加约 1000 mg。孕酮水平升高的同时可以保护孕妇免于低钾血症。在分娩后 4~6 周,肾血浆流量以及肾小球滤过水平恢复至未孕状态。妊娠期的 RPF 及 GFR 增加,体内代谢产物肌酐、尿素的排泄增多,导致尿素和肌酐的血清浓度低于非妊娠期。

尿酸是嘌呤在肝脏进行新陈代谢的终末产物,其中 5% 参与血浆蛋白的组成,余下的完全由肾小球滤过,然后 90% 被近端肾小管重吸收,通过近端小管时约 50% 以尿酸盐的形式分泌,最终,又在近端肾小管的最后部分进行重吸收和再分泌。在妊娠期间,肾小管的功能也会发生改变,肾小球滤过率增加、肾小管重吸收减少。因此尿酸的水平下降,然后逐渐上升至未孕妇女的水平。高尿酸血症是子痫前期妊娠中常见的一种症状,妊娠早期就明显可见。尽管尿酸水平升高通常先于子痫前期的临床表现,但高尿酸血症通常被认为继发于肾功能改变。在未妊娠人群中,血清尿酸升高与高血压、肾病和不良心血管事件相关,在高血压妊娠中与不良胎儿结局相关。因此,当前有研究也认为子痫前期患者的尿酸水平升高不仅仅是疾病严重程度的标志,而且是直接导致疾病的发生的因素。流行病学和实验证据(主要在妊娠期以外获得)显示了尿酸在子痫前期妊娠中的致病作用,体外培养研究和高尿酸血症动物模型显示尿酸有几种致病作用,包括促炎症作用、刺激平滑肌细胞增殖、抑制内皮细胞增殖和迁移、促进内皮功能障碍和损伤。

肾脏氧耗高,对缺血缺氧最敏感,因此肾脏是在妊娠期高血压疾病中最早受累的靶器官。妊娠期高血压疾病患者早期肾血管损害主要表现为微小动脉舒张期处于低血流量、低流速状态及肾血管阻力增加。而肾小动脉痉挛、肾小球内皮细胞肿胀、内皮下大量脂质沉积、平滑肌增生、基质增厚、内皮下有纤维样物质沉积,使肾小球前小动脉极度狭窄,肾动脉的血管阻力增加,进而导致肾小球有效血流量减少。此外,肾脏血管内皮受损,肾脏局部的缺血缺氧导致血管内皮细胞各种炎症因子的合成和释放增加,产生强烈持久的肾血管收缩,从而导致肾血流量进一步减少,肾小球滤过率下降,最终出现蛋白尿、肌酐和尿素水平升高等肾功能受损表现,进而出现少尿、无尿肾功能衰竭状态。

肾小球的滤过屏障从内到外依次是肾小球毛细血管内皮细胞(glomerular endothelial cells,GEC)、基底膜(glomerular basement membrane,GBM)和足细胞(podcbyte)。它们组成了肾小球的机械和电生理屏障,任何一部分受损都会导致蛋白尿的产生。在子痫前期孕妇中,早期肾脏血管痉挛,肾灌注减少,肾小球内皮细胞肿胀及内皮细胞窗孔丧失,肾小球血管通透性增强,血浆白蛋白自肾小球漏出形成蛋白尿,且随着疾病的进展,尿蛋白的含量逐渐增多。

肾脏拥有较强的代偿能力,即使当肾小球滤过率下降至 50% 时,大部分的血肌酐和尿素氮水平仍可在正常范围之内。当肾血浆流量进一步减少时,肾小球滤过率进一步降低,病情进一步加重,可能导致血肌酐、尿素氮、尿酸的水平升高,肾功能损伤加重,出现少尿、无尿甚至肾功能衰竭。

妊娠期高血压疾病并发肾病综合征是妊娠期高血压疾病的特殊类型。国内外报道较少,患者除了有妊娠期高血压疾病的临床表现外,还具有肾病综合征的典型症状,病情发展快,进行性加重,容易导致严重的母儿并发症。滋养细胞抗体与肾脏发生交叉反应形成免疫复合物,沉积在肾小球基底膜上,通过一系列的免疫反应出现肾小球肾炎样改变,导致基底膜通透性增加,大量蛋白质漏出;加之蛋白质合成减少,从而出现低蛋白血症等肾病综合征的相关表现。

在没有不可控制的高血压或肾功能不全的情况下,许多人认为妊娠期肾病综合征的妊娠结局是相对较好的。一项单中心研究对妊娠期间因原发性肾小球疾病而经活检证实为肾病综合征的妇女进行了图表回顾,确定了 19 名个体(26 次妊娠和 26 例后代)的特征、表现、治疗、病理诊断以及相关的肾脏和母婴结局。该研究中孕妇平均年龄为 27.6 岁,出现肾病综合征时的平均胎龄为 18.6 周,平均肌酐水平为 0.85 mg/dL,平均血清白蛋白水平为 1.98 g/dL,平均蛋白尿水平为 8.33 g/24 h。平均心输出量为 8.6 L/min,与正常妊娠相比有所升高。在 26 例妊娠中,母体并发症包括子痫前期 7 例,急性肾损伤 6 例,胎膜早破 2 例,蜂窝织炎 3 例。分娩时的平均妊娠周数为 35.5 周。胎儿并发症包括低出生体重(低于 2500 g)14 例,宫内生长受限 3 例,新生儿重症监护病房入院 8 例。因此,患有肾病综合征的孕妇即使在出现肾病综合征时没有明显的肾损害或未控制的高血压,也有发生母婴并发症的高风险。

(欧阳银 管 平)

第三节 肝 脏

肝脏是人体重要的器官之一,具有合成、代谢、分泌、生物转化及免疫等多种重要的功能,3%~5% 的孕妇在妊娠期出现肝功能实验室检查指标异常。在正常妊娠期间,人体内发生许多生理性变化,孕妇在妊娠过程中可出现肝掌、蜘蛛痣等,这是因为妊娠状态下流向肝脏的血流是恒定的,由于子宫扩张,血液向上进入胸腔的阻力增大。部分反映肝脏功能的指标在妊娠期间虽发生变化,但并无相应的临床表现,如:碱性磷酸酶(ALP)在妊娠第三个月增加,血清胆固醇和甘油三酯浓度在妊娠第四个月开始上升,足月时达到峰值。血清白蛋白(ALB)由于血浆容量的增加而稀释(浓度下降),与之相反的是,碱性磷酸酶随着孕周增加而增加。转氨酶浓度(ALT、AST)在妊娠期间基本保持正常。

白蛋白是人体血清中主要的蛋白质成分,反映人体的营养状况,维持血液的胶体渗透压,保证体内物质代谢的正常转运等。人体内的白蛋白分布于血液、组织液和各个器官组织中,主要由肝细胞合成。大部分的孕妇在妊娠晚期可能会出现不同程度的低蛋白血症,主要原因是妊娠期高血压疾病孕妇全身小动脉痉挛,导致血管壁紧张性增加,血管内压力增大,血管壁内皮细胞受损,从而导致血管通透性增强,致大量蛋白质及液体漏到组织间隙而致血浆蛋白浓度降低。而肾血管痉挛导致肾血流量减少,肾小球基层膜受损、通透性增高,大量蛋白质漏出致严重的蛋白尿,血浆蛋白浓度降低;肝血管痉挛导致肝细胞缺血、缺氧,使蛋白质合成减少;妊娠期蛋白质需求增加,营养相对缺乏,血浆总量增加,呈稀释性低蛋白血症。在子痫前期孕妇中,低蛋白血症导致血浆胶体渗透压降低,细胞内外滤过压不平衡,细胞内液移至细胞间隙,严重者出现全身明显水肿,腹膜浆膜腔积液。因此,在子痫前期孕妇中检测到低蛋白血症提示疾病进入相对严重的阶段。

胆红素主要是各种来源的血红素经过一系列酶的作用产生的,主要在肠道中转化,经肠肝循环,一部分的胆红素回到血液中。肝脏对胆红素的代谢具有重要的意义,胆红素为脂溶性有毒物质,胆红素的代谢出现紊乱时,会引起血中胆红素浓度增高而出现高胆红素血症,表现为黄疸、瘙痒等症状。妊娠期胆红素代谢障碍同样表现为黄疸。在美国,妊娠期黄疸最常见的原因曾经是急性病毒性肝炎,美国一项纳入 80857 例孕妇的研究中,有 397 例(0.5%)妊娠合并高胆红素血症。最常见的病因是胆结石($\frac{98}{397} \times 100\% \approx 25\%$),其次是子痫前期/子痫/HELLP($\frac{94}{397} \times 100\% \approx 24\%$)和妊娠期肝内胆汁淤积症($\frac{53}{397} \times 100\% \approx 13\%$),后两者在妊娠期高胆红素血症的妇女中更常见,但没有产妇死亡。该研究显示,急性病毒性肝炎不再是美国孕妇黄疸的常见原因,胆结石和子痫前期相关疾病是导致孕妇黄疸的常见原因。妊娠期引起母体胆红素升高的疾病与胎儿风险增加有关。

肝脏是机体内含酶最丰富的器官,通过各种酶的作用来发挥其作用。在病理情况下,肝内酶含量可发生变化,血液中某些酶活性也发生变化,可通过测定血清中酶活性来判断相关肝功能变化。ALT(丙氨酸氨基转移酶)、AST(天门冬氨酸氨基转移酶)均为非特异性细胞内功能酶,是临床常用且较为敏感的肝功能指标。血液中 ALT 和 AST 主要存在于肝细胞质内,ALT 主要存在于非线粒体中,而大多数 AST 存在于线粒体中。正常时含量较低,但当肝细胞受损时,肝细胞膜通透性增强,胞质内的 ALT、AST 的活性增加。

韩国一项纳入了 192571 名初产孕妇的研究发现,3973 名(2.1%)妇女出现子痫前期。妊娠前肝酶水平异常的妇女子痫前期的发生率高于妊娠前肝酶水平正常的妇女,在多变量分析中,校正年龄、高血压家族史、乙型肝炎病毒携带者状况、吸烟、饮酒状况后,孕前丙氨酸转氨酶水平异常的妇女患子痫前期的风险比孕前丙氨酸转氨酶水平正常的妇女高 1.21 倍,孕前 γ-谷氨酰转移酶和天冬氨酸转氨酶水平与子痫前期的发病风险无关,需要进一步评估妊娠前早期肝功能干预是否可以降低子痫前期的风险。

碱性磷酸酶(ALP)主要分布于肝脏、骨骼、肾、小肠及胎盘中。血清中 ALP 以游离的形式存在,血清中大部分 ALP 来源于肝脏和骨骼,因此常作为肝脏疾病的监测指标。妊娠期间因胎盘 ALP 释放入血,导致 ALP 随着妊娠周数增加而升高,但血清中 ALP 主要在肝脏合成,来自肝内胆管,当肝内外胆管阻塞时,ALP 水平明显增高。一项对南印度人群中患有高血压的孕妇进行的病例对照研究显示,妊娠期高血压孕妇血清总 ALP、PLAP 及 PLAP/ALP 值均显著高于对照组($P < 0.05$)。ALP、PLAP 和 DBP 之间存在显著相关性。对 ALP(169.5)、PLAP(69)和 PLAP/ALP(0.4)值的 ROC 分析显示了用于诊断妊娠期高血压的最佳值。该研究发现血清热稳定性 ALP 同工酶和 PLAP/ALP 值可作为 HDP 诊断的辅助指标(应与其他相关且经济可行的生化检测相结合)。一项 Meta 分析评估了极端升高的 ALP 水平(高于1000 U/L)与不良围产结局之间的关系,其中,ALP 水平中值为 1880 U/L(范围为 1052~4488 U/L)。评估的原因主要是非特异性症状(瘙痒、头痛、腹痛)或常规产科评估。在 83% 的病例中,ALP 水平升高源于胎盘;其余为骨性起源。分娩时的中位胎龄为 38 周(范围为 35~

41 周),4 名妇女(19%)早产。6 名患者(29%)患有妊娠期糖尿病,6 名患者(29%)患有高血压疾病。研究者随后对 8 例孕妇的胎盘进行了组织病理学研究,其中,3 例正常,5 例具有不同的非特异性病理学表现。该研究报告了迄今为止妊娠期 ALP 水平极度升高的最大病例系列,且数据表明 ALP 与不良围产结局相关。

除上述指标外,妊娠期高血压疾病患者凝血功能障碍发生率同样增高,原因在于肝血管痉挛收缩可引起肝血流灌注不足,导致肝细胞缺血、缺氧,水肿,肝细胞内线粒体膜通透性升高,细胞内酶释放增加,从而导致血浆中各种转氨酶水平升高和 ALP 水平升高。肝细胞轻中度受损时,ALT 漏出远远多于 AST 的漏出,但当肝细胞严重受损时,线粒体膜也受损,导致线粒体内 AST 大量释放,血中 AST 水平增高,因此,血清中 AST 增高提示肝细胞受损严重。严重的肝血管收缩可导致微血管性溶血,血小板活化及聚集,因此,血小板减少、溶血是病情加重的标志。

血管内皮损伤可引起血小板和纤维蛋白在血窦内沉积,导致肝坏死或出血。病情严重时,肝内小动脉痉挛后随之扩张,松弛血管内突然充血,使静脉窦内压力骤然升高,门静脉周围可能发生局限性出血,肾脏肝被膜下血肿形成,自发性肝脏破裂等,危及母儿生命。而肝脏是大部分凝血因子合成场所,肝功能受损可直接导致凝血与纤溶平衡失调;加上肝脏对有害免疫复合物的清除能力下降,这些因素反过来再进一步导致母体血压升高、小血管痉挛,加重内皮细胞和肝功能受损,如此形成恶性循环。

HELLP 综合征是子痫前期严重的并发症,常危及母儿生命。目前其发病机制不清,病理改变与子痫前期大致相同,其病理生理改变是血管内皮损伤、血管痉挛和血小板激活。孕妇全身小动脉痉挛、血管内皮损伤,引起血小板激活、聚集,从而导致血小板消耗、减少;此外,血小板激活后使血栓素 A2、内皮素等一些血管收缩因子释放,肝窦内纤维素沉积导致肝脏细胞受累从而使细胞内酶释放,导致母体血清中肝酶水平升高。血管的痉挛使血管狭窄和纤维蛋白的沉积,导致红细胞通过血管时发生变形、裂解和破坏,从而发生溶血。

(余秀娟 管 平)

第四节 血 液

在正常妊娠期间,为了满足母体及胎儿生长发育的需求,母体血容量于妊娠 6～8 周开始增加,至妊娠 32～34 周达高峰,增加 40%～50%。血容量增加可满足了为了支持胎儿胎盘单位血供而增加循环血量的需要,也是妊娠期和分娩期出血的一种保护机制。一篇纳入了 30 项研究的 Meta 分析也显示,血浆容量在妊娠前几周增加,在妊娠中期增加最快。血浆容量在妊娠晚期继续增加,最大增加量为 1.13 L(95%CI,1.07～1.19 L);与参考值相比,生理妊娠增加了 45.6%(95%CI,43.0%～48.1%)。高血压和胎儿生长受限的妊娠中血浆体积膨胀为 0.80 L(95%CI,0.59～1.02 L),妊娠晚期增加 32.3%(95%CI,23.6%～41.1%),增幅小于生理妊娠($P < 0.0001$)。该研究提示,与非妊娠状态相比,在生理妊娠期间血浆容量平均增加 1 L;在合并妊娠高血压综合征、子痫前期或胎儿生长受限的妊娠中,妊娠晚期的血浆容量增加比正常妊娠时低 13.3%。

同样的,为了适应母体及胎儿生长发育的需求,孕妇促红细胞生成素增加,刺激红细胞生成,红细胞数量随着孕周增加呈线性增多。尽管红细胞总数增加,但每单位体重的红细胞数量在整个妊娠期保持不变。红细胞计数及血红蛋白浓度也由于血浆容量的增加而降低。血容量增加、血液稀释引起的血红蛋白浓度、红细胞计数及红细胞压积降低,即所谓的生理性贫血。

在妊娠期高血压患者中,血小板数目减少,血小板平均分布宽度及血小板体积增大,这将降低血液黏度,然而新生血小板较大及聚集的血小板数量增加,使血液黏度增加,从而破坏血管内皮细胞,导致缩血管物质内皮素及血栓素 A2(TXA2)增加,扩血管物质血管内皮细胞舒张因子与前列环素却减少。TXA2 的增加可引起外周血小板的聚集和损伤,使血小板浓度与正常妊娠相比明显下降。因此,部分孕妇会进展为妊娠期血小板减少症。虽然血小板数量减少,但血小板功能增强以维持止血。血浆黏度反映了血浆总蛋白浓度,由血浆蛋白的含量决定,其中较重要的是血浆纤维蛋白和白蛋白。全血黏度的变化是血浆黏度、红细胞压积、红细胞聚集和红细胞变形能力相互作用的综合结果。

正常孕妇在妊娠中晚期时,其血液中除了凝血因子 XI 和 XIII 活性降低外,其他凝血因子的活性均增加,血液处于一种生理性的高凝状态,这种高凝状态有助于分娩后有效、及时地止血,为防止围产期出血做好准备。虽然凝血因子活性增加,孕妇处于高凝状态,但是机体内凝血及抗凝系统一直处于一种相对动态平衡状态。一般在正常的生理状态下,血管壁保持完整,同时机体的凝血和抗凝血因子处于一个动态平衡中,从而保证血液在血管内流动而且不产生血栓和黏滞,在这个动态平衡中,任何一个环节或部位发生异常,都能引起机体的出血或血栓形成。在此过程中,凝血功能非常重要,其本质就是血液中原本呈可溶性的纤维蛋白原在凝血因子的作用下转变为不能溶解于血液的纤维蛋白。检测指标主要包括血浆凝血酶原时间(prothrombin time,PT)、国际标准化比值(international normalized ratio,INR)、纤维蛋白原(fibrinogen,FIB)浓度、活化部分凝血活酶时间(activated partial thromboplastin time,APTT)和凝血酶时间(thrombin time,TT)等。

妊娠期高血压孕妇全身小血管痉挛导致局部组织缺血从而引发血管内皮组织损伤,可使扩血管物质(如一氧化氮、前列腺素)减少,缩血管物质(内皮素、血栓素 A2)增加,导致全身小血管收缩,从而使外周循环阻力增加,出现血液淤滞状态。受损的脏器因血液灌注量减少,出现缺血缺氧性损伤,引发患者体内血小板及各种凝血因子(纤维蛋白原、血管性血友病因子、TXA2 等)活性增加,与此同时,各种抗凝因子(XI 等)及纤溶酶的功能减弱,导致妊娠期高血压疾病患者血液出现高凝情况,凝血与抗凝血之间平衡被打破。此外,子痫前期由于胎盘缺血、绒毛坏死,滋养叶碎片进入母体血微循环,经肺循环时被溶解,释放出大量的组织凝血活酶,导致血管内凝血。因此,妊娠期高血压疾病孕妇凝血酶原时间(PT)、活化部分凝血活酶时间(APTT)、凝血酶时间(TT)明显缩短,纤维蛋白原明显增加,D-二聚体、纤维蛋白原降解产物(FDP)水平升高;抗凝血酶-III(AT-III)水平明显降低。

抗凝血酶-III 是妊娠期内的主要抗凝物质,血液中总抗凝血酶活性的 50%～70% 由 AT-III 的抗凝活性所产生,其主要作用机理是通过灭活体内绝大部分的凝血酶活性,从而大大降低血栓形成的风险。在正常妊娠期间,AT-III 可通过与肝素的结合阻断凝血酶、纤溶酶、凝血因子等激活,以此维持血液凝血系统的平衡。妊娠高血压综合征患者的抗凝血酶-III 水平在评估疾病严重程度和预后方面有一定的作用。妊娠高血压综合征患者的抗凝血酶-III 平均水平较低,尤其是新发子痫患者,舒张压＞110 mmHg。由于低抗凝血酶-III 水平和高舒张压可导致不良妊娠结局,妊娠高血压综合征患者抗凝血酶-III 水平监测可能有助于评估胎儿危险。

(侯 丽 管 平)

第五节 心 血 管

妊娠期间为了适应妊娠的需要,以保证胎儿的正常生长发育,心脏会发生相应的结构和功能变化。妊娠期间增大的子宫使膈肌升高,心脏向左、上、前方移位,心脏延纵轴顺时针方向扭转。血流量增加,血流速度加快,心浊音界稍扩大,心尖搏动左移 1～2 cm。心脏容量至妊娠末期增加约 10%。心率最早在妊娠 6 周开始增快,在分娩前休息时比非妊娠期平均每分钟增加 10～15 次。伴随着外周血管阻力降低,心率增加以及血容量的增加,心排血量自妊娠 10 周逐渐增加,至妊娠 32～34 周达高峰,持续至分娩。心排血量增加是为了给子宫、胎盘、乳房提供足够的血流供应,是妊娠期循环系统最重要的改变。血压在妊娠早期及中期偏低,于妊娠 24～26 周血压轻度升高。收缩压一般无明显变化,因外周血管舒张、血液稀释及胎盘形成动静脉短路而轻度降低,使脉压稍增大。妊娠期下肢静脉压显著升高,加之增大的子宫压迫下腔静脉,导致下肢水肿、静脉曲张和痔疮的发生率增加,同时也增加深静脉血栓的发生风险。分娩时由于宫缩,进入母体体循环中的血容量增加,使心排血量进一步增多,增加了全身的血容量。分娩后胎儿、胎盘娩出后,子宫缩小,胎盘血液循环中断,子宫收缩使大量的血液从子宫进入体循环,加上子宫对下腔静脉的压迫接触,使回心血量剧烈增多,而产褥早期,尤其是分娩后 3 天内,组织间隙中的水分回流到血液循环中,导致血容量持续增加,血流动力学发生急剧的变化。对于大多数孕产妇来说,妊娠和分娩对心脏的影响都处在生理范围内,但由于各种因素的影响,少数孕产妇在妊娠和分娩过程中心脏负担进行性增加的作用下出现亚健康状态,或者出现病理性改变,严重者可危及母儿生命。统计数据显示,妊娠期间 1%～4% 的孕妇出现心血管疾病,而妊娠期高血压孕妇的患病率更高,且妊娠期出现获得性心血管疾病(如急性冠状动脉综合征或主动脉夹层)的孕产妇死亡率较高,是孕产妇死亡的主要原因之一。令人担忧的是,随着高龄产妇、肥胖、糖尿病和高血压在孕妇中变得越来越普遍,妊娠期获得性心血管疾病的患病率正在上升。妊娠期获得性心血管疾病的管理具有挑战性,因为其独特的母体生理特点使多器官系统发生深刻变化。胎儿的存在使情况复杂化,因为心脏代谢疾病及其处理可能对胎儿产生不利影响。同样,因潜在的胎儿伤害而避免必要的治疗也会给母亲和孩子带来不良后果。

HDP 可能导致不同于正常妊娠的血流动力学改变,从而大大加重心脏在妊娠原有基础上的负担。全身小血管收缩使外周阻力增加,导致左心后负荷增加,心肌对于此种变化的反应是心肌扩张肥厚,外周血管收缩,外周阻力增加,心脏后负荷增加,左心室流出受阻,一般先发生心室肥厚,然后才扩张。心收缩期排血量增多者,必然伴有心腔扩大。心脏的扩大、心肌纤维的伸长和肥厚,使心室舒张期血容量增加,心率加快,以维持全身对血供的更多需求。在正常妊娠孕妇中,随着孕周的增大,胎儿的生长需求不断增多,孕妇心脏负荷不断加重,导致左心室发生适应性改变。表现为:①左心室腔径的逐渐增大;②收缩期和舒张期不断缩短,因此可能会引起心肌缺血,甚至导致心力衰竭。妊娠期高血压孕妇常以左心房增大、左心室壁增厚、心包积液等症状为主,而子痫前期重度孕妇则以左心室腔扩大且左心室构型异常为主,左心室构型异常以离心性肥厚较多见。

子痫前期对孕产妇危害较大,是孕产妇死亡的主要原因之一,其死亡原因中,心力衰竭和脑血管疾病较为常见。HDP 并发心力衰竭并不常见,但仍是导致孕产妇死亡的重要原因之一,主要的原因:①全身小动脉痉挛、左心室舒张末期压力增加及左心室后负荷增加,导致妊娠期血容量增加,心脏前负荷加重,超过代偿能力时,则可能导致心力衰竭;②冠状小动脉痉挛,使心肌供血不足,心肌细胞缺血、缺氧及代谢产物蓄积,影响心肌细胞活性,导致心内膜发生点状出血、细胞间质水肿,同时由于血液高凝状态持续存在,血栓形成,造成心肌局灶性坏死,当坏死面积较大而不能维持正常功能时,可能诱发心力衰竭;③小血管痉挛、血管内皮受损、血管通透性增加,蛋白质漏出血管外至组织间隙中,血浆胶体渗透压降低,各种因素使子痫前期孕妇形成低排高阻型血流动力学改变,容易发展为急性左心力衰竭。

Malek 等人纳入 425649 名 12~49 岁的女性(58.9% 为非西班牙裔白人(NHW),31.5% 为非西班牙裔黑人(NHB),9.6% 为西班牙裔),分析了 HDP 与分娩后 1~5 年内妊娠前高血压合并母体心力衰竭(HF)之间的关系,并调查种族差异,发现 425649 名女性中有妊娠前高血压但无 HDP 者占 0.4%、单纯 HDP 者占 15.7%、妊娠前高血压合并 HDP 者占 2.2% 或妊娠期无 HDP 叠加者占 81.7%。NHB 每 1000 人每年的 HF 事件发生率高于患有 HDP 的 NHW 妇女。患有 HDP 和妊娠前高血压的妇女在分娩后 5 年内患 HF 的风险较高(叠加子痫前期的风险最高),提示无论有无妊娠前高血压,患有 HDP 的 NHB 妇女比 NHW 妇女有更高的 HF 风险。

子痫前期的血管内皮受损和胶体渗透压降低导致妊娠期组织液向肺间质和肺泡渗漏,尤其是分娩后存在严重的低蛋白血症时,极易发生急性肺水肿。而左心衰和外周血管阻力升高是肺水肿的危险因素。

冠状动脉广泛痉挛缺血、内皮细胞受损导致子痫前期孕妇出现不同程度的心肌损害,如心肌细胞肥大、心肌间质局限性纤维化,甚至心肌坏死,若合并其他危险因素如多胎、高龄等,则可能诱发子痫前期不常见的并发症如围产期心肌病及缺血性心脏病(如心肌梗死)等。

有研究报道,子痫前期和子痫史会增加远期心血管疾病风险。与正常孕妇相比,这些妇女在晚年患心血管疾病(CVD)的风险平均高 2 倍。这种风险增加可能是心血管疾病、HDP 本身的潜在易感性或两者的结合所致。妊娠后患有 HDP 的妇女出现典型心血管危险因素的风险增加,包括慢性高血压、肾功能不全、血脂异常、糖尿病和亚临床动脉粥样硬化。心血管疾病的患病率和发病率取决于 HDP 的严重程度和其他妊娠并发症的共存情况。目前,针对 HDP 妇女分娩后心血管风险评估的指南显示其建议存在很大差异。这使得先前患有 HDP 的女性的心血管随访变得混乱和不连贯。一些指南建议针对心血管状况的随访(评估血压、体重和生活方式)从妊娠 6~8 周开始,而其他人建议从妊娠 6~12 周开始。建议每 5 周进行一次血压监测、血脂和血糖评估。

(欧阳银 管 平)

第六节 内分泌及代谢系统

正常妊娠孕妇中存在妊娠生理性胰岛素抵抗,这种抵抗作用于妊娠 24~28 周快速增强,32~34 周达到高峰,有助于胎儿的营养供应,于分娩后逐渐消失。其特点是人体胰岛素介导的糖代谢率下降 50%,而胰岛素分泌量增加,以保证母体糖代谢的稳定。

正常妊娠期间,随着孕周增加,胎盘所分泌的各种激素如胎盘生乳素、雌激素、孕酮、皮质醇等激素增加,孕妇对胰岛素的敏感性也随之降低,因此胰岛素的作用明显减弱。妊娠晚期胰岛素降血糖的作用较早期减弱,糖耐量明显降低。

由于需满足母体及胎儿营养代谢需求,孕妇肠道对脂肪吸收能力增强,积聚大量脂肪。正常妊娠孕妇体内各项血脂水平均高于非妊娠女性,并随着孕周的增加而升高。此外,在雌激素作用下,血脂代谢及脂蛋白水平发生明显改变,造成生理性高血脂。

代谢综合征(metabolic syndrome,MS)是一组复杂的、相互关联的,并可导致心血管疾病和 2 型糖尿病发生危险因素聚集的临床症候群,严重影响健康。这些危险因素包括中心性肥胖、胰岛素抵抗、血糖升高、血压升高、血脂异常等。

如上所述,在正常妊娠期间,因胎盘产生的各种激素及神经内分泌激素的影响,孕妇体内各系统会发生一系列生理变化,以适应胎儿生长发育的需求,从而为分娩做好准备,包括血脂升高、脂肪堆积、胰岛素抵抗、血液高凝状态等。有些孕妇妊娠期间会发生过度的代谢应激反应,一些学者将其称为妊娠期代谢综合征。

因此,在正常妊娠时,孕妇的代谢改变如胰岛素抵抗、生理性高血脂、糖耐量异常,会导致孕妇有向妊娠期代谢综合征发展的倾向,而在子痫前期孕妇中该倾向会进一步增强。子痫前期孕妇机体内存在明显的脂代谢紊乱,TC、TG 和 LDL-C 水平明显高于正常孕妇,血清中的高血脂与胰岛素复合作用,导致动脉粥样硬化形成,同时,高血脂也可增强内皮细胞的氧化应激,损伤血管内皮细胞,致使血压进一步升高,促进高血压的进展。也有研究报道,在子痫前期孕妇中,游离脂肪酸和甘油三酯水平的升高与胰岛素敏感性降低相一致,推测在子痫前期孕妇中,存在更严重的胰岛素抵抗。同样的,也有研究表明,子痫前期患者的 BMI 明显升高,BMI 每升高 $4\sim8$ kg/m^2,发生子痫前期的危险性相应增加 $1.7\sim2.8$ 倍。

高血糖可引起线粒体中超氧阴离子生成过多,导致组织细胞发生氧化应激,造成组织损伤,而代谢综合征患者体内抗氧化能力减弱,体内脂质过氧化作用增强,产生大量的自由基而不能被及时清除,造成组织损伤。因此代谢综合征和氧化应激互为因果,而子痫前期患者也有氧化应激状态,其他的病理生理改变如高血压、血脂异常、内皮细胞和血小板功能障碍、凝血和纤溶异常、动脉粥样硬化及肥胖等与正常妊娠孕妇相比,均是发生代谢综合征的易感因素。因此,有学者提出妊娠期高血压疾病尤其是子痫前期,也是一种代谢综合征。

(夏　寒　管　平)

第七节　胎盘-胎儿单位

胎盘介于胎儿和母体之间,是维持胎儿生长发育的重要器官,具有物质交换、防御、合成及免疫功能。胎盘随妊娠过程不断变化,足月胎盘呈盘状,多为圆形或椭圆形,重 $450\sim650$ g,厚 $1\sim3$ cm,中央部位较厚,由中央向边缘逐渐变薄。胎盘分为胎儿面和母体面,胎儿面被覆羊膜,呈灰白色,光滑,半透明,脐带动静脉从附着处分支向四周呈放射状分布达胎盘边缘,其分支穿过绒毛膜板,进入绒毛干及其分支。母体面呈暗红色,蜕膜间隔形成若干浅沟分成母体叶。胎盘由胎儿部分的羊膜和叶状绒毛膜及母体部分的底蜕膜组成。胚胎着床后绒毛逐渐形成,经历了初级绒毛、次级绒毛及三级绒毛三个阶段。一个初级绒毛干及其分支形成一根胎儿叶,一个次级绒毛干及其分支形成一个胎儿小叶。每个胎盘有 $60\sim80$ 个胎儿叶,200 个胎儿小叶,每个绒毛干中均有脐动脉和脐静脉的分支,随着绒毛干再分支,脐血管越来越细,最终形成胎儿毛细血管,进入三级绒毛,建立胎儿-胎盘循环。

胎盘绒毛是构成胎盘的基本单位,足月妊娠胎盘表面积达 $12\sim14\ m^2$,相当于成人肠道总面积。因此,母儿之间的交换面积巨大,其形态学结构是维持胎盘功能的物质基础,绒毛内的血管是母儿间进行营养和气体交换的重要通道。子宫-胎盘循环建立的一个重要环节是子宫螺旋动脉重塑,滋养层细胞自蜕膜表面不断向胎盘床组织浸润,血管内滋养细胞以逆行的方式沿螺旋动脉内腔迁移,取代血管内皮,使狭窄肌性的管腔转变为扩张的低阻力子宫胎盘血管,以保证胎儿和胎盘的正常发育。随着孕周的增加,子宫胎盘血流进行性增加,以满足整个妊娠期母胎的营养需求。

妊娠期高血压疾病是一种多因素、多机制及多通路致病的疾病,其病因和发病机制有多种学说,其中,子宫螺旋动脉重塑不足、胎盘形成异常是中心环节。若血管重塑障碍,绒毛间隙处于缺血缺氧状态,胎盘滋养细胞发生缺氧改变,激发氧化应激反应,导致血管内皮细胞损伤,激活凝血系统,致使微小血栓形成,胎盘缺血,最终可能并发严重的妊娠合并症及并发症。

1. 妊娠期高血压疾病并发胎儿生长受限 胎儿生长受限与妊娠期高血压疾病的发病机制是共同存在的,因此胎儿生长受限也是子痫前期常见的并发症。滋养细胞浸润不足、螺旋动脉重塑不足,血管仍保持着小的管腔及厚的肌壁,并对机体的缩血管物质存在超敏反应,使胎盘血供减少,此外,子宫螺旋动脉重塑不足易使蜕膜血管发生病变,导致血管内皮细胞受损,再加上血管痉挛,可能导致急性动脉粥样硬化,管腔变窄,其特征是管腔内存在大量巨噬细胞、动脉壁出现纤维样坏死,导致胎盘血流进一步减少,激活母体氧化应激反应,从而使母体出现严重高血压及蛋白尿等临床表现,反过来进一步加重胎盘损伤,胎盘病理改变达到一定程度时则可能导致胎儿生长发育异常,如胎儿生长受限。

2. 妊娠期高血压疾病并发胎儿宫内缺氧 据报道,妊娠期高血压疾病并发胎儿宫内缺氧的发病率为27%。妊娠期高血压疾病会导致患者的胎盘血管发生明显改变,从而影响胎盘的功能。胎盘螺旋动脉重塑不足,其平均直径仅为正常孕妇的1/2,加上血管痉挛,从而导致胎盘灌注不足,胎盘功能减退,血管内皮受损及子宫胎盘特征性的急性粥样硬化;另外,胎盘血管硬化、变性、坏死,导致有效交换面积减少(胎盘梗死灶增加或小胎盘),与正常妊娠孕妇相比,多种因素综合导致子痫前期孕妇胎盘灌注明显减少,从而造成胎盘功能减退,胎儿出现慢性宫内缺氧。胎儿长期处于慢性宫内缺氧状态可能导致胎儿生长发育异常即胎儿生长受限。

3. 妊娠期高血压疾病并发胎盘早剥 子痫前期重度孕妇子宫动脉及子宫底蜕膜血管发生痉挛,持久痉挛后会出现动脉硬化、缺血。缺血使远端的毛细血管坏死、出血,血液积聚后推开胎盘,且胎盘床血管破裂可致胎盘早剥,严重者母儿死亡。螺旋动脉重塑不足,胎盘形成异常,会释放大量毒性因子,引起血管内皮损伤,激发母体内氧化应激反应,血小板黏附聚集增多,继而引发微小血栓形成,血小板消耗增加,外周血中血小板计数下降,同时母体血清中妊娠特有的内分泌激素的异常等可致血管内皮损伤,出现凝血功能异常,导致凝血-纤溶系统的平衡被破坏,使血液黏度增加,血管阻力增加,进一步减少胎盘血液灌注,加重胎盘缺血缺氧及绒毛坏死等情况,从而导致胎儿慢性缺氧、胎儿生长受限甚至胎儿宫内死亡等严重的母儿并发症。

如前面所提到的子痫前期的发病机制,无论是"二阶段模式"还是"六阶段模式",在表现为子痫前期-子痫出现临床症状之前,疾病病理改变如小血管痉挛、凝血系统激活、全身炎症反应激活、靶器官灌注减少等就已经存在,滋养细胞侵入障碍、螺旋动脉重塑不足导致胎盘浅着床,血管内皮细胞功能障碍和免疫平衡失调进一步导致胎盘供血不足,伴随着妊娠的进展,全身病理改变引发了机体各靶器官的损害。

(管　平)

参考文献

[1] Rana S，Lemoine E，Granger J P，et al. Preeclampsia：pathophysiology，challenges，and perspectives[J]. Circ Res，2019，124(7)：1094-1112.

[2] Chaiworapongsa T，Chaemsaithong P，Yeo L，et al. Pre-eclampsia part 1：current understanding of its pathophysiology[J]. Nat Rev Nephrol，2014，10(8)：466-480.

[3] Ahmed A，Rezai H，Broadway-Stringer S. Evidence-based revised view of the pathophysiology of preeclampsia[J]. Adv Exp Med Biol，2017，956：355-374.

[4] Ives C W，Sinkey R，Rajapreyar I，et al. Preeclampsia-pathophysiology and clinical presentations：JACC state-of-the-art review[J]. J Am Coll Cardiol，2020，76(14)：1690-1702.

[5] Miller E C，Vollbracht S. Neurology of preeclampsia and related disorders：an update in neuro-obstetrics[J]. Curr Pain Headache Rep，2021，25(6)：40.

[6] 毕光辉，曲星华，崔素梅. 妊娠卒中 33 例临床分析[J]. 齐鲁医学杂志，2006，21(6)：527-528.

[7] Wertaschnigg D，Wang R，Reddy M，et al. Treatment of severe hypertension during pregnancy：we still do not know what the best option is[J]. Hypertens Pregnancy，2020，39(1)：25-32.

[8] Harrow B R，Sloane J A，Salhanick L. Etiology of the hydronephrosis of pregnancy[J]. Surg Gynecol Obstet，1964，119：1042-1048.

[9] Rasmussen P E，Nielsen F R. Hydronephrosis during pregnancy：a literature survey[J]. Eur J Obstet Gynecol Reprod Biol，1988，27(3)：249-259.

[10] Wadasinghe S U，Metcalf L，Metcalf P，et al. Maternal physiologic renal pelvis dilatation in pregnancy：sonographic reference data[J]. J Ultrasound Med，2016，35(12)：2659-2664.

[11] Faúndes A，Brícola-Filho M，Pinto e Silva J L. Dilatation of the urinary tract during pregnancy：proposal of a curve of maximal caliceal diameter by gestational age[J]. Am J Obstet Gynecol，1998，178(5)：1082-1086.

[12] Leyendecker J R，Gorengaut V，Brown J J. MR imaging of maternal diseases of the abdomen and pelvis during pregnancy and the immediate postpartum period[J]. Radiographics，2004，24(5)：1301-1316.

[13] Davison J M. The kidney in pregnancy：a review[J]. J R Soc Med，1983，76(6)：485-501.

[14] Cheung K L，Lafayette R A. Renal physiology of pregnancy[J]. Adv Chronic Kidney Dis，2013，20(3)：209-214.

[15] Yu T，Khraibi A A. Natriuretic response to direct renal interstitial volume expansion (DRIVE) in pregnant rats[J]. Am J Hypertens，2005，18(6)：851-857.

[16] Maesaka J K，Fishbane S. Regulation of renal urate excretion：a critical review[J]. Am J Kidney Dis，1998，32(6)：917-933.

[17] Fathallah-Shaykh S A，Cramer M T. Uric acid and the kidney[J]. Pediatr Nephrol，

2014,29(6):999-1008.

[18] Hwu C M,Lin K H. Uric acid and the development of hypertension[J]. Med Sci Monit,2010,16(10):Ra224-Ra230.

[19] Bainbridge S A,Roberts J M. Uric acid as a pathogenic factor in preeclampsia[J]. Placenta,2008,29(Suppl A):S67-S72.

[20] Keller F,Griesshammer M,Häussler U,et al. Pregnancy and renal failure:the case for application of dosage guidelines[J]. Drugs,2001,61(13):1901-1920.

[21] Helal I,Fick-Brosnahan G M,Reed-Gitomer B,et al. Glomerular hyperfiltration: definitions,mechanisms and clinical implications[J]. Nat Rev Nephrol,2012,8(5): 293-300.

[22] Barrett P M,McCarthy F P,Kublickiene K,et al. Adverse pregnancy outcomes and long-term maternal kidney disease:a systematic review and meta-analysis[J]. JAMA Netw Open,2020,3(2):e1920964.

[23] Koratala A,Bhattacharya D,Kazory A. Chronic kidney disease in pregnancy[J]. South Med J,2017,110(9):578-585.

[24] Oishi M,Iino K,Tanaka K,et al. Hypertensive disorders of pregnancy increase the risk for chronic kidney disease:a population-based retrospective study[J]. Clin Exp Hypertens,2017,39(4):361-365.

[25] Basgul A,Kavak Z N,Sezen D,et al. A rare case of early onset nephrotic syndrome in pregnancy[J]. Clin Exp Obstet Gynecol,2006,33(2):127-128.

[26] De Castro I,Easterling T R,Bansal N,et al. Nephrotic syndrome in pregnancy poses risks with both maternal and fetal complications[J]. Kidney Int,2017,91(6): 1464-1472.

[27] Hayashi S,Ohashi N,Goto D,et al. A case of hypertensive disorders of pregnancy that developed at 9 weeks of gestation[J]. CEN Case Rep,2021,10(4):476-482.

[28] Siligato R,Gembillo G,Cernaro V,et al. Maternal and fetal outcomes of pregnancy in nephrotic syndrome due to primary glomerulonephritis[J]. Front Med(Lausanne), 2020,7:563094.

[29] Kia L,Rinella M E. Interpretation and management of hepatic abnormalities in pregnancy[J]. Clin Gastroenterol Hepatol,2013,11(11):1392-1398.

[30] Chazouillères O,Bacq Y. The liver and pregnancy[J]. Gastroenterol Clin Biol,2004,28 (5 Suppl):D84-D91.

[31] Gonzalez-Brown V,Frey H A. The hepatobiliary system:an overview of normal function and diagnostic testing in pregnancy[J]. Clin Obstet Gynecol,2020,63(1): 122-133.

[32] Denhez B,Wang L,Moreau J,et al. Interlaboratory bias of albuminuria and proteinuria in hypertensive pregnancy[J]. Clin Biochem,2021,87:13-18.

[33] Devarbhavi H,Rao P,Patil M,et al. Characteristics of ascites in patients with pregnancy-specific liver diseases[J]. Clin Gastroenterol Hepatol,2012,10(5): 559-562.

[34] Hamoud A R,Weaver L,Stec D E,et al. Bilirubin in the Liver-Gut Signaling Axis[J]. Trends Endocrinol Metab,2018,29(3):140-150.

[35] Duraiswamy S,Sheffield J S,McIntire D,et al. Updated etiology and significance of elevated bilirubin during pregnancy:changes parallel shift in demographics and vaccination status[J]. Dig Dis Sci,2017,62(2):517-525.

[36] Cho G J,Kim H Y,Park J H,et al. Prepregnancy liver enzyme levels and risk of preeclampsia in a subsequent pregnancy:a population-based cohort study[J]. Liver Int,2018,38(5):949-954.

[37] Rajagambeeram R,Abu Raghavan S,Ghosh S,et al. Diagnostic utility of heat stable alkaline phosphatase in hypertensive disorders of pregnancy[J]. J Clin Diagn Res, 2014,8(11):CC10-3.

[38] Wilkof-Segev R, Hallak M, Gabbay-Benziv R. Extremely high levels of alkaline phosphatase and pregnancy outcome:case series and review of the literature[J]. J Perinat Med,2021,49(2):191-194.

[39] Shaheen G,Sajid S,Jahan S. Evaluation of coagulation factors and serum ferritin in preeclamptic Pakistani women[J]. J Pak Med Assoc,2020,70(11):2048-2050.

[40] Pinheiro M B,Gomes K B,Dusse L M. Fibrinolytic system in preeclampsia[J]. Clin Chim Acta,2013,416:67-71.

[41] Ganzevoort W, Rep A, De Vries J I, et al. Relationship between thrombophilic disorders and type of severe early-onset hypertensive disorder of pregnancy[J]. Hypertens Pregnancy,2007,26(4):433-445.

[42] Vigil-De Gracia P. HELLP syndrome[J]. Ginecol Obstet Mex,2015,83(1):48-57.

[43] Ganzevoort W,Rep A,Bonsel G J,et al. Plasma volume and blood pressure regulation in hypertensive pregnancy[J]. J Hypertens,2004,22(7):1235-1242.

[44] de Haas S, Ghossein-Doha C, van Kuijk S M, et al. Physiological adaptation of maternal plasma volume during pregnancy:a systematic review and meta-analysis[J]. Ultrasound Obstet Gynecol,2017,49(2):177-187.

[45] Eslick R, McLintock C. Managing ITP and thrombocytopenia in pregnancy [J]. Platelets,2020,31(3):300-306.

[46] Tsikouras P, Niesigk B, von Tempelhoff G F, et al. Blood rheology during normal pregnancy[J]. Clin Hemorheol Microcirc,2018,69(1-2):101-114.

[47] Ren K,Wei Y,Qiao R,et al. Changes in coagulation during twin pregnancies[J]. Clin Appl Thromb Hemost,2020,26:1076029620983898.

[48] Wheeler A P, Hemingway C, Gailani D. The clinical management of factor Ⅺ deficiency in pregnant women[J]. Expert Rev Hematol,2020,13(7):719-729.

[49] Sato I, Nakayama T, Maruyama A, et al. Study of association between hypertensive disorders of pregnancy and the human coagulation factor Ⅻ gene[J]. Hypertens Pregnancy,2006,25(1):21-31.

[50] Sayin M,Varol F G,Sayin N C. Evaluation of natural coagulation inhibitor levels in various hypertensive states of pregnancy[J]. Eur J Obstet Gynecol Reprod Biol,2005,

123(2):183-187.

[51] Alvarez-Alvarez B, Martell-Claros N, Abad-Cardiel M, et al. Hypertensive disorders during pregnancy: cardiovascular long-term outcomes[J]. Hipertens Riesgo Vasc, 2017,34(2):85-92.

[52] Ramlakhan K P, Johnson M R, Roos-Hesselink J W. Pregnancy and cardiovascular disease[J]. Nat Rev Cardiol,2020,17(11):718-731.

[53] Shimizu I, Minamino T. Physiological and pathological cardiac hypertrophy[J]. J Mol Cell Cardiol,2016,97:245-262.

[54] Gibb A A, Hill B G. Metabolic coordination of physiological and pathological cardiac remodeling[J]. Circ Res,2018,123(1):107-128.

[55] Honigberg M C, Riise H K R, Daltveit A K, et al. Heart failure in women with hypertensive disorders of pregnancy: insights from the cardiovascular disease in norway project[J]. Hypertension,2020,76(5):1506-1513.

[56] Malek A M, Wilson D A, Turan T N, et al. Incident heart failure within the first and fifth year after delivery among women with hypertensive disorders of pregnancy and prepregnancy hypertension in a diverse population[J]. J Am Heart Assoc,2021,10(17):e021616.

[57] Balgobin C A, Zhang X, Lima F V, et al. Risk factors and timing of acute myocardial infarction associated with pregnancy: insights from the national inpatient sample[J]. J Am Heart Assoc,2020,9(21):e016623.

[58] Bauersachs J, König T, van der Meer P, et al. Pathophysiology, diagnosis and management of peripartum cardiomyopathy: a position statement from the heart failure association of the european society of cardiology study group on peripartum cardiomyopathy[J]. Eur J Heart Fail,2019,21(7):827-843.

[59] Stuart J J, Tanz L J, Cook N R, et al. Hypertensive disorders of pregnancy and 10-Year cardiovascular risk prediction[J]. J Am Coll Cardiol,2018,72(11):1252-1263.

[60] Benschop L, Duvekot J J, Roeters van Lennep J E. Future risk of cardiovascular disease risk factors and events in women after a hypertensive disorder of pregnancy[J]. Heart,2019,105(16):1273-1278.

[61] Grieger J A, Bianco-Miotto T, Grzeskowiak L E, et al. Metabolic syndrome in pregnancy and risk for adverse pregnancy outcomes: a prospective cohort of nulliparous women[J]. PLoS Med,2018,15(12):e1002710.

[62] Mohsenzadeh-Ledari F, Taghizadeh Z, Motaghi Z, et al. Appropriate interventions for pregnant women with indicators of metabolic syndrome on pregnancy outcomes: a systematic review[J]. Int J Prev Med,2019,10:2.

[63] Boss A L, Chamley L W, James J L. Placental formation in early pregnancy: how is the centre of the placenta made? [J]. Hum Reprod Update,2018,24(6):750-760.

[64] Knöfler M, Haider S, Saleh L, et al. Human placenta and trophoblast development: key molecular mechanisms and model systems [J]. Cell Mol Life Sci, 2019, 76 (18): 3479-3496.

［65］ Proctor L K, Kfouri J, Hiersch L, et al. Association between hypertensive disorders and fetal growth restriction in twin compared with singleton gestations［J］. Am J Obstet Gynecol,2019,221(3):251. e1-251. e8.

［66］ Fajersztajn L, Veras M M. Hypoxia:from placental development to fetal programming ［J］. Birth Defects Res,2017,109(17):1377-1385.

［67］ Habek D, Habek J C, Jugović D, et al. Intrauterine hypoxia and sudden infant death syndrome［J］. Acta Med Croatica,2002,56(3):109-118.

［68］ Thompson L P, Turan S, Aberdeen G W. Sex differences and the effects of intrauterine hypoxia on growth and in vivo heart function of fetal guinea pigs［J］. Am J Physiol Regul Integr Comp Physiol,2020,319(3):R243-R254.

［69］ Naruse K, Shigemi D, Hashiguchi M, et al. Placental abruption in each hypertensive disorders of pregnancy phenotype:a retrospective cohort study using a national inpatient database in Japan［J］. Hypertens Res,2021,44(2):232-238.

［70］ Lahti-Pulkkinen M, Girchenko P, Tuovinen S, et al. Maternal hypertensive pregnancy disorders and mental disorders in children［J］. Hypertension,2020,75(6):1429-1438.

第四章
妊娠期高血压疾病对
母体脏器影响的超声改变

第一节　妊娠期高血压疾病对母体心脏影响的超声表现

一、概述

妊娠期高血压疾病是全世界最常见的孕产妇死亡原因,占孕产妇死亡原因的 14%。妊娠期高血压疾病导致孕产妇和围产儿死亡的严重并发症有脑血管意外、心力衰竭、急性肾功能衰竭、HELLP 综合征、DIC 等,其中,心源性病因是妊娠期和产褥期死亡的主要非产科原因。

正确认识妊娠期高血压疾病的发生和发展规律,提高围产期保健意识,完善常规产前检查,结合检验学和影像学检查,了解妊娠期心脏的结构和功能变化,尽早发现异常和充分治疗,对合并严重并发症的孕妇进行适当的干预以控制紧急病情,并及时终止妊娠,以避免严重并发症,对改善孕产妇和围产儿的临床结局意义重大。

二、病理生理学变化

妊娠期高血压疾病孕妇外周血管阻力增加,导致心室后负荷过重。心室后负荷是指心室收缩射血时所遇到的阻力或阻抗,主要取决于大动脉阻力、小血管阻力、循环血量、血管弹性和血液黏稠度等因素,其中,周围血管阻力对左心室后负荷的影响较大,一般以大动脉收缩压作为心室后负荷指标。当大动脉收缩压升高时,左心室收缩射出同样的血量需要克服较大的射血阻力,导致每搏输出量下降,继而导致左心室舒张末期容积增加,前负荷增加;肺循环压力低,阻力小,故右心室的后负荷较轻,肺动脉压升高,右心室后负荷也可增加。生理情况下,前负荷和后负荷的变化并非单独出现,血流动力学往往呈综合变化,互相影响。病理状态下,它们之间的影响因素和变化更加复杂。

妊娠期高血压疾病常累及孕妇多脏器损害,其中心源性损害发病凶险且较隐匿,易导致急性心力衰竭,严重威胁孕产妇及围产儿的生命安全。妊娠期高血压疾病孕妇心源性损害与不良结局的关系见表 4-1。

表 4-1 正常妊娠、妊娠期高血压、子痫前期心源性损害与不良结局的关系

临床分类	血流动力学	收缩功能	舒张功能	心脏结构
正常妊娠	心输出量增加 30%～40%	LVEF 无改变	E/A 下降,E/e'正常	左心室容量适当增加
妊娠期高血压	总血管阻力增加*	LVEF 无改变	E/A 下降	左心室容量增加*
子痫前期	总血管阻力增加*	每搏输出量下降*	E/A 下降,E/e'升高*	左心室容量增加*

LVEF,左心室射血分数;*,与孕产妇及围产儿不良结局相关。

三、超声心动图检查

超声心动图是一种安全、无创的评估心脏结构和功能的技术。应用经胸二维超声心动图(图 4-1 至图 4-4)可显示心脏、大血管不同方位的断层结构,观察心脏各房室的形态及大小,心脏瓣膜的形态、开放和关闭状况,心脏室壁和室间隔的厚度、完整性及运动,主动脉、肺动脉的位置及与心室的解剖关系等。频谱和彩色多普勒超声应用多普勒效应检测心脏和大血管内的血流速度和血流方式(如层流、湍流、涡流等),能无创伤性地提供较为客观的心功能检测,且操作简单,重复性好,能对患者进行连续的包括产前和产后的动态观察,并提供诊断和疗效判定依据。总之,超声心动图是一个有价值的风险分层工具,在无症状的早期阶段可以识别心脏功能和形态的变化(与疾病的严重程度和不良结果相关),由此指导妊娠期高血压疾病的管理和咨询。

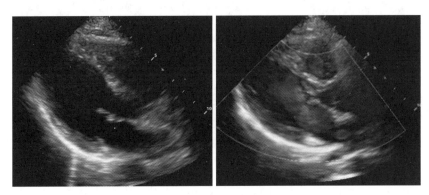

图 4-1 胸骨左缘左心室长轴二维切面及彩色多普勒图

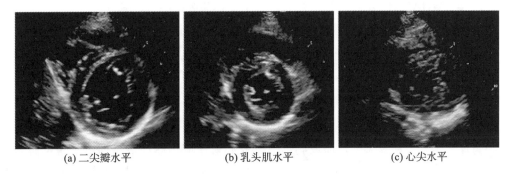

(a) 二尖瓣水平　　　　　(b) 乳头肌水平　　　　　(c) 心尖水平

图 4-2 胸骨左缘左心室短轴二维切面图

(一)血流动力学参数

常用血流动力学参数及正常值见表 4-2。

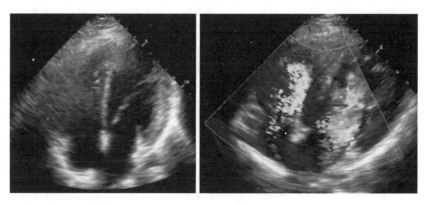

图 4-3　心尖部四腔心二维切面及彩色多普勒图

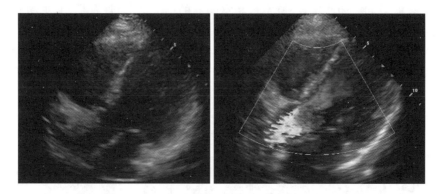

图 4-4　心尖部五腔心二维切面及彩色多普勒图

表 4-2　常用血流动力学参数

参数	正常值	临床意义
每搏输出量(SV)	75～100 mL	↓,前负荷不足、心包填塞、心肌收缩力下降、心脏射血阻力增加
心输出量(CO)	5～6 L/min	↑,正性肌力药物作用; ↓,说明心力衰竭
左心室射血分数(LVEF)	55%～70%	↓,说明心室收缩功能减退
体循环血管阻力(SVR)	770～1500 dynes・s・cm^{-5}	↑,高血压、血管活性药物作用; ↓,缺血、血管扩张剂作用

↑,增高;↓,下降。

　　应用经胸二维超声心动图测定心脏血流量(图 4-5)。孕妇取左侧卧位,经胸二维超声切面测量主动脉瓣环部位主动脉内径(D),根据几何管形,计算主动脉横截面的面积 $A=(\pi/4) \times D^2$。经胸骨上窝升主动脉长轴切面或胸骨旁五腔心切面应用脉冲多普勒测量主动脉口血流速度,取样容积置于主动脉瓣上部位,经计算机处理得到主动脉血流频谱曲线,获得心室收缩期主动脉血流空间平均流速积分,经单位换算得出流速积分(V_i)。计算得到收缩期主动脉根部血流容积(Q),即单位时间内流经主动脉根部的血流量,$Q=A \times V$,即每搏输出量(stroke volume):$SV=A \times V_i$。

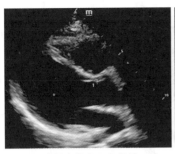
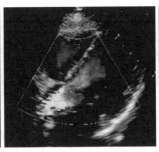
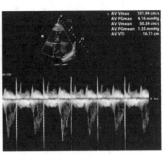

(a) 经胸骨左缘左心室长轴二维　　　　(b) 主动脉瓣口彩色多普勒图　　　　(c) 脉冲多普勒频谱图
切面测量主动脉内径

图 4-5　每搏输出量测量示意图

根据心率（H）等参数，可进一步计算：

心输出量（cardiac output）：CO＝SV×H。单位为 L/min。

总血管阻力（total vascular resistance）：TVR＝（MAP/CO）×80。单位为 dynes · s · cm^{-5}。其中 MAP（mean arterial pressure）为平均动脉压，单位为 mmHg。平均动脉压＝（收缩压＋2×舒张压）/3，也可表示为平均动脉压＝舒张压＋1/3 脉压差。

妊娠期高血压疾病孕妇全身血容量增加，心血管系统处于高动力、高阻力状态。

（1）每搏输出量：子痫前期的每搏输出量低于正常妊娠时。在妊娠的前三个月，这是后续发展为子痫前期的独立预测因子。

（2）心输出量：正常妊娠心输出量较非妊娠状态增加 30%～40%。妊娠期高血压疾病临床特征为高动力循环、高心输出量，一旦出现临床症状，则总血管阻力增加，心输出量减少。在临床阶段，与晚发型子痫前期相比，早发型子痫前期（妊娠<34 周）的特点是心输出量明显降低，总血管阻力较高。有复发性子痫前期的孕妇也被证明比无复发性疾病的孕妇有较低的心输出量和较高的外周阻力。

（3）总血管阻力：妊娠期高血压疾病孕妇的总血管阻力明显增高，但低于子痫前期孕妇。在子痫前期，观察到总血管阻力增加是孕产妇和胎儿不良结局的独立预测因子。

（二）左心室收缩功能

左心室收缩功能主要指左心室收缩期的射血能力，左心室射血分数（left ventricular ejection fraction，LVEF）是临床上最常用、最重要的左心室收缩功能指标。

左心室每搏输出量＝舒张末期左心室容积－收缩末期左心室容积。

左心室射血分数（%）＝左心室每搏输出量/左心室舒张末期容积×100%。

正常非妊娠状态心功能正常者每搏输出量一般为 75～100 mL，左心室舒张末期容积为 100～150 mL，左心室射血分数为 55%～70%。

孕妇取左侧卧位，采用 Simpson 法取胸骨左缘左心室长轴切面或心尖四腔心切面测量左心室射血分数（LVEF）。

尽管妊娠期高血压孕妇的左心室射血分数与健康正常血压孕妇比较无明显差异，但轻度和重度子痫前期孕妇的左心室射血分数均显著降低，且与病情严重程度呈负相关，提示随着妊娠期高血压疾病孕妇病情的加重，左心室收缩功能降低，严重者导致心脏扩大、心肌受损而出现心力衰竭。

（三）左心室舒张功能

妊娠期高血压疾病可导致左心室早期舒张充盈的改变，左心室顺应性下降，舒张早期血流充盈不佳，舒张功能减退。常用的评估左心室舒张功能的方法如下。

1. E/A 二尖瓣舒张期血流 E 峰与 A 峰速度的比值。E/A 是临床上评价左心室舒张功能较常用的指标。经胸心尖四腔心或二腔心切面，取样容积置于二尖瓣下，应用脉冲多普勒显示窄带双峰正向频谱（图 4-6）。正常妊娠时，E/A 随着妊娠期的延长而降低。妊娠期高血压时二尖瓣前叶 EF 下降速度缓慢，E/A 降低更明显。子痫前期左心室舒张功能也受到损害，E/A 显著降低，并在胎儿生长受限的情况下更为明显。

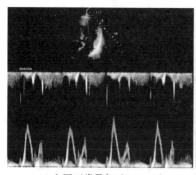

(a) 血压正常孕妇（$E/A>1$）　　　　　(b) 妊娠期高血压疾病孕妇（$E/A<1$）

图 4-6　舒张期二尖瓣口血流 E 峰与 A 峰

2. e'/a' 组织多普勒显像舒张早期二尖瓣环运动速度 e' 与 a' 的比值。根据多普勒原理，设置绕过高通滤和降低增益，接收由心肌组织产生的低频率高振幅运动信号，定量测定心肌运动速度。舒张早期二尖瓣环运动速度，一般被认为是左心室心肌松弛的指标。应用多普勒组织成像，通过 M 型计算机重建，测定二尖瓣环运动速度，可评价左心室舒张功能（图 4-7）。

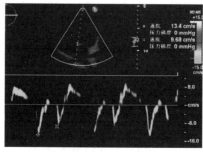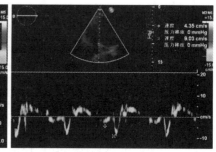

(a) 血压正常孕妇（$e'/a'>1$）　　　　　(b) 妊娠期高血压疾病孕妇（$e'/a'<1$）

图 4-7　舒张早期二尖瓣环 e' 峰与 a' 峰

3. E/e' 舒张早期二尖瓣口血流峰速 E 与舒张早期二尖瓣环速度 e' 比值。正常妊娠时，E/e' 正常。在子痫前期患者，E/e' 明显较高，提示左心室充盈压力较高（图 4-8）。

（四）心脏结构和重塑

1. 正常妊娠心脏结构变化　正常妊娠心脏结构在妊娠中孕期开始发生变化，左心室质量和相对室壁厚度适当增加，分别增加 20% 和 10%，与向心性重塑相一致。向心性重塑的特征是心室壁厚度增加而心室大小没有成比例增加，表现为相对室壁厚度增加。正常血压妊娠心脏结构的变化见表 4-3。

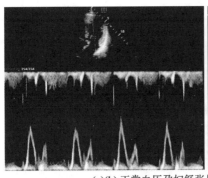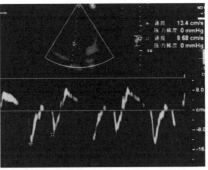

(a)(b) 正常血压孕妇舒张早期E/e'=7.9，e'=13.4 cm/s

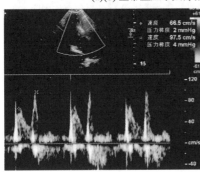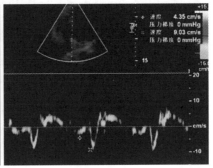

(c)(d) 子痫前期孕妇舒张早期E/e'=15.3，e'=4.35 cm/s

图 4-8　舒张早期二尖瓣环 E 峰与 e' 峰

表 4-3　正常妊娠与正常非妊娠状态下心脏结构的变化

心脏结构	变化差值	妊娠周数				
		≤14 周	15～21 周	22～28 周	29～35 周	36～41 周
室间隔厚度/mm	MD	−0.3 (−0.7～0.0)	0.1 (−0.2～0.4)	0.3 (−0.1～0.7)	0.9 (0.6～1.3)	−0.1 (−0.5～0.3)
	%	−3.82 (−8.92～0.00)	1.33 (−2.66～5.33)	3.89 (−1.30～9.09)	11.21 (7.47～16.19)	3.93 (−1.31～9.17)
左心室后壁厚度/mm	MD	0.0 (−0.3～0.3)	0.2 (−0.2～0.7)	0.3 (0.0～0.7)	0.8 (0.6～1.1)	0.7 (0.2～1.1)
	%	0.00 (−3.80～3.80)	2.44 (−2.44～8.54)	3.96 (0.00～9.23)	9.74 (7.28～13.35)	9.01 (2.58～14.16)
RWT	MD	0.01 (0.00～0.02)	0.01 (−0.03～0.05)	0.03 (0.02～0.03)	0.01 (0.00～0.03)	0.03 (0.02～0.05)
	%	3.62 (0.00～7.25)	2.94 (−8.82～14.71)	10.36 (6.91～10.36)	—	10.25 (6.83～17.08)
左心室舒张末期内径/mm	MD	−0.6 (−1.1～−0.1)	0.9 (−0.1～2.0)	1.3 (0.9～1.7)	1.5 (0.9～2.2)	3.2 (2.4～3.9)
	%	−1.30 (−2.39～−0.22)	1.96 (−0.22～4.35)	2.83 (1.96～3.70)	3.30 (1.98～4.84)	—

续表

心脏结构	变化差值	妊娠周数				
		≤14 周	15～21 周	22～28 周	29～35 周	36～41 周
左心室收缩末期内径/mm	MD	−1.1 (−1.7～−0.4)	0.1 (−0.16～0.18)	0.6 (0.1～1.1)	1.1 (0.6～1.6)	2.0 (1.2～2.7)
	%	−3.72 (−5.74～−1.35)	0.34 (−5.4～6.08)	2.10 (0.35～3.85)	3.83 (2.09～5.57)	—
左心房内径/mm	MD	−0.06 (−0.67～0.56)	1.41 (−1.28～4.10)	2.33 (1.05～3.62)	2.31 (1.44～3.19)	4.24 (3.76～4.71)
	%	−0.19 (−2.21～1.85)	4.39 (−3.99～12.77)	7.54 (3.40～11.71)	7.40 (4.61～10.21)	13.62 (12.08～15.13)
左心室质量/g	MD	3.01 (−4.98～11.00)	4.30 (−4.63～13.24)	24.78 (18.16～31.40)	28.36 (19.73～37.00)	24.93 (17.00～32.87)
	%	2.49 (−4.12～9.09)	3.46 (−3.72～10.65)	—	23.60 (16.42～30.79)	20.10 (13.71～26.51)
左心室质量指数/(g/m²)	MD	−4.80 (−10.18～0.57)	3.18 (−5.60～11.96)	15.70 (9.18～22.23)	24.56 (16.21～32.91)	7.57 (2.59～12.54)
	%	—	4.52 (−7.95～16.99)	—	—	11.08 (3.79～18.36)

　　RWT,相对室壁厚度;—,数据存在偏倚,平均差值(MD)根据偏倚性校正后删除。

2. 心脏结构参数

(1)室间隔厚度(interventricular septum thickness,IVST)。

正常非妊娠状态室间隔厚度<12 mm。

正常妊娠至 29～35 周室间隔厚度适当增加,平均差 0.9 cm,其余孕周无明显变化。

妊娠期高血压疾病孕妇妊娠至 22～28 周及 29～35 周,室间隔厚度均明显增加。

(2)左心室后壁厚度(LVPWT)。

正常非妊娠状态左心室后壁厚度<12 mm。

正常妊娠早孕期左心室后壁厚度无明显变化;妊娠至 29～35 周左心室后壁厚度适当增加,平均差 0.8 mm;妊娠 36～41 周左心室后壁厚度增加,平均差 0.7 mm。

妊娠期高血压疾病孕妇妊娠 22～28 周左心室后壁厚度增加,平均差 0.9 mm;妊娠 29～35 周左心室后壁厚度增加,平均差 1.5 mm。

(3)左心室舒张末期内径(LVEDD)及左心室收缩末期内径(LVESD)。

正常妊娠孕妇和妊娠期高血压疾病孕妇早孕期左心室舒张末期内径及左心室收缩末期内径均轻度减小,中晚孕期均增大。妊娠期高血压疾病孕妇增大明显高于正常妊娠孕妇。

(4)相对室壁厚度(relative wall thickness,RWT)。

相对室壁厚度=2×左心室后壁厚度/左心室舒张末期内径=2×LVPWT/LVEDD。

或者相对室壁厚度=(室间隔厚度+左心室后壁厚度)/左心室舒张末期内径=(IVST+

LVPWT)/LVEDD。以后者更常用,正常值<0.44。心脏结构离心性重构时,LVM(左心室质量)和LVMi(左心室质量分数)显著增加,RWT仍在正常范围内。

正常妊娠早孕期相对室壁厚度无明显变化;妊娠22~28周相对室壁厚度增加,平均差为0.03,妊娠36~41周增加,平均差为0.03。

妊娠期高血压疾病孕妇妊娠22~28周,相对室壁厚度增加,平均差0.05;妊娠29~35周增加,平均差0.06;妊娠36~41周增加,平均差0.14;最大增加率为45.6%,明显高于正常妊娠孕妇。

(5)左心房内径。

正常非妊娠状态左心房内径<35 mm。

正常妊娠早孕期左心房内径无明显变化;妊娠22~28周开始增加,平均差2.33 mm。

妊娠期高血压疾病孕妇左心房内径增加明显高于正常妊娠孕妇。

(6)左心室质量(LVM)。

左心室质量以Devereux校正公式计算:

$$LVM(g) = 0.8 \times 1.04 \times [(LVEDD + LVPWT + IVST)^3 - LVEDD^3] + 0.6$$

左心室质量正常上限值为213 g(男性)和161 g(女性)。

正常妊娠早孕期左心室质量无明显变化;妊娠22~28周增加,平均差24.78 g;妊娠29~35周明显增加,平均差28.36 g;妊娠36~41周增加,平均差24.93 g。

妊娠期高血压疾病孕妇妊娠22~28周左心室质量增加,平均差28.50 g。妊娠29~35周平均差为60.52 g。

子痫前期孕妇左心室质量增加明显高于正常妊娠孕妇。

(7)左心室质量指数(LVMi)。

左心室质量指数目前以体表面积校正公式更常用。

体表面积(m²)=0.0061×身高(cm)+0.0128×体重(kg)-0.1529。

左心室质量指数(LVMi)=LVM/BSA。

左心室质量指数正常值<114 g/m²(男性)或99 g/m²(女性)。

正常妊娠早孕期左心室质量指数无明显变化,妊娠22~28周增加,平均差15.70 g/m²;妊娠29~35周增加,平均差24.56 g/m²。

3. 心脏结构重塑 尽管妊娠期高血压疾病孕妇血流动力学变化发生的时间很短,但仍然与左心室结构和功能的改变有关,并影响孕妇心脏功能。当大动脉收缩压升高时,左心室收缩射出同样的血量需要克服较大的射血阻力,导致每搏输出量下降。正常情况下,当动脉收缩压升高、每搏输出量下降时,心室收缩末期容量增加,使得舒张末期容量增加,即前负荷增加,通过Frank-Starling定律,心室通过增加心肌收缩力等进行调节,每搏输出量增加至正常。而妊娠期高血压疾病孕妇外周血管压力超负荷在短短的几周内形成,外周血管压力升高即后负荷增加时,早期左心室通过增加心肌收缩力等进行调节。后负荷持续增加,心室壁将逐渐出现代偿性增厚,心肌收缩力增强,形成向心性心肌肥厚。心室肥厚也将增加心肌张力和心肌耗氧量,降低顺应性,导致左心室舒张功能减低。长期后负荷过重,最终心室失代偿,将出现心室扩张、心功能不全,形成离心性心肌肥厚。心脏结构重塑分型见表4-4。

表 4-4　心脏结构重塑分型

分型	LVMi	RWT
心脏形态正常	正常参考范围	<0.44
向心性重构	正常参考范围	≥0.44
向心性肥厚	≥正常值上限	≥0.44
离心性重构	≥正常值上限	<0.44

LVMi,左心室质量指数,正常值上限为 114 g/m²(男性)和 99 g/m²(女性);RWT,相对室壁厚度。

　　妊娠期高血压疾病孕妇的左心室质量显著增加,出现心室肥厚或重构,向心性肥厚是不良妊娠结局的独立预测因子。与妊娠晚期血压正常的孕妇相比,左心室重构在子痫前期更常见,左心室质量增加。与原发性高血压妊娠相比较,妊娠期高血压疾病孕妇左心室重塑发生率更高,尤其是向心性肥厚。妊娠期高血压疾病患者的心脏适应性与正常妊娠者相比变化较大,左心室质量和相对室壁厚度分别增加 95% 和 56%。妊娠期高血压疾病心脏结构变化见表 4-5。

表 4-5　妊娠期高血压疾病与正常非妊娠状态比较的心脏结构变化及与正常妊娠比较的统计学意义

心脏结构	变化差值	妊娠周数			P^*
		22～28 周	29～35 周	36～41 周	
室间隔厚度/mm	MD	1.1(0.2～2.0)	1.6(1.2～2.1)	—	<0.0001
	%	13.57(2.47～24.68)	19.74(14.81～25.91)	—	—
左心室后壁厚度/mm	MD	0.9(0.6～1.2)	1.5(1.2～1.8)	—	0.0017
	%	11.85(7.90～15.80)	18.49(14.79～22.19)	—	—
RWT	MD	0.5(0.2～0.8)	0.6(0.4～0.9)	1.4(0.9～1.9)	<0.0001
	%	15.02(6.01～24.04)	18.11(12.07～27.16)	56.00(36.00～76.00)	—
左心室舒张末期内径/mm	MD	0.7(−1.1～2.5)	1.8(1.0～2.6)	3.3(1.4～5.2)	0.96
	%	1.49(−2.34～5.31)	3.85(2.14～5.56)	7.47(3.17～11.77)	—
左心室收缩末期内径/mm	MD	3.3(0.7～5.9)	1.4(0.1～0.3)	3.2(1.6～4.8)	0.15
	%	11.96(2.54～21.38)	4.77(0.34～9.21)	11.40(5.70～17.09)	—
左心房内径/mm	MD	5.00(3.45～6.55)	3.17(1.23～5.11)	7.85(6.56～9.15)	0.02
	%	16.23(11.20～21.27)	10.38(4.03～16.74)	26.89(22.48～31.21)	—
LVM/g	MD	28.50(14.83～42.18)	60.52(46.77～74.26)	92.00(75.46～108.54)	<0.0001
	%	22.86(11.89～33.83)	47.78(36.93～58.63)	94.85(77.79～111.90)	—
LVMi/(g/m²)	MD	22.00(11.51～32.49)	21.78(13.32～30.24)	16.00(8.73～23.27)	0.11
	%	25.00(13.08～36.92)	33.84(20.69～46.98)	27.12(14.81～39.44)	—

MD,平均差值;RWT,相对室壁厚度;LVM,左心室质量;LVMi,左心室质量指数。

第二节　妊娠期高血压疾病对母体肝脏影响的超声表现

　　妊娠期高血压疾病合并肝脏损害是孕妇出现肝功能异常的常见原因之一。HELLP综合征是以溶血、肝酶升高和血小板减少为特点的围生期罕见严重并发症，由于其起病急骤，病情发展迅速，母婴病死率较高。有报道显示，HELLP综合征在所有孕妇中的发生率为0.5%～0.9%，在重度子痫前期患者中的发生率为10%～20%。HELLP综合征可引起弥散性血管内凝血（DIC）、多器官功能衰竭等各种并发症，累及消化系统（主要为肝脏损害），并发症主要包括肝包膜下血肿、肝脏实质出血、肝脏梗死及肝破裂等。

　　肝脏损害超声表现如下。

　　1.肝包膜下血肿　超声表现为肝包膜下扁长或弧形混合性低回声。

　　2.肝脏实质出血　超声表现为肝实质内片状稍高回声区，边界不清，肝内血管走形正常；严重者可表现为混合性高回声，其间可见不规则无回声区或絮状低回声。

　　3.肝脏梗死　由于肝脏具有肝动脉和门静脉的双重血供，肝梗死发生较为罕见，发生于HELLP综合征者多为肝包膜下梗死，肝实质内大片梗死少见。超声表现为肝包膜下或肝内梭形、类圆形、地图样或楔形混合性回声，梗死区域无血流信号。

　　4.肝破裂　超声表现为肝包膜回声中断，肝包膜与肝实质回声之间出现边界清楚的梭形无回声区，其前缘向肝外凸出，后缘压迫肝实质产生内陷现象，与肝实质分界不清。

第三节　妊娠期高血压疾病对母体肾脏影响的超声表现

　　妊娠期高血压疾病病理变化主要为全身小动脉痉挛，机体各脏器因血供不足，特别是心、脑、肝、肾的缺血而造成这些重要器官不同程度的损害。

　　正常妊娠孕妇血流量增大，肾小球滤过率增高，肾血管阻力下降。妊娠期高血压疾病孕妇基本病变是全身小动脉痉挛，肾脏是首先受累脏器之一，表现为肾小动脉硬化及弹力纤维增生，出现肾血管的调节异常，表现为叶间动脉阻力增高，与肾功能损害密切相关。临床上妊娠期高血压疾病并发急性肾功能衰竭并不多见，但一旦发生，后果较为严重。急性肾功能衰竭初始阶段为功能性肾功能衰竭，由于血容量不足，机体代偿性进行血液重新分配，肾血流量相对减少；如致病因素持续存在，血流量进一步降低，为维持肾小球滤过率，出球动脉代偿性收缩，引起肾小管缺血、坏死，出现实质损伤。

　　通过二维超声可测量并观察孕妇双肾大小、形态、回声等情况。妊娠期高血压疾病孕妇双肾大小仍在正常范围内，但小于正常妊娠的双肾大小。正常肾皮质回声低于正常肝内部实质回声和正常脾内部实质回声，皮、髓质分界清；妊娠期高血压疾病伴发肾小球病变，往往见肾皮质回声增强，高于正常肝和正常脾内部回声，皮、髓质分界不清，表明妊娠期高血压时微血管长期处于痉挛和硬化状态下，造成肾脏缺血和肾小球硬化，从而导致肾脏皮质回声不同程度增强。多普勒超声可以监测肾脏叶间动脉来反映肾脏灌注的变化，妊娠期高血压疾病肾脏损害可出现叶间动脉阻力增高。

第四节　妊娠期高血压疾病对母体肺部影响的超声表现

重度子痫前期每年导致全球 60000 名孕产妇死亡。重度子痫前期孕产妇发生肺水肿、脑血管意外、凝血障碍和出血等严重并发症的风险比正常妊娠要高出 10 至 30 倍。在治疗过程中液体复苏是这些产妇管理的关键决定因素。低血容量会加剧器官衰竭，而容量超负荷会导致肺水肿。肺部超声有助于检测肺水肿和评估急性心力衰竭中的充血。床旁肺部超声的国际循证建议证实，在诊断间质综合征方面，肺部超声优于胸片。肺部超声表现如下。

1. 肺泡间质综合征(alveolo-interstitial syndrome)　通过测量多个 B 线或"彗尾"来评估肺泡间质综合征。B 线被定义为离散的激光样垂直高回声混响伪影，从胸膜线延伸到屏幕底部而不衰减，并与肺滑动同步移动。多条相距 7 mm 的 B 线是由以间质水肿为特征的小叶间隔增厚引起的。相比之下，相距 3 mm 或更小的 B 线是由具有肺泡水肿特征的"磨玻璃"区域引起的。由胸膜线引起的高回声水平伪影称为 A 线。肺部超声在 25％ 的重度子痫前期孕产妇中检测到 B 线。在健康孕产妇中未观察到 B 线，而在患有重度子痫前期的无症状孕产妇中发现 B 线。间质水肿是肺泡水肿之前临床上无症状的一个阶段，因此，肺部超声可在动脉氧合严重恶化之前及早发现肺水肿。

2. 肺实变　肺实变被定义为肺含气量减少，出现类似于肝样组织结构。35％ 的重度子痫前期孕产妇出现肺实变。

3. 胸腔积液　胸腔积液的特征是壁层胸膜和脏层胸膜之间的无回声区，并且在胸腔积液中存在肺的呼吸运动。

（包艳娟　路小军）

参考文献

[1]　Hamad R R, Larsson A, Pernow J, et al. Assessment of left ventricular structure and function in preeclampsia by echocardiography and cardiovascular biomarkers[J]. J Hypertens, 2009, 27(11): 2257-2264.

[2]　Solanki R, Maitra N. Echocardiographic assessment of cardiovascular hemodynamics in preeclampsia[J]. J Obstet Gynaecol India, 2011, 61(5): 519-522.

[3]　Shahul S, Rhee J, Hacker M R, et al. Subclinical left ventricular dysfunction in preeclamptic women with preserved left ventricular ejection fraction: a 2D speckle-tracking imaging study[J]. Circ Cardiovasc Imaging, 2012, 5(6): 734-739.

[4]　Castleman J S, Ganapathy R, Taki F, et al. Echocardiographic structure and function in hypertensive disorders of pregnancy: a systematic review[J]. Circ Cardiovasc Imaging, 2016, 9(9), e004888.

[5]　Borghi C, Esposti D D, Immordino V, et al. Relationship of systemic hemodynamics, left ventricular structure and function, and plasma natriuretic peptide concentrations during pregnancy complicated by preeclampsia[J]. Am J Obstet Gynecol, 2000, 183(1): 140-147.

[6] Borghi C，Cicero A F，Degli E D，et al. Hemodynamic and neurohumoral profile in patients with different types of hypertension in pregnancy[J]. Intern Emerg Med，2011，6(3)：227-234.

[7] Cho K I，Kim S M，Shin M S，et al. Impact of gestational hypertension on left ventricular function and geometric pattern[J]. Circ J，2011，75(5)：1170-1176.

[8] Rossi A，Cornette J，Johnson M R，et al. Quantitative cardiovascular magnetic resonance in pregnant women：cross-sectional analysis of physiological parameters throughout pregnancy and the impact of the supine position[J]. J Cardiovasc Magn Reson，2011，13：31.

[9] Yoon A J，Song J，Megalla S，et al. Left ventricular torsional mechanics in uncomplicated pregnancy[J]. Clin Cardiol，2011，34(9)：543-548.

[10] Cong J，Fan T，Yang X，et al. Structural and functional changes in maternal left ventricle during pregnancy：a three-dimensional speckle-tracking echocardiography study[J]. Cardiovasc Ultrasound，2015，13：6.

[11] Zanati B S，Borges V M，Martin L C，et al. Disproportionate pregnancy-induced myocardial hypertrophy in women with essential hypertension[J]. Am J Hypertens，2013，26(6)：816-821.

[12] Vazquez B M，Roisinblit J，Grosso O，et al. Left ventricular function impairment in pregnancy-induced hypertension[J]. Am J Hypertens，2001，14(3)：271-275.

[13] Devereux R B，Casale P N，Kligfield P，et al. Performance of primary and derived M-mode echocardiographic measurements for detection of left ventricular hypertrophy in necropsied subjects and in patients with systemic hypertension，mitral regurgitation and dilated cardiomyopathy[J]. Am J Cardiol，1986，57(15)：1388-1393.

[14] Cuspidi C，Facchetti R，Sala C，et al. Normal values of left-ventricular mass：echocardiographic findings from the PAMELA study[J]. J Hypertens，2012，30(5)：997-1003.

[15] Vasapollo B，Novelli G P，Valensise H. Total vascular resistance and left ventricular morphology as screening tools for complications in pregnancy[J]. Hypertension，2008，51(4)：1020-1026.

[16] Melchiorre K，Sharma R，Thilaganathan B. Cardiovascular implications in preeclampsia：an overview[J]. Circulation，2014，130(8)：703-714.

[17] Song G，Liu J，Ren W，et al. Reversible changes of left atrial function during pregnancy assessed by two-dimensional speckle tracking echocardiography[J]. PLoS One，2015，10(5)：e0125347.

[18] Savu O，Jurcut R，Giusca S，et al. Morphological and functional adaptation of the maternal heart during pregnancy[J]. Circ Cardiovasc Imaging，2012，5(3)：289-297.

[19] Valensise H，Vasapollo B，Novelli G P，et al. Maternal total vascular resistance and concentric geometry：a key to identify uncomplicated gestational hypertension[J]. BJOG，2006，113(9)：1044-1052.

[20] Novelli G P，Valensise H，Vasapollo B，et al. Left ventricular concentric geometry as a

risk factor in gestational hypertension[J]. Hypertension,2003,41(3):469-475.

[21] Miyake H, Nakai A, Koshino T, et al. Doppler velocimetry of maternal renal circulation in pregnancy-induced hypertension[J]. J Clin Ultrasound,2001,29(8):449-455.

[22] Nakai A, Asakura H, Oya A, et al. Pulsed Doppler US findings of renal interlobar arteries in pregnancy-induced hypertension[J]. Radiology,1999,213(2):423-428.

[23] Hutcheon J A,Lisonkova S,Joseph K S. Epidemiology of pre-eclampsia and the other hypertensive disorders of pregnancy[J]. Best Pract Res Clin Obstet Gynaecol,2011,25 (4):391-403.

[24] Lichtenstein D, Meziere G A. Diagnosis of cardiogenic pulmonary edema by sonography limited to the anterior lung[J]. Chest,2009,135(3):883-884.

[25] Gheorghiade M,Follath F,Ponikowski P, et al. Assessing and grading congestion in acute heart failure:a scientific statement from the acute heart failure committee of the heart failure association of the European society of cardiology and endorsed by the European society of intensive care medicine[J]. Eur J Heart Fail, 2010, 12 (5): 423-433.

[26] Lichtenstein D. Should lung ultrasonography be more widely used in the assessment of acute respiratory disease? [J]. Expert Rev Respir Med,2010,4(5):533-538.

[27] Lichtenstein D A, Meziere G A, Lagoueyte J F, et al. A-lines and B-lines: lung ultrasound as a bedside tool for predicting pulmonary artery occlusion pressure in the critically ill[J]. Chest,2009,136(4):1014-1020.

第五章
妊娠期高血压疾病的诊断、分类、风险因素及鉴别诊断

第一节　妊娠期高血压疾病的诊断

妊娠期高血压疾病是妊娠与高血压并存的一组疾病,严重威胁母婴健康,是产科常见的并发症,也是孕妇死亡的重要原因。

一般根据病史、临床表现及辅助检查即可做出妊娠期高血压疾病的诊断,但由于该病临床表现的多样性,应注意评估有无多脏器损害。

一、病史

注意排查各种风险因素,询问孕妇显现或隐匿的基础疾病,如妊娠前有无高血压、肾病、糖尿病及自身免疫性疾病等病史或表现,有无妊娠期高血压疾病史及家族史或遗传史;了解孕妇的既往病理妊娠史;了解此次妊娠后孕妇的高血压、蛋白尿等症状出现的时间和严重程度,了解产前检查状况;了解孕妇的一般情况,包括体重、此次妊娠的情况和饮食、生活环境。对于过低体重者要加以重视。

美国妇产科医师学会(ACOG)相关指南指出高血压控制不良超过 4 年的妇女或根据年龄(大于 30 岁)怀疑长期患有高血压的女性更有可能发生心脏肥厚性变化、心脏肿大和缺血性心脏病。检测这些问题对于减轻怀孕、分娩和分娩后的风险很重要。临床实践建议评估长期高血压患者的心脏状态,特别是左心室功能,心电图可作为一种可接受的测试。有其他危险因素或心电图异常的患者应采用超声心动图进行评估。

澳大利亚和新西兰产科医学会(SOMANZ)相关指南指出妊娠合并慢性高血压的重要继发原因包括:慢性肾病,如肾小球肾炎、反流性肾病和成人多囊肾病;肾动脉狭窄;累及肾脏的全身性疾病,如糖尿病、全身性红斑狼疮;内分泌疾病,如嗜铬细胞瘤、库欣综合征和原发性醛固酮增多症;主动脉缩窄等。若没有上述情况,在妊娠期的前一半时间患有高血压的妇女很可能患有原发性高血压。不可能在妊娠期间完全调查这些疾病,完整的评估可能需要推迟到产后。

二、血压

1. 血压的测定　水银血压计仍是妊娠期间测量血压的可靠工具,然而,现在的医疗情况限制了其可用性。在一般社区中,家庭血压监测仪为高血压的治疗和诊断提供了方便,在孕妇和临床医生中被广泛使用。尽管自动化设备可以给出与水银血压计相似的平均血压值,但在子痫前期患者中存在广泛的个体误差,其准确性可能会进一步降低。大多数家庭血压监测仪在妊娠期间是准确的,但约 25% 的家庭血压监测仪与标准的血压计测得的血压有差异,因此,在使用家庭血压监测仪之前,所有孕妇都应该与校准的血压计或用于妊娠和子痫前期的自动化仪器进行对比,以此检查家庭血压监测仪的准确性。在没有严重高血压(160/110 mmHg)的情况下,我们建议使用几天的平均血压,而不是采取单次读数。医院对于所有的血压测量设备应定期对照校准设备进行检查。

ACOG 相关指南中的一些报告显示,25%~70% 的血压测量仪器不能精确到 5 mmHg 内,而在临床上,5 mmHg 内的血压差被认为是重要的。使用家庭血压监测仪是可行的,但应强调对患者进行培训,使用验证过的设备,以及依据明确的说明。让患者带着她的家庭血压监测仪到医院,与在医院进行的测量进行比较可能是有用的。对于血压控制不佳的患者,家庭监测可减少就诊频率。在患者休息(最好是 10 min 或更长时间)、双腿不交叉、背部支撑坐下后,测量血压并记录。在测量前 30 min 内不应摄入咖啡因或烟草,因为它们会暂时升高血压。袖带应大小适当(长度为上臂周长的 1.5 倍),放置在心脏的水平,以确保得到准确的读数。针对特定臂围的适当袖口尺寸(成人)如下:

对于臂围为 22~26 cm 的人,袖口尺寸:12 cm×22 cm。

对于臂围为 27~34 cm 的人,袖口尺寸:16 cm×30 cm。

对于臂围为 35~44 cm 的人,袖口尺寸:16 cm×36 cm。

对于臂围为 45~52 cm 的人,袖口尺寸:16 cm×42 cm。

血压袖口太小会导致实际血压过高,而双腿交叉、背部或手臂不受支撑也会导致血压过高。如果必须以平卧位测量血压,则应将患者置于左侧卧位,袖口应在右心房水平。这些细节代表了血压评估的标准。必要时测量两臂了解血压的增高情况。如果一只手臂的血压持续偏高,所有的血压测量都应使用血压较高的那只手臂。分娩时,可侧卧测量血压;由于存在仰卧位低血压综合征,应避免仰卧位。两臂间血压的差异通常小于 10 mmHg,8% 和 2% 的孕妇两臂间收缩压和舒张压的差异大于 10 mmHg。

欧洲心脏病学会(ESC)相关指南指出,在高血压急症中,如果临床怀疑有主动脉夹层,还应测量双臂和下肢的血压。

2. 动态血压检测　测量患者血压的三种常用方法是在临床、门诊和在家自行测量。三种方法各有优缺点,并提供互补的信息。患者每日血压有相当大的差异,若临床上测量血压的数量太少,则无法提供准确的血压值。除了与仪器缺陷、不当技术或观察者偏差相关的误差外,它们还受到许多因素的影响,这些因素可能导致血压测量值相比真实血压过高或过低。

在一些患者中,血压测量过程本身可以诱发血压升高(称为白大褂效应)。多达四分之一的在诊所时血压升高的患者患有白大褂高血压,当由医生测量血压时,这种影响特别明显,而当由护士或诊所内其他受过培训的工作人员测量血压时,这种影响就不那么明显了。这种情况在很大程度上可以通过由护士测量血压,而不是医生来避免。我们建议所有女性在诊断为真正的高血压之前都要接受自动家庭血压监测(HBPM)或 24 h 动态血压监测(ABPM)。最近的研究表明,当患者独自在一个安静的房间时,使用一个经过验证的自动化设备进行临床血压测量,可以减少白大褂效应的影响。

相反,约 10％患者的高血压表现为另一种形式,较难诊断,其特征是在诊所就诊时血压正常,但在其他时间血压升高。这被称为隐匿性高血压,可通过 24 h 动态血压监测(ABPM)或自动家庭血压监测(HBPM)来确诊。

重要的是,临床血压测量提供的关于个人实际血压的信息有限,并不能提供多种因素(例如环境温度和湿度、体育活动、酒精、咖啡因和食物的摄入、情绪状态(比如焦虑和愤怒)、睡眠)所产生的影响。

动态血压监测(ABPM)是患者佩戴便携式血压测量设备在一段特定时间(通常为 24 h)内进行的血压监测。通过戴在上臂的袖套,自动定期测量血压(白天每 15～30 min 一次,夜间每 30～60 min 一次),由此得出收缩压和舒张压读数,用此可以评估患者在白天正常活动时及睡眠时的血压。将测量数据下载到计算机上,可生成一份报告,报告可显示读数的次数和读数超过高血压阈值的时间。这些数据还可用于计算一系列与心血管疾病风险相关的参数,包括血压变异性、心率变异性、血压负荷和晨间血压。

在进行 ABPM 前,应该告知患者相关信息和提供必要指示,以减少恐惧和焦虑。在最初的口头描述之后,建议给患者一套书面说明带回家。应告知患者哪些活动可能会干扰该设备,并指示患者记录活动、睡眠、服药、保持某些姿势和可能与血压有关的症状(如头晕)的时间。应该选择正常工作日而不是休息日,以获得一个典型的血压曲线,更好地预测终末器官损伤。

尽管现代设备轻便且相对容易佩戴,但袖口的膨胀可能会造成不适,尤其是对高血压患者或由于测量错误而导致多次重复测量的人。在一项针对孕妇的研究中,多达 15％的人因为不适而停止了 ABPM。ABPM 是安全的,通常没有并发症,但偶尔会出现上臂淤点或充气袖口下的淤伤,并可能出现睡眠障碍。在解释 ABPM 获得的读数(包括是否存在夜间下降)时,应考虑到不适和睡眠障碍。

2011 年澳大利亚在 ABPM 共识立场声明中为妊娠的不同阶段建立了 ABPM 正常血压范围(表 5-1)。ABPM 的主要作用是识别孕妇的白大褂高血压、蒙面性高血压等,从而避免不适当的干预。ABPM 在评估早期高血压(妊娠 20 周前)时是有用的,其中大约三分之一的女性被证明患有白大褂高血压。在这些患有白大褂高血压的妇女中,大约有一半在妊娠期间不需要抗高血压药物,而另一半会发展为真正的高血压。ABPM 在妊娠后期白大褂高血压中作用较小。24 h ABPM 用于鉴别妊娠后期有高血压风险的女性时,敏感性和特异性较差。在妊娠期有高血压疾病的妇女中,ABPM 在预测不良结局方面有一定的预后价值,但需要进一步研究确定其在妊娠期高血压疾病的临床管理中的作用。在有子痫前期或妊娠期高血压的孕妇中,ABPM 可监测夜间(睡眠)高血压,这与白天(清醒时)血压升高、孕妇肾功能和肝功能障碍风险增加和出生体重降低有关。但目前,没有证据表明针对这些女性的夜间高血压会改变妊娠结局。

表 5-1　ABPM 正常血压范围

时间及孕周		血压上限
白天(清醒)	妊娠小于 22 周	132/79 mmHg
	妊娠 26～30 周	133/81 mmHg
	妊娠大于 30 周	135/86 mmHg
夜间		120/75 mmHg

国际妊娠期高血压研究学会(ISSHP)相关指南定义的 24 h ABPM 正常值中,22 周前,血压值应如下:24 h 平均血压为 126/76 mmHg,清醒时平均血压为 132/79 mmHg,睡眠时平均血压为 114/66 mmHg。这些值略低于非孕妇高血压诊断阈值。

3.高血压 欧洲心脏病学会(ESC)相关指南提出,在正常妊娠中,血压(BP)在妊娠 20~24 周之间降至最低点。之后血压逐渐升高,直到足月达到孕前值。

ISSHP 相关指南指出,由于许多孕妇在妊娠前几个月内没有测量血压,因此,在实践中,我们主要依靠妊娠早期的血压来定义正常或高血压。

中国 2020 年相关指南中对妊娠期高血压的定义:同一手臂至少 2 次测量的收缩压≥140 mmHg 和(或)舒张压≥90 mmHg。对首次发现血压升高者,应间隔 4 h 或 4 h 以上复测血压,如 2 次测量均为收缩压≥140 mmHg 和(或)舒张压≥90 mmHg,诊断为高血压。对严重高血压孕妇,即收缩压≥160 mmHg 和(或)舒张压≥110 mmHg 者,间隔数分钟重复测定后即可以诊断。收缩压≥160 mmHg 和(或)舒张压≥110 mmHg,为重度高血压,如急性发作、持续时间>15 min,为持续性重度高血压,也称为高血压急症。高血压的严重程度是根据靶器官受累情况(即母亲或胎儿本身)以及实际血压水平来考虑的。

加拿大妇产科医师学会(SOGC)相关指南指出,血压水平在 140/90 mmHg 和<160/110 mmHg 之间被认为是妊娠期的非严重高血压。血压 160/110 mmHg 与妊娠期母亲卒中风险增加有关,因此其被认为是妊娠期严重高血压的诊断阈值。超过 50% 的首次血压读数为 140/90 mmHg 的女性具有白大褂效应。耐药性高血压患者在妊娠 20 周及以前时需要 3 种抗高血压药物来控制血压。

而 SOMANZ 相关指南则将需要紧急治疗的严重高血压定义为收缩压≥170 mmHg,和(或)舒张压≥110 mmHg。

美国心脏病学会(ACC)和美国心脏协会(AHA)提出的建议更改了成人高血压的诊断标准。这些建议包括将血压分为四类:①正常:收缩压<120 mmHg 和舒张压<80 mmHg。②升高:收缩压 120~129 mmHg,舒张压<80 mmHg。③1 级高血压:收缩压 130~139 mmHg 或舒张压 80~89 mmHg。④2 级高血压:收缩压≥140 mmHg 或舒张压≥90 mmHg。这些改变是为了帮助临床和公共健康决策,并反映数据,表明即使在高血压升高和 1 级高血压范围内,心血管风险也可以改变。ACC/AHA 提出的建议对育龄妇女高血压的诊断、妊娠结局和孕妇保健资源使用的影响尚不清楚。使用 ACC/AHA 的定义来确定孕妇的慢性高血压比传统使用的诊断标准具有更低的诊断阈值。

中国 2020 年相关指南指出,对于白大褂高血压、隐匿性高血压及一过性高血压等各种表现形式的高血压,都需要进行动态监测、评估及管理;若血压较基础血压升高 30/15 mmHg,但血压<140/90 mmHg 时,虽不作为高血压的诊断依据,但需要密切随访,还要注意血压升高幅度的变化即相对性高血压的问题。对于白大褂高血压、隐匿性高血压及一过性高血压,还有相对性高血压这几类人群,注意动态血压变化。这几类人群在妊娠过程中,都有可能发展为妊娠期高血压甚至子痫前期,因此提倡自动家庭血压监测和有条件者行 24 h 动态血压监测,以了解孕妇血压及病情变化,适时进行干预。

4.蛋白尿 中国 2020 年相关指南指出,所有孕妇每次产前检查时均应检测尿蛋白或尿常规。尿常规检查应选用清洁中段尿。对于可疑子痫前期孕妇应检测 24 h 尿蛋白定量,尿蛋白≥0.3 g/24 h 或尿蛋白/肌酐值≥0.3,或随机尿蛋白阳性定义为蛋白尿。随机尿蛋白定性不准确,只有定量方法不可用时才考虑使用随机尿蛋白定性。此外,应注意留取清洁中段尿,及排除尿少导致的尿比重增高时的混淆问题。应注意蛋白尿的进展变化,注意排查蛋白尿与孕妇肾病和自身免疫性疾病的关系。

ACOG 相关指南建议将尿蛋白/肌酐值的检测作为排除蛋白尿的有效筛选试验。对于尿蛋白/肌酐值或血清肌酐值处于临界值或异常的患者,建议收集 24 h 尿液。尿蛋白/肌酐值低于 0.15 表明蛋白尿水平小于 300 mL/24 h。

妊娠期间的蛋白尿定义为 24 h 尿液中蛋白质≥300 mg/dL,尿蛋白/肌酐值≥0.30。当没有定量方法或需要快速判断时,可以用尿蛋白试纸读数。然而,试纸尿检有很高比例的假阳性率和假阴性率。与 24 h 尿液采集时 300 mg 的下限相比,71%的病例 1+蛋白尿检测结果为假阳性,甚至在 7%的病例中 3+蛋白尿检测结果也可能为假阳性。使用相同的 24 h 尿液收集标准,试纸尿液分析的假阴性率为 9%。如果尿液分析是评估蛋白尿的唯一可用方法,那么使用 2+作为判别值总体准确性更高。

ISSHP 相关指南指出,如果可能,对于蛋白尿,应首先通过自动试纸尿液分析进行评估,如果不能,仔细的目视试纸尿检就足够了。如果阳性(1+,30 mg/dL),则应检测尿蛋白/肌酐(P/Cr)值。P/Cr 值≥30 mg/mmol 为异常,如果试纸试验阴性,那么不需要进一步的 P/Cr 值检测。

诊断妊娠期异常蛋白尿的金标准是 24 h 尿蛋白≥300 mg/d,理想情况下,24 h 肌酐排泄也将被用来评估收集的充分性,因为如果缺少这个,仅仅估计每日尿蛋白排泄往往是不正确的。在实践中,24 h 尿蛋白测量将主要被尿蛋白/肌酐值取代,该比值为 30 mg/mmol(=0.26 mg/mg,通常四舍五入为 0.3 mg/mg),代表显著的蛋白尿;这消除了收集 24 h 尿液的困难,加快了决策过程。因试纸测试不完善,少量蛋白尿病例可能因试纸测试阴性而被漏诊;当尿液 P/Cr 值低于 30 mg/mmol 时偶尔也会在 24 h 内给出异常的假阴性结果。但在这种情况下,蛋白尿总蛋白排泄量通常小于 400 mg/d。目前尚无足够的数据推荐使用尿白蛋白/肌酐值,但随着更多研究的出现,这种情况可能会改变。当无法对蛋白尿进行 24 h 或 P/Cr 值检测时,试纸试验可对真蛋白尿进行合理评估,特别是当值大于 1 g/L,即 2+时。

关于蛋白尿的绝对定量的重要性仍存在争论。一些人认为,蛋白尿的程度几乎没有提供额外的风险分层(除肾病综合征除外),它不应该被纳入子痫前期的严重程度的考虑。其他研究表明,大量蛋白尿(>5 g/24 h)与更严重的新生儿结局和更早分娩相关,P/Cr 值>900 mg/mmol(如果年龄>35 岁,则 P/Cr 值>500 mg/mmol)与孕妇的更差结局相关。因此,部分医院可能会选择继续测量蛋白尿,但不建议根据蛋白尿的程度决定分娩与否。

近年来,妊娠蛋白尿被认为是一种真实存在的疾病。目前尚不清楚有多少孕妇受到这种情况的影响,这种情况的定义是在没有子痫前期或原发性肾病的情况下,在妊娠期新发蛋白尿。有妊娠蛋白尿的妇女血浆中胎盘生长因子的水平介于正常妊娠和子痫前期之间,提示这些妇女有早期形式子痫前期的风险。

SOMANZ 相关指南通过对妊娠期高血压疾病蛋白尿的测量和解释进行回顾,指出试纸试验不能准确地确认或排除显著的蛋白尿(300 mg/24 h)。据报道,其敏感性为 22%~82%。自动试纸测试虽稍微改善了这一点,但即使这样也会漏诊超过一半的有明显蛋白尿的患者。存在 2+或 3+蛋白尿或重复的+1 试纸试验都可增加其敏感性和特异性,因此,应假定其为显著的蛋白尿,直到试验证实。24 h 尿蛋白一直是定量妊娠期蛋白尿的金标准,尽管其准确性受到许多因素的影响,如收集的充分性和准确性以及蛋白质排泄的变化。尿蛋白/肌酐临界值为 30 mg/mmol,相当于 24 h 尿蛋白>300 mg/d,这个水平有足够的敏感性和特异性,可以用来作为"排除值",低于这个值,真蛋白尿的可能性较低。这是诊断妊娠期蛋白尿的推荐方法和截止点。在实践中,试纸试验简单、廉价,是一种合适的筛查试验,但当怀疑子痫前期时,建议使用斑点尿液 PCR 来确认或排除蛋白尿。对于患有潜在肾病的妇女,特别是已有高血压的妇女,对蛋白尿的解释是困难的,在出现其他特征之前不应诊断为子痫前期。

英国国家卫生与临床优化研究所(NICE)相关指南指出妊娠期高血压疾病患者蛋白尿的评估:在二级保健环境中,使用自动试剂条读取装置进行孕妇蛋白尿的试纸筛查。如果试纸筛查呈阳性(1＋或以上),请使用白蛋白、肌酐比值或蛋白质、肌酐比值来量化孕妇的蛋白尿。不要使用晨尿来量化孕妇的蛋白尿。如果使用蛋白质、肌酐比值来量化孕妇的蛋白尿,使用 30 mg/mmol 作为显著蛋白尿的阈值。如果结果为 30 mg/mmol 或以上,且子痫前期的诊断仍不确定,请考虑对新样本进行重新检测,同时进行临床检查。如果使用白蛋白、肌酐比值替代蛋白质、肌酐比值来诊断高血压孕妇的子痫前期,使用 8 mg/mmol 作为诊断阈值;如果结果为 8 mg/mmol 或以上,且子痫前期的诊断仍不确定,请考虑对新样本进行重新检测,同时进行临床检查。

昆士兰(Queensland)相关指南提出第一次就诊及每次就诊时,需用尿试纸筛查蛋白尿。当出现大于或等于 2＋的蛋白尿、持续性 1＋蛋白尿、疑似子痫前期等情况时需采用实验室方法进行定量。在未受污染的样本中,尿蛋白/肌酐值大于 30 mg/mmol 可诊断妊娠期蛋白尿。在常规的临床管理中,不需要采集 24 h 尿液。一旦在确诊的子痫前期患者中发现了明显的蛋白尿,就不需要重复进行蛋白尿检测。

三、其他实验室检查

中国的相关指南提及妊娠期出现高血压时,应注意进行以下常规检查:①血常规;②尿常规;③肝功能、血脂;④肾功能;⑤凝血功能;⑥心电图;⑦产科超声检查。必要时复查。尤其是对于妊娠 20 周后才开始进行产前检查的孕妇,应注意了解和排除孕妇的基础疾病和慢性高血压,注意血脂、血糖水平,甲状腺功能、凝血功能等的检查或复查,注意动态监测血压,注意眼底改变或超声心动图检查提示的病变。

在出现子痫前期及子痫时,视病情发展和诊治需要在上述基础上应酌情增加以下检查:①排查自身免疫性疾病;②高凝状况检查;③血电解质检查;④眼底检查;⑤通过超声等影像学检查了解肝、肾等器官及胸腹腔积液情况;⑥动脉血气分析;⑦心脏彩超及心功能检测;⑧超声检查和监测胎儿生长发育指标;⑨头颅 CT 或 MRI 检查,并注意依据病情进行动态检查。

肾脏通常是第一个受慢性高血压影响的终末器官,基础的肾功能评估通常包括血清肌酐、尿蛋白/肌酐值,如果需要,测量 24 h 尿总蛋白和肌酐清除率。

ISSHP 相关指南建议所有妊娠期间患有慢性高血压的妇女在初次诊断时进行以下检查。①全血计数(血红蛋白和血小板计数);②检查肝酶(天冬氨酸转氨酶(AST)、丙氨酸转氨酶(ALT)和乳酸脱氢酶(LDH))和功能试验(国际标准化比率(INR)、血清胆红素和血清白蛋白);③血清肌酐、电解质和尿酸检查;④如果血清肌酐或任何尿液检测异常,则进行尿液分析和显微镜检查,以及 P/Cr 或 ACR 或肾脏超声检查(血清尿酸不是子痫前期的诊断标准,但妊娠纠正后血清尿酸水平升高与母体和胎儿预后不良有一定的关系,提示应对胎儿生长进行详细评估,即使在妊娠期高血压妇女中也是如此。然而,尿酸不应该被用来作为决定分娩的指标)。这将为妊娠后期出现子痫前期时提供基线参考。

高血压的继发性原因较少,在妊娠妇女年龄组中,病因通常是潜在的原发性肾实质疾病

（如反流性肾病或肾小球肾炎），较少的是肾动脉纤维肌增生或原发性醛固酮增多症。在缺乏临床线索的情况下，ISSHP 相关指南不建议对高血压的任何继发原因进行常规检测。

SOMANZ 相关指南指出血管生成因子的改变（增加可溶性 fms 酪氨酸激酶-1(sFlt-1)或减少胎盘生长因子(PLGF)）在子痫前期的发展中具有重要的病理生理学意义，并可能在诊断中具有潜在作用。这些血管生成因子的变化在子痫前期孕妇高血压发病前和发病时均可检测到。单独测量 PLGF 或与 sFlt-1 联合测量，目前都未纳入妊娠期高血压疾病的分类标准中。

血清/血浆肌酐水平通常在正常妊娠期下降，即使在正常范围的上限（70～100 μmol/L），也可能表明肾功能受损。其他指南使用 100～110 μmol/L 的临界值来指示子痫前期患者的肾脏损害。血清/血浆肌酐（连同其他参数）是子痫前期孕产妇不良结局的指标之一，尤其是蛋白尿患者。

尿酸血症是子痫前期常见的特征，但不能用于诊断。虽然最近的 Meta 分析确实表明尿酸在子痫前期的预测中是有用的，但是却与尿酸作为子痫前期孕产妇和（或）胎儿并发症的预测因子的文献是相互矛盾的。目前可参考妊娠校正正常范围（表 5-2），高于上限可能与不良事件有关。

表 5-2　不同胎龄时尿酸的上限（基于平均＋2 标准差）

胎龄/周	24	32	36	38
尿酸/(mmol/L)	0.28	0.32	0.34	0.38

国际妇产科联盟(FIGO)相关指南中提及目前子痫前期的筛查方法是从孕产妇人口学特征和病史（孕产妇危险因素）中识别危险因素，根据英国国家卫生与临床优化研究所(NICE)相关指南，如果孕产妇有任何一个高危因素（既往妊娠中的高血压疾病、慢性高血压、慢性肾病、糖尿病或自身免疫性疾病）或任何两个中度危险因素（零胎次、年龄≥40 岁、BMI≥35 kg/m²、子痫前期家族史或妊娠间隔时间＞10 年），则应被认为具有患子痫前期的高风险。研究者支持使用基于风险的筛查，使用生物标志物来预测子痫前期，而不是仅使用孕产妇人口统计学特征和病史（孕产妇风险因素）的筛查方法。通过广泛的研究，研究者发现了在妊娠 11～13 周时 4 个潜在有用的生物标志物可预测子痫前期的发生、发展，分别是平均动脉压(MAP)、子宫动脉搏动指数(UTPI)、妊娠相关血浆蛋白 A(PAPP-A)、胎盘生长因子(PLGF)。

（孙佳瑶　何　花）

第二节　妊娠期高血压疾病的分类及临床表现

基于孕妇的各种基础病理状况，也因受妊娠期间环境因素的影响，妊娠期高血压疾病孕妇在妊娠期间病情的缓急不同，可呈现进展性变化，也可迅速恶化。因此，可根据临床表现将妊娠期高血压疾病进行分类，从而根据不同的分类进行干预及适时终止妊娠。

关于妊娠期高血压疾病，国际上并没有统一的分类标准。

1. 妊娠期高血压　2020 年，中国高血压相关指南对妊娠期高血压的定义：妊娠 20 周后首次出现高血压，收缩压≥140 mmHg(1 mmHg＝0.133 kPa)和（或）舒张压≥90 mmHg，于产后 12 周内血压恢复正常；尿蛋白检测阴性。收缩压≥160 mmHg 和（或）舒张压≥110 mmHg

为重度妊娠期高血压。产后方可确诊。

ISSHP 相关指南指出,妊娠期高血压的特征是在妊娠 20 周后出现高血压,没有任何孕妇或胎儿子痫前期的临床特征,然后在产后 3 个月内血压恢复正常。初诊时,该诊断包括一些处于子痫前期但尚未出现蛋白尿或其他表现的孕妇(高达 25%)。一些最初被诊断为高血压的孕妇在产后 12 周后会表现出持续的血压升高,最终被归类为慢性高血压。

ACOG、SOMANZ 等相关指南中妊娠期高血压的诊断标准均同 ISSHP 相关指南。

2. 子痫前期　2020 年,中国《高血压指南》对子痫前期的定义:妊娠 20 周后孕妇出现收缩压≥140 mmHg 和(或)舒张压≥90 mmHg,伴有下列任意 1 项:①尿蛋白定量≥0.3 g/24 h,或尿蛋白/肌酐值≥0.3,或随机尿蛋白阳性(无条件进行蛋白定量时的检查方法);②无蛋白尿但伴有以下任何 1 种器官或系统受累:心、肺、肝、肾等重要器官,或血液系统、消化系统、神经系统的异常改变,胎盘-胎儿受到累及等。子痫前期也可发生在产后。血压和(或)尿蛋白水平持续升高,或孕妇器官功能受累或出现胎盘-胎儿并发症,是子痫前期病情进展的表现。

子痫前期孕妇出现下述任一表现为重度子痫前期:①血压持续升高且不可控制,收缩压≥160 mmHg 和(或)舒张压≥110 mmHg。②持续性头痛、视觉障碍或其他中枢神经系统异常表现。③持续性上腹部疼痛及肝包膜下血肿或肝破裂表现。④转氨酶水平异常:血丙氨酸转氨酶(ALT)或天冬氨酸转氨酶(AST)水平升高。⑤肾功能受损:尿蛋白定量>2.0 g/24 h;少尿(24 h 尿量<400 mL,或每小时尿量<17 mL),或血肌酐水平>106 μmol/L。⑥低蛋白血症伴腹腔积液、胸腔积液或心包积液。⑦血液系统异常:血小板计数呈持续性下降并低于 100×10^9/L;微血管内溶血,表现为贫血、血乳酸脱氢酶(LDH)水平升高或黄疸。⑧心力衰竭。⑨肺水肿。⑩胎儿生长受限或羊水过少、胎死宫内、胎盘早剥等。

ACOG 相关指南中子痫前期诊断标准:①出现血压升高:既往血压正常的孕妇在妊娠 20 周后至少间隔 4 h,两次出现收缩压≥140 mmHg 或舒张压≥90 mmHg;收缩压≥160 mmHg 或舒张压≥110 mmHg(重度高血压可在短时间内确诊);且合并蛋白尿,包括 24 h 尿蛋白≥300 mg,尿蛋白/肌酐值≥0.3 mg/dL,试纸读数 2+(仅在其他定量方法不可用时使用)。②出现血压升高,但无蛋白尿的情况下出现新发的:a.血小板减少:血小板计数<100×10⁹/L。b.肾功能不全:在没有其他肾病的情况下,血清肌酐浓度大于 1.1 mg/dL 或是血清肌酐正常浓度的两倍。c.肝功能受损:血液中肝转氨酶浓度升高至正常浓度的两倍。d.肺水肿。e.药物对新发头痛无效,不能由替代诊断或视觉症状解释。

虽然 ISSHP 之前发表了一份记录"严重子痫前期"的声明,但在 2018 年 ISSHP 在相关指南中同意 ACOG 和其他人的立场,即子痫前期在任何阶段都可能成为母亲和胎儿的主要威胁,分类为"轻度"或"严重"疾病可能会误导经验不足的临床医生。ACOG 取消了"严重子痫前期"的诊断,而是讨论了"有或没有严重特征的子痫前期"。

具有严重特征的子痫前期:①收缩压≥160 mmHg 或舒张压≥110 mmHg,至少间隔 4 h 测量两次(除非在此之前进行了降压治疗)。②血小板减少:血小板计数小于 100×10^9/L。③肝功能受损,以及肝酶浓度异常升高(血清浓度是正常浓度的两倍以上),或严重的持续性右上腹痛或对药物无反应的上腹痛。④肾功能不全(血清肌酐浓度超过 1.1 mg/dL 或在无其他肾病时血清肌酐浓度较正常增加一倍)。⑤肺水肿。⑥药物对新发头痛无效,并不能用替代诊断解释。⑦视觉障碍。

值得注意的是,临床表现类似子痫前期,但孕周低于 20 周时,应考虑其他诊断,包括但不限于血栓性血小板减少性紫癜、溶血性尿毒症综合征、葡萄胎妊娠、肾病或自身免疫性疾病。

高达 50% 的妊娠期高血压疾病患者最终会出现与子痫前期诊断相符的蛋白尿或其他末端器官功能障碍，如果在妊娠 32 周前诊断出高血压，这种进展的可能性更大。在一项由 1348 名高血压孕妇组成的队列研究中，有蛋白尿的妇女更容易发展为重度高血压，早产率和围产期死亡率较高；然而，无蛋白尿的女性出现血小板减少或肝功能障碍的概率较高。

ISSHP 相关指南中子痫前期是指妊娠期高血压疾病患者在妊娠 20 周或之后伴有以下一种或多种新发情况：①蛋白尿；②其他母体器官功能障碍：a. 急性肾损伤（AKI），肌酐 $\geqslant 90$ $\mu mol/L$；b. 肝脏受累，转氨酶水平升高，如 ALT 或 AST>40 U/L，伴或不伴腹部右上象限或上腹痛；c. 神经系统并发症（包括子痫、精神状态改变、失明、卒中、阵挛、严重头痛、持续性视力盲点）；d. 血液学并发症（血小板减少（如血小板计数低于 $15 \times 10^4/\mu L$）、DIC、溶血）。

FIGO 相关指南则采用了 ISSHP 提供的子痫前期的定义。

妊娠期头痛是多因素的。然而，在有高血压的情况下，新发头痛应被认为是子痫前期的一部分，直到排除诊断，这是一种较为安全的临床方法。蛋白尿不是诊断子痫前期的必要条件，但约 75% 的病例存在蛋白尿。对于在新发妊娠期高血压疾病背景下，没有子痫前期孕妇的临床表现，仅表现为胎儿生长受限的孕妇，是否应该被定义为子痫前期仍存在争议。考虑到子痫前期本身通常是一种原发性胎盘疾病，ISSHP 将其纳入考虑。

SOGC 相关指南中子痫前期被定义为妊娠期高血压合并以下一种或多种情况：①蛋白尿；②合并一种或多种不良情况；③合并一种或多种严重并发症（表 5-3）。

严重子痫前期定义为伴有一种或多种严重并发症的子痫前期。

表 5-3 子痫前期的不良情况和严重并发症

系统	不良情况（会增加发生严重并发症的风险）	严重并发症（需要分娩）
中枢神经系统	头痛或视觉症状	子痫；可逆性后部脑病综合征；皮质性失明或视网膜脱离；格拉斯哥昏迷评分<13 分；卒中、短暂性脑缺血发作或可逆性脑缺血性神经功能障碍
心、肺	胸痛或呼吸困难，血氧饱和度<97%	不受控制的严重高血压（尽管使用三种降压药仍持续 12 h）；氧饱和度<90%，需要氧浓度≥50% 的氧治疗>1 h；肺水肿；心肌缺血或梗死
血液系统	白细胞计数升高；国际标准化比值升高或活化部分凝血活酶时间延长、血小板计数减少	血小板计数<50×10^9/L（需要输血）
肾脏	血清肌酐水平升高；血清尿酸水平升高	急性肾损伤（肌酐>150 $\mu mol/L$，既往无肾病）；透析的新适应证
肝脏	恶心或呕吐；腹部右上象限或上腹痛；血清 AST、ALT、LDH 或胆红素水平升高	肝功能缺陷（无 DIC 或华法林的 INR>2）；肝性血肿或肝破裂
胎儿、胎盘	胎心异常；宫内生长受限；羊水过少；多普勒测速显示舒张末期血流缺失或逆转	有母体或胎儿损害的证据；反向静脉导管 A 波；死产

SOMANZ 相关指南中子痫前期的特征为高血压,并累及一个或多个器官、系统和(或)胎儿。血压升高通常是但不总是第一症状。蛋白尿是高血压后最常见的附加特征,但不应被认为是临床诊断的强制性因素。妊娠 20 周后出现血压升高(子痫前期很少出现在妊娠 20 周之前;通常存在一种诱因,如葡萄胎、多胎妊娠、胎儿三倍体、严重肾病或抗磷脂抗体综合征),并伴有以下一个或多个器官受累的迹象:①肾损伤:a. 显著的蛋白尿:尿蛋白/肌酐值≥30 mg/mmol;血清或血浆肌酐>90 μmol/L。b. 少尿:尿量<80 mL/4 h。②血液系统损伤:血小板减少,血小板计数<100000/μL。红细胞溶解,血膜上见分裂细胞或红细胞碎片,胆红素水平升高,乳酸脱氢酶水平升高,浓度>600 mU/L,结合珠蛋白浓度降低;弥散性血管内凝血。③肝损害:血清转氨酶水平升高;严重的上腹部和(或)腹部右上象限疼痛。④神经系统受累:子痫惊厥;持续阵挛伴反射亢进;持续性新发头痛;持续性视觉障碍(光敏、盲点、皮质盲、可逆性后部脑病综合征、视网膜血管痉挛);卒中。⑤肺水肿。⑥胎儿生长受限。

对严重子痫前期的分类,理想情况下可以识别出那些有较高的母婴不良结局风险和(或)需要更严格的监测和(或)治疗的孕产妇和婴儿。一些分类系统和调查试图确定哪些特征是可预测的。一项研究报道指出,以前建议作为严重疾病指标的特征在确定处于特定风险的妇女(和)或婴儿方面既不敏感也不具体。普遍的共识是,严重程度取决于控制血压的困难程度和临床表现的恶化程度,相对于 HELLP 综合征、即将发生的子痫、血小板减少或胎儿生长受限恶化,蛋白尿增加则不太令人担忧。

《威廉姆斯产科学》中对于子痫前期的定义:高血压合并下列其中一项:①蛋白尿:尿蛋白≥300 mg/24 h,或尿蛋白/肌酐值≥0.3 或随机尿中持续蛋白定量1+。②血小板减少:血小板计数<100000/μL。③肾功能障碍:肌酐>1.1 mg/dL 或为基线值的 2 倍。④肝脏受累:血清转氨酶大于正常值的 2 倍。⑤脑部症状:头痛、视觉异常、抽搐。⑥肺水肿。

非重度子痫前期和重度子痫前期的比较见表 5-4。

表 5-4　非重度子痫前期和重度子痫前期的比较

项目	非重度	重度
舒张压	<110 mmHg	≥110 mmHg
收缩压	<160 mmHg	≥160 mmHg
尿蛋白	有或无	有或无
头痛	无	有
视觉异常	无	有
上腹痛	无	有
少尿	无	有
抽搐(子痫)	无	有
血肌酐	正常	升高
血小板减少(浓度<100000/μL)	无	有
血清转氨酶浓度升高	轻微	显著
胎儿生长受限	无	有
肺水肿	无	有
孕周	晚	早

　　某些症状被视为病情凶险的征兆,如头痛或视觉障碍可发生在子痫之前。子痫是指其他原因不能解释的孕产妇抽搐。子痫可发生于产前、产程中或产后,抽搐是全身的。约 10% 的子痫发生于分娩 48 h 之后,另一症状是上腹部或右上腹部疼痛,常伴随干细胞坏死、缺血和水肿,可导致肝被膜的牵拉,这一特征性疼痛常伴血清转氨酶水平的升高。除此之外,血小板减少也是子痫前期病情加重的特征性变化。这意味着血小板的活化和聚集及微血管病性溶血。其他提示重度子痫前期的因素包括肾脏或心脏受累、显著的胎儿生长受限以及疾病发生时间较早。

　　昆士兰相关指南中子痫前期的诊断需要以下两者都有:妊娠 20 周后发生 2 次或以上血压升高,以及表 5-5 中确定的与母亲和(或)胎儿相关的一个或多个器官/系统特征。

表 5-5　子痫前期各器官/系统的表现

器官/系统	表现
肾脏	未受污染标本的随机尿蛋白/肌酐值大于或等于 30 mg/mmol(蛋白尿); 血清或血浆肌酐≥90 μmol/L 或少尿(尿量<80 mL/4 h 或 500 mL/24 h)
血液系统	血小板减少(血小板计数<150×10^9/L); 红细胞溶解(血膜上可见分裂细胞或红细胞碎片,胆红素水平升高,乳酸脱氢酶(LDH)水平升高,结合珠蛋白水平降低); 弥散性血管内凝血(DIC)
肝脏	转氨酶水平升高(超过 40 U/L),伴或不伴上腹部或腹部右上象限疼痛
神经系统	头痛; 持续性视觉障碍(光敏、盲点、皮质盲、视网膜血管痉挛); 反射过度伴有持续性阵挛; 抽搐(子痫); 卒中
肺部	肺水肿
胎儿	胎儿生长受限; 疑似胎儿窘迫; 脐动脉多普勒波形异常; 死胎

高血压可能不是第一个表现;蛋白尿是常见的,但不是强制性的临床诊断指标。

　　3. 妊娠合并慢性高血压　2020 年,中国的相关指南中对于妊娠合并慢性高血压的定义:孕妇存在各种原因的继发性或原发性高血压,各种慢性高血压的病因、病程和病情表现不一,如:孕妇既往存在高血压或在妊娠 20 周前发现收缩压≥140 mmHg 和(或)舒张压≥90 mmHg,妊娠期无明显加重或表现为急性严重高血压;或妊娠 20 周后首次发现高血压但持续到产后 12 周以后。

　　ACOG 相关指南中对于妊娠合并慢性高血压的定义:妊娠前或妊娠 20 周前诊断或出现高血压;或者在妊娠期间第一次被诊断出高血压,但在产后不能恢复。

　　在妊娠期间首次诊断出的高血压,在产后没有缓解,也被归类为慢性高血压。传统上,这一定义下的妊娠期高血压的标准是收缩压≥140 mmHg 或舒张压≥90 mmHg,或两者兼有。

一般情况下,建议高血压诊断时至少间隔 4 h 进行两次诊断,但有时,特别是面临严重高血压时,诊断可以在较短的间隔内(甚至几分钟)确认,以便及时治疗,避免不良的结局。

要确定慢性高血压的诊断,最理想的是了解孕前血压水平。然而,许多女性并不清楚孕前血压水平。此外,以前未诊断的慢性高血压可能被掩盖,因为妊娠相关的血流动力学改变发生在妊娠早期和妊娠中期。全身血管阻力的正常生理性下降导致血压下降,在妊娠 16～18 周时降至最低点,随后在妊娠晚期恢复到妊娠前水平。通常有约 30％孕妇在妊娠早期发生全身血管阻力下降,通常在妊娠 7 周时血压下降 10％(在妊娠中期甚至更多),因此这可能导致在没有任何治疗的情况下血压恢复正常。舒张压的下降(最多 20 mmHg)比收缩压的下降更明显。血压通常在妊娠晚期恢复到妊娠前水平,可能会造成诊断混乱,慢性高血压可能会被误诊为妊娠期高血压或子痫前期,此外,大约 11％的患有慢性高血压的孕妇最初有蛋白尿(超过 300 mg/d),可能的原因是高血压相关的肾硬化或较少见的未诊断的慢性肾病。因此,慢性高血压与妊娠期高血压或子痫前期之间的区别有时只能通过回顾来确定,特别是在妊娠 20 周后开始产前护理的孕妇。有人建议,产后持续超过 12 周的高血压可回顾性地重新归类为慢性高血压。然而,对于妊娠相关性高血压的女性血压恢复至正常所需的时间还没有明确。例如,一项对荷兰 205 名子痫前期孕妇的前瞻性队列研究发现,39％的妇女在分娩 12 周后仍有高血压,其中 50％的妇女需要长达 2 年的时间血压才可恢复正常。

《威廉姆斯产科学》中妊娠合并慢性高血压是指孕妇在妊娠前和(或)妊娠 20 周前血压超过 140/90 mmHg。对于妊娠中期以后才首次就诊的孕妇,高血压疾病的诊断和处理更加困难。这是因为正常血压和慢性高血压孕妇,在妊娠中期和晚妊娠早期,通常都会出现血压下降。因此,先前未被诊断的慢性血管性疾病孕妇,在妊娠 20 周前首次检查时血压常在正常范围,然而在妊娠晚期,血压恢复至原来的高血压水平,因此难以判断高血压是慢性的还是由妊娠引起的。即使细致检查也未必能发现既往已存在的终末器官损伤的证据。

4. 慢性高血压并发子痫前期 2020 年,中国的相关指南对慢性高血压并发子痫前期的定义:慢性高血压孕妇妊娠 20 周前无蛋白尿,妊娠 20 周后出现尿蛋白定量≥0.3 g/24 h 或随机尿蛋白阳性,选取清洁中段尿并排除尿少、尿比重增高时的混淆;或妊娠 20 周前有蛋白尿,妊娠 20 周后尿蛋白量明显增加;或出现血压进一步升高等上述重度子痫前期的任何 1 项表现。

ACOG 相关指南中提出当子痫前期合并已有的慢性高血压时,可认为其是叠加的。高达 20％～50％的患有慢性高血压的女性可能会发展成叠加性子痫前期。其发病率是无高血压孕妇的 5 倍或更多。在慢性高血压患者中,子痫前期往往出现得更早,也更严重,妇女和胎儿的预后比单独出现这两种情况更差。

慢性高血压加重和慢性高血压合并子痫前期往往难以区分。新出现的血小板减少症在鉴别二者之间可能有帮助,因为与血压升高和蛋白尿相比,血小板活化、聚集和消耗不存在于妊娠期高血压或慢性高血压中。与血小板减少症一样,肝酶水平突然升高到异常水平或症状突然发展,提示子痫前期,应诊断为慢性高血压并发子痫前期。尿酸水平升高也可能有助于诊断不确定的病例。另外,彻底的评估可以发现慢性高血压加重的特定情况(如可卡因或甲基苯丙胺使用或不坚持治疗),而排除慢性高血压并发子痫前期。

临床检查时应筛查与子痫前期相关的症状,全面的实验室评估可能有助于做出诊断。例如,新发蛋白尿符合子痫前期的标准,使诊断变得简单。在妊娠初期对慢性高血压患者进行尿蛋白检查是很重要的,因为它可以提供一个比较的背景。然而,在妊娠前患有慢性高血压和存在慢性肾末端器官损害的妇女中,可能无法区分慢性高血压加重和慢性高血压合并子痫前期。

急性、严重和持续的血压升高,在没有其他解释的情况下,如可卡因中毒,可提示慢性高血压并发子痫前期。在较少见的情况下,妊娠晚期出现高血压的孕妇可能患有系统性红斑狼疮、原发性肾病或甲状腺功能亢进。虽然没有必要对所有高血压女性患者进行筛查,但在临床表现不明确和严重的情况下应考虑这种可能性。

ISSHP 相关指南指出约 25% 的慢性高血压孕妇会发展为慢性高血压并发子痫前期。其发病率在患有潜在肾病的女性中可能更高。与慢性高血压并发子痫前期相比,当患有慢性原发性高血压的女性出现上述任何与子痫前期表现相一致的母体器官功能障碍时,血压升高本身并不足以诊断慢性高血压并发子痫前期,因为这种升高很难与妊娠 20 周后通常的血压升高区分开来。在先前没有蛋白尿的情况下,若出现血压升高的情况,新发的蛋白尿足以诊断慢性高血压并发子痫前期。但在患有蛋白尿肾病的妇女中,妊娠期尿蛋白的增加本身并不足以诊断叠加性子痫前期。诊断性生物标志物(特别是 PLGF)可能有助于未来的诊断和预后,但尚未被推荐使用。

SOMANZ 相关指南指出,在患有慢性高血压的女性中,SGA 的发病率增高。在这些孕妇中,SGA 不应被视为慢性高血压并发子痫前期的标准。慢性高血压并发子痫前期的诊断需要有羊水过少、异常的脐动脉多普勒血流或以上列出的母体全身临床表现之一。在已有蛋白尿的孕妇中,慢性高血压并发子痫前期的诊断通常是困难的,因为在妊娠期间,原有尿蛋白通常会增加。在这些孕妇中,尿蛋白和高血压的显著增加应引起对子痫前期的怀疑,因此有理由进行更密切的监测,但如果没有母体全身临床表现的发展或胎儿效应(有无 SGA),如羊水过少或子宫动脉多普勒血流异常,则诊断常常并不可靠。

5. 子痫 2020 年,中国的相关指南中对子痫的诊断:在子痫前期基础上发生的不能用其他原因解释的强直性抽搐,可以发生在产前、产时或产后,也可以发生在无临床子痫前期表现时。

子痫是子痫前期-子痫最严重的表现,发作前可有不断加重的严重表现,子痫抽搐进展迅速,是造成母儿死亡的最主要原因。前驱症状短暂,表现为抽搐、面部充血、口吐白沫、深昏迷;随之深部肌肉僵硬,很快发展成典型的全身强直性阵挛惊厥、有节律的肌肉收缩和紧张,持续 1~1.5 min,其间患者无呼吸动作;此后抽搐停止,呼吸恢复,但患者仍昏迷,最后意识恢复,但易激惹、烦躁。

在 ACOG 相关指南中子痫是妊娠期高血压疾病的惊厥表现,是该疾病较为严重的表现之一。子痫是在没有其他病因如癫痫、脑动脉缺血和梗死、颅内出血或药物使用的情况下新发强直性阵挛,出现局灶性或多局灶性癫痫发作。其中一些替代诊断可能是产后 48~72 h 新发作或在使用硫酸镁期间出现癫痫发作。

癫痫发作可导致母亲严重缺氧、创伤和吸入性肺炎。尽管残余的神经损伤很少见,但一些妇女可能会有短期和长期的后果,如记忆和认知功能受损,特别是在反复发作或未经纠正的严重高血压导致脑细胞毒性水肿或梗死后。四分之一的女性子痫后,磁共振成像(MRI)显示永久性白质丢失,然而,这并不会转化为显著的神经功能缺陷。子痫通常(78.83% 的病例)以大脑刺激的先兆体征为先驱症状,如严重和持续的枕部或额部头痛、视物模糊、畏光和精神状态改变。然而,子痫也可以在没有征兆或症状的情况下发生。子痫可发生在分娩前、分娩中或分娩后。值得注意的是,相当大比例(20%~38%)的女性在癫痫发作前没有表现出典型的子痫前期症状(高血压或蛋白尿)。头痛可反映脑灌注压升高、脑水肿和高血压脑病的发展。两项随机安慰剂对照试验的结果表明,癫痫发作只发生在一小部分(1.9%)子痫前期或严重子痫前期孕妇(3.2%)中。

在英国一项关于子痫病例的全国性分析中,研究者发现 38% 的子痫病例在医院环境中没有任何高血压或蛋白尿病史。因此,研究者认为子痫前期是从无严重特征的子痫前期到有严重特征的子痫前期,最终到子痫性惊厥的自然线性发展的概念是不准确的。

子痫前期常见的神经系统表现为头痛、视物模糊、暗点和反射亢进。暂时性失明(持续数小时至一周)不常见。可逆性后部脑病综合征(PRES)是一系列临床神经体征和症状的集合,如视力丧失或缺陷、癫痫、头痛、感觉改变或意识混乱。虽然在这些临床特征的背景下对 PRES 的怀疑增加了,但诊断 PRES 需通过磁共振成像发现存在于脑后部的血管源性水肿。在有子痫和伴有头痛、意识改变或视觉异常的子痫前期的情况下,女性患 PRES 的风险尤其大。另一种可能与子痫或子痫前期混淆的情况是可逆性脑血管收缩综合征。可逆性脑血管收缩综合征以可逆性多局灶性脑动脉狭窄为特征,其典型体征和症状包括雷击样头痛,以及较少出现的与脑水肿、卒中或癫痫相关的局灶性神经功能缺陷。对 PRES 和可逆性脑血管收缩综合征的治疗包括高血压药物控制、抗癫痫药物治疗和长期神经系统随访。

《威廉姆斯产科学》中子痫的临床表现:子痫抽搐可能发作剧烈。肌肉收缩舒张可持续 1 min,然后肌肉的运动频率逐渐减低,最后停止。抽搐过后,患者常处于发作后状态,在一些病例中,患者开始出现昏迷,持续时间不等。当抽搐不太频繁时患者每次发作后常有一定程度的意识恢复。这时半清醒状态的患者可能有易激惹表现。非常严重的病例可能在抽搐发作期间昏迷,直至死亡。在一些非常罕见的病例中,患者可能一次抽搐后昏迷,不再醒来。然而,通常子痫患者死亡前多有频繁的抽搐发作。在极少数情况下,患者抽搐连续发作,处于抽搐持续状态,需深度镇静甚至全身麻醉来避免缺氧性脑病。子痫患者抽搐后,呼吸频率通常加快,由于高碳酸血症、乳酸血症和一过性的低氧血症,呼吸频率可达 50 次/分,严重病例可有发绀。高热是病情严重的征象,可能是脑出血的结果。如前所述,患者常有蛋白尿,但不是必然发生。患者可能有明显的少尿,偶有无尿,可能出现血红蛋白尿,但血红蛋白血症少见。孕妇通常有明显的面部和四肢水肿,但也可能无严重的水肿。约 10% 的孕妇抽搐后可能发生一定程度的失明。没有抽搐发作的重度子痫前期患者,常由于视网膜脱落而失明。而子痫患者的失明原因恰恰相反,最常见的原因是枕叶水肿。约 5% 的患者在抽搐后发生实质性意识改变,包括抽搐后的持续性昏迷,这是由广泛的脑水肿导致,若发生小脑幕切迹疝,则导致死亡。少数情况下,子痫后患者出现精神异常,甚至躁狂。

6. 特殊类型高血压

(1)白大褂高血压:《妊娠期高血压疾病血压管理专家共识(2019)》中指出,白大褂高血压即在诊室时血压升高(BP≥140/90 mmHg),而在家中血压正常(BP<130/80 mmHg)。孕妇中白大褂高血压患病率约 16%。对怀疑白大褂高血压的孕妇应行 24 h 动态血压监测或自动家庭血压监测(HBPM)。此外,还应警惕白大褂高血压孕妇发展为妊娠期高血压及子痫前期。

ISSHP 相关指南对白大褂高血压的定义:在诊所时血压升高(BP≥140/90 mmHg),但在家或工作时测量的血压正常(BP<135/85 mmHg);它不是一种完全良性的疾病,且患者子痫前期的风险增加。多达四分之一的在诊所时血压升高的患者患白大褂高血压。这种情况在很大程度上可以通过由护士测量并记录,而不是医生来避免。我们建议所有女性在诊断为真正的原发性高血压之前都要接受 HBPM 或 24 h 动态血压监测。

ACOG 相关指南中对白大褂高血压的定义:主要在医疗保健提供者在场时出现血压升高,在其他环境中血压正常。必须强调的是,即使是白大褂高血压也不应被认为是完全良性的,因为这类病例中8%和40%的病例将在妊娠后期分别发展为子痫前期和妊娠期高血压。对于疑似白大褂高血压的女性,使用动态血压监测可能有助于确诊,并帮助决定是否开始抗高血压治疗。

在SOGC相关指南中,白大褂效应是指患者看到医生后血压升高(即收缩压≥140 mmHg或舒张压≥90 mmHg),但在动态或自动家庭血压监测中,收缩压<135 mmHg和舒张压<85 mmHg。40%的孕妇在妊娠20周时发展为持续性高血压(即妊娠期高血压),8%发展为子痫前期。有白大褂效应的妇女存在高血压、早产和新生儿NICU入院等风险,这些风险介于正常血压和既往高血压或妊娠期高血压之间。

(2)隐匿性高血压:《妊娠期高血压疾病血压管理专家共识(2019)》指出,隐匿性高血压指诊室血压正常(血压<140/90 mmHg)而24 h动态血压监测或自动家庭血压监测的血压升高(血压≥130/80 mmHg)。临床上很难识别隐匿性高血压,且缺乏相应的研究支持。因此在妊娠早期如合并左心室肥厚、慢性肾病、视网膜病变等高血压靶器官损害,但诊室血压无明显升高者,应警惕隐匿性高血压的可能。对于怀疑隐匿性高血压的孕妇应行24 h动态血压监测或自动家庭血压监测以明确诊断。

在ISSHP相关指南中,隐匿性高血压是高血压的另一种形式,其特征是在诊所时血压正常,但在其他时间血压升高,可通过24 h动态血压监测(ABPM)或自动家庭血压监测(HBPM)确诊。当患者的临床表现与高血压引起的靶器官损伤一致,但没有明显的高血压时,通常会考虑这种诊断。虽然这是慢性高血压的一种形式,但隐匿性高血压的患病率及其在妊娠期的重要性尚未得到充分研究;目前,我们不建议在没有上述临床表现(例如,不明原因的慢性肾病,左心室肥厚或在妊娠早期发现的视网膜病变)的情况下寻求这种诊断。

在SOGC相关指南中,隐匿性高血压是指患者看到医生后血压正常(即收缩压<140 mmHg和舒张压<90 mmHg),但在动态或自动家庭血压监测时血压升高(即收缩期≥135 mmHg或舒张期≥85 mmHg)。妊娠早期隐匿性高血压很常见(约30%),但相关的围产期风险尚不清楚。妊娠20周时隐匿性高血压(约10%)的结局等同于妊娠期高血压。如果有不明原因的妊娠期或围产期并发症,可以考虑隐匿性高血压(并进行自动家庭血压监测)。

(3)短暂性高血压/一过性高血压:《妊娠期高血压疾病血压管理专家共识(2019)》指出,一过性高血压是指在检查时发现血压升高,但随后重复测量的血压均正常。一过性高血压无需治疗,可自行缓解。但研究发现,约20%的一过性高血压可发展为妊娠期高血压,另有约20%会发展为子痫前期。

ISSHP相关指南指出短暂性高血压是指发生在妊娠中期或妊娠晚期的高血压,高血压通常在诊所发现,但随后重复测量的血压正常。这不同于白大褂高血压。根据定义,白大褂高血压必须从妊娠早期存在,在其余的妊娠期中,短暂性高血压与40%的妊娠期高血压或子痫前期的风险相关。

在SOGC相关指南中,短暂性高血压的定义:患者看到医生后收缩压≥140 mmHg或舒张压≥90 mmHg,在休息后、重复测量、随后的随访中未得到确认。短暂性高血压效应与不良结局风险的增加无关。

(何 花 任 为)

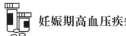

第三节　影响子痫前期发病的风险因素

不是每例子痫前期孕妇都存在所有的风险因素,而且,多数子痫前期见于无明显风险因素的所谓"健康"孕妇。孕妇发生子痫前期的风险因素见表 5-6。

表 5-6　孕妇发生子痫前期的风险因素

类别	风险因素
病史及家族遗传史	既往子痫前期史,子痫前期家族史(母亲或姐妹),高血压遗传因素等
一般情况	年龄≥35 岁,妊娠前 BMI≥28 kg/m²
有内科疾病史或隐匿存在(潜在)的基础病理因素或疾病	高血压病、肾病、糖尿病或自身免疫性疾病(如系统性红斑狼疮、抗磷脂综合征等),存在高血压危险因素如阻塞性睡眠呼吸暂停
本次妊娠的一般情况	初次妊娠、妊娠间隔时间≥10 年;收缩压≥130 mmHg 或舒张压≥80 mmHg(妊娠期间)、妊娠早期尿蛋白定量≥0.3 g/24 h 或持续存在随机尿蛋白阳性、多胎妊娠
本次妊娠的产前检查情况	不规律的产前检查或产前检查不适当(包括产前检查质量问题)

1 mmHg＝0.133 kPa;BMI 表示体质指数。

其中,孕妇存在的或潜在的基础内科疾病及病理状况中,高血压病、肾病、糖尿病、自身免疫性疾病(如系统性红斑狼疮、抗磷脂综合征等)为高度风险因素,既往子痫前期史、多胎妊娠和妊娠前 BMI≥28 kg/m² 也为高度风险因素,此次妊娠孕妇存在的风险因素被认为是中度风险因素,低度风险因素是指经历过成功妊娠且无并发症。

因此,风险人群的妊娠前检查和产前检查非常重要。

(董宇娟　何　花)

第四节　妊娠期高血压疾病的鉴别诊断

SOMANZ 相关指南指出,其他罕见疾病可能表现出子痫前期的一些特征,如可能需要排除妊娠期急性脂肪肝、溶血性尿毒症综合征、血栓性血小板减少性紫癜、系统性红斑狼疮加重或胆囊炎等疾病。当出现早发型子痫前期或妊娠 20 周前出现了类似子痫前期的临床表现时,需要及时与自身免疫性疾病、血栓性血小板减少性紫癜(TTP)、肾病、滋养细胞疾病、溶血性尿毒症综合征鉴别;不伴有蛋白尿的妊娠期高血压更易表现为血小板减少和肝功能受损;对于伴有蛋白尿的妊娠期高血压,应注意与肾病、自身免疫性疾病鉴别;如产后病情不缓解,应注意是否有溶血性尿毒症综合征;注意子痫及可逆性后部脑病综合征(PRES)与癫痫、其他原因的脑动脉缺血或梗死、颅内出血等情况的鉴别。

《威廉姆斯产科学》提到,在通常情况下,子痫通常被过度诊断,而非漏诊。在妊娠晚期和产褥期发生癫痫、脑炎、脑膜炎、脑肿瘤、脑囊虫病、羊水栓塞、硬脊膜穿刺后头痛、脑动脉瘤破裂可能与子痫情况类似。但在排除其他原因以前,孕妇的任何抽搐都应该考虑子痫。

1. 嗜铬细胞瘤 嗜铬细胞瘤是一种罕见的分泌儿茶酚胺的内分泌肿瘤,起源于一侧或双侧的肾上腺髓质、交感神经节或其他部位的嗜铬组织。典型表现是高血压,可能表现为子痫前期,常伴有阵发性出汗、头痛、心悸等表现。高血压患者中有 0.1%~0.6% 为嗜铬细胞瘤。大多数无阵发性高血压、头痛、出汗、心悸等典型嗜铬细胞瘤症状,即使有上述症状,也比非妊娠者轻;一部分有症状者晚期可发生威胁生命的嗜铬细胞瘤危象;绝大多数患者在分娩前有症状,但基本不能确诊,很多是在尸检时才被发现。比如与妊娠有关的恶心、高血压等与嗜铬细胞瘤症状和体征相似,导致医生容易忽视肿瘤的诊断,应对妊娠期间有高血压表现者进行详细的病史询问及体格检查。迄今为止已经明确一部分嗜铬细胞瘤具有遗传性,因此应该详细询问家族史。有下列症状和体征者应高度怀疑嗜铬细胞瘤:①阵发性高血压。②妊娠期高血压一般在妊娠 20 周后迅速发展加重,常伴踝部水肿、蛋白尿及尿酸水平升高,而嗜铬细胞瘤在任何阶段均可加重,不伴上述表现。③妊娠期高血压患者出现不明原因的体位性低血压。④咖啡牛奶色斑:皮肤色斑及皮肤纤维瘤。分别检测血或尿儿茶酚胺或尿 24 h 儿茶酚胺代谢产物甲氧基肾上腺素水平,因血或尿中儿茶酚胺及甲氧基肾上腺素具有非常高的敏感性和阴性预测值,凭结果可以确诊或排除肿瘤。由于肿瘤可以持续合成儿茶酚胺,并可持续、间断或不规律地分泌进入血液,因此母亲血及尿中儿茶酚胺或尿中甲氧基肾上腺素水平升高。研究显示血浆游离肾上腺素水平升高对诊断肿瘤的敏感性为 95%~100%,可用于肿瘤患者筛选。因此,阴性结果可以排除肿瘤诊断。尿中儿茶酚胺主要代谢产物甲氧基肾上腺素的测定敏感性与血相似,可以代替血肾上腺素的检测;其因可以完整收集 24 h 尿量、可重复、敏感性高而被临床广泛应用。

2. 妊娠期急性脂肪肝(AFLP) AFLP 早期缺乏特异性症状,发病前可有倦怠、全身不适,出现恶心、呕吐(70%)、上腹部不适(50%~80%)、厌食,部分患者出现进行性加重的黄疸,但无明显皮肤瘙痒。病情持续进展,可出现自发性低血糖、凝血功能障碍、急性胰腺炎、腹腔积液、肝性脑病、肝肾综合征等全身多器官功能障碍。AFLP 患者中大约有 50% 合并有不同程度的妊娠期高血压疾病,20% 有肝脏酶学异常、精神神经系统症状、血小板减少等 HELLP 综合征的典型表现。一般情况下,其典型表现包括血小板减少、尿酸水平升高、凝血酶原时间延长、总胆红素水平升高(但通常小于 5 mg/dL)、乳酸脱氢酶(LDH)水平正常。随着病情的发展,血小板减少的程度加重,乳酸脱氢酶水平轻度升高(一般 LDH<600 U/L),发生凝血障碍。一旦糖原耗尽,低血糖症状可进一步加重。AFLP 的其他实验室检查结果包括 ALT 水平升高至正常上限 10 倍以上,碱性磷酸酶(ALP)水平达正常的 3~4 倍,白细胞增多,尿素氮和肌酐水平不同程度升高,抗凝血酶Ⅲ水平降低,甚至出现弥散性血管内凝血(DIC),严重者可有胆-酶分离。

3. 慢性肾炎 妊娠前已存在慢性肾炎病变者,妊娠期常可发现蛋白尿,重者可发现管型及肾功能损害,伴有持续性血压升高,眼底可有肾炎性视网膜病变。隐匿性肾炎较难鉴别,需仔细询问有关病史,如果年轻孕妇在中期妊娠时即发现有持续性蛋白尿,应进一步做肾小球及肾小管功能检查,排除自身免疫性疾病。主要鉴别点在于:慢性肾炎合并妊娠的患者往往会有肾炎的病史,实验室检查也会提示蛋白尿、肾功能损害,然后出现血压升高,结束妊娠以后肾功能的损害和蛋白尿依然存在。

4. 癫痫发作 癫痫是脑部神经元异常过度放电所致中枢神经系统功能失常,一般既往有发作病史,发作前常有先兆,发作时间短,继之意识障碍,跌倒,全身痉挛 1~2 min,亦可咬破舌,大小便失禁。但抽搐后多数立即清醒,即使有短暂昏迷或意识模糊,于短时内可恢复正常。

无高血压、水肿及蛋白尿。眼底无妊娠高血压综合征变化。患者于抽搐后来急诊时注意询问有关病史，及时检查尿蛋白，测血压，以利迅速诊断。

5. 脑炎 脑炎发病有季节性，乙型脑炎见于夏秋季，流行性脑炎多见于春季。起病虽然急，但先有发热、头痛，颈项不适，迅即高热、恶心、呕吐、烦躁、昏迷，亦可发生谵妄、惊厥。子痫患者并无发热，无颈项强直及脑膜刺激征，亦无病理反射。脑炎患者无高血压、水肿、蛋白尿，脑脊液检查有典型炎症改变。

6. 高血压脑病及脑出血 患者妊娠前应有慢性高血压病史，常无水肿及蛋白尿。突然出现昏迷，意识丧失，软性偏瘫，病理反射阳性，瞳孔多不对称。脑出血时脑脊液有特殊改变，即可诊断。

（何 花 任 为）

参考文献

[1] 中华医学会妇产科学分会妊娠期高血压疾病学组. 妊娠期高血压疾病诊治指南（2020）[J]. 中华妇产科杂志，2020，55（4）：227-238.

[2] Head G A，Mcgrath B P，Mihailidou A S，et al. Ambulatory blood pressure monitoring in Australia：2011 consensus position statement[J]. J Hypertens，2012，30（2）：253-266.

[3] Magee L A，Pels A，Helewa M，et al. Diagnosis，evaluation，and management of the hypertensive disorders of pregnancy[J]. Pregnancy Hypertens，2014，4（2）：105-145.

[4] Sibai B M. Diagnosis，prevention，and management of eclampsia[J]. Obstet Gynecol，2005，105（2）：402-410.

[5] Cífková R，Johnson M R，Kahan T，et al. Peripartum management of hypertension：a position paper of the ESC Council on Hypertension and the European Society of Hypertension[J]. Eur Heart J Cardiovasc Pharmacother，2020，6（6）：384-393.

[6] Pickering T G，Hall J E，Appel L J，et al. Recommendations for blood pressure measurement in humans and experimental animals：part 1：blood pressure measurement in humans：a statement for professionals from the subcommittee of professional and public education of the American heart association council on high blood pressure research[J]. Hypertension，2005，45（1）：142-161.

[7] Calhoun D A，Jones D，Textor S，et al. Resistant hypertension：diagnosis，evaluation，and treatment：a scientific statement from the American Heart Association Professional Education Committee of the Council for high blood pressure Research[J]. Circulation，2008，117（25）：e510-e526.

[8] Lowe S A，Bowyer L，Lust K，et al. SOMANZ guidelines for the management of hypertensive disorders of pregnancy 2014[J]. Aust N Z J Obstet Gynaecol，2015，55（5）：e1-e29.

[9] Ye C，Ruan Y，Zou L，et al. The 2011 survey on hypertensive disorders of pregnancy（HDP）in China：prevalence，risk factors，complications，pregnancy and perinatal outcomes[J]. PLoS One，2014，9（6）：e100180.

[10] Whelton P K，Carey R M. The 2017 clinical practice guideline for high blood pressure

［J］. JAMA,2017,318(21):2073-2074.

［11］ Cade T J,Gilbert S A,Polyakov A,et al. The accuracy of spot urinary protein-to-creatinine ratio in confirming proteinuria in pre-eclampsia［J］. Aust N Z J Obstet Gynaecol,2012,52(2):179-182.

［12］ Tranquilli A L,Dekker G,Magee L,et al. The classification,diagnosis and management of the hypertensive disorders of pregnancy:a revised statement from the ISSHP［J］. Pregnancy Hypertens,2014,4(2):97-104.

［13］ Williams P J,Broughton P F. The genetics of pre-eclampsia and other hypertensive disorders of pregnancy［J］. Best Pract Res Clin Obstet Gynaecol,2011,25(4):405-417.

［14］ Brown M A,Magee L A,Kenny L C,et al. The hypertensive disorders of pregnancy: ISSHP classification,diagnosis & management recommendations for international practice［J］. Pregnancy Hypertens,2018,13:291-310.

［15］ Poon L C,Shennan A,Hyett J A,et al. The international federation of gynecology and obstetrics(FIGO)initiative on pre-eclampsia:a pragmatic guide for first-trimester screening and prevention［J］. Int J Gynaecol Obstet,2019,145 Suppl 1(Suppl 1):1-33.

［16］ Lowe S A,Bowyer L,Lust K,et al. The SOMANZ guidelines for the management of hypertensive disorders of pregnancy 2014［J］. Aust N Z J Obstet Gynaecol,2015,55 (1):11-16.

［17］ Sezik M,Ozkaya O,Sezik H T,et al. Expectant management of severe preeclampsia presenting before 25 weeks of gestation［J］. Med Sci Monit,2007,13(11):CR523-CR527.

第六章
妊娠期高血压疾病
相关母儿指标的多普勒超声评估

第一节　产科多普勒超声概论

产科多普勒超声广泛运用于胎儿的血液循环状态的评估。在正常情况下,胎儿随着发育,对于身体各项组织血管的血流调节能力是不断增强的,但是如果胎儿存在一些异常情况,例如宫内窘迫,可利用多普勒超声判断胎儿-胎盘的循环阻力。如果循环阻力处于正常数值之外,则表示胎儿存在一定的供血不足问题。当胎儿出现宫内窘迫缺氧时,首先出现动脉频谱的改变,随着缺氧加重,静脉频谱改变随后发生。因此,也可以通过多普勒超声检测胎儿的发育状况及评估胎儿的宫内安危。

一、产科多普勒超声应用基础

1. 产科多普勒超声的安全性　产科在运用多普勒超声的时候应遵守 ALARA(合理可达到的最低值)原则,以确保安全。不要让胚胎或胎儿受到过度有害的超声波能量,尤其是在妊娠的最初阶段。国际妇产科超声学会(ISUOG)已发布关于在 11 至 13^{+6} 周胎儿超声检查中使用多普勒超声的相关指南。在进行多普勒成像时,显示的热指数≤1.0,并且曝光时间应尽可能短,通常不超过 10 min。在这些阶段,当有临床指征时,应以尽可能低的能量水平进行多普勒记录。

2. 胎盘的血液循环　胎盘的血液循环是母亲与胎儿交流的基本保障,它共有两套血液循环系统,并在各自封闭的管道中循环,这两套系统通过胎盘屏障进行物质的交换,既能保证母亲血液中的氧和营养物质进入胎儿血液循环,又很好的屏障作用,阻止有害物质进入胎儿体内(图 6-1)。

基底膜及由其形成的绒毛间隙、胎盘隔、通过螺旋动脉喷入绒毛间隙中形成的血池共同构成母体-胎盘血液循环。绒毛滋养细胞侵入子宫螺旋动脉导致螺旋动脉血管平滑肌弹性丧失,同时胎儿面逐步形成绒毛血管分支。这导致子宫与脐血管间的血流阻力明显降低,使胎盘与子宫循环变成高容低阻的血管床。

胎盘-胎儿由脐带连接。胎儿的胎盘血液循环通过脐血管与胎儿体内循环相连,即氧分压

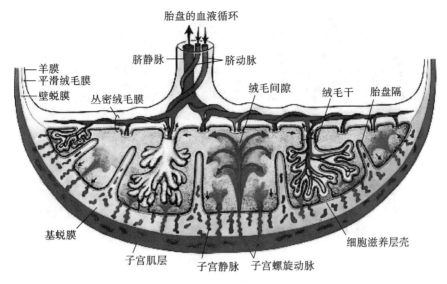

图 6-1　胎盘的结构和血液循环模式图

较高的母血从胎盘经脐静脉运到胎儿,而氧分压较低的胎儿血通过两条脐动脉回到胎盘。每个绒毛分支中都有脐动脉和脐静脉的分支。

3.胎儿的血液循环　来自胎盘的有氧血通过脐静脉进入胎儿,经门静脉、静脉导管及肝静脉后进入下腔静脉,与来自胎儿下半身回流的含氧低的血流一起回流至右心房,下腔静脉回流的血液 50% 以上通过卵圆孔进入左心房,经过左心室、升主动脉及主动脉弓,供应胎儿上半身;上腔静脉回流入右心房的血流及小部分下腔静脉回流血流通过三尖瓣进入右心室后流入肺动脉,肺动脉血液大部分经动脉导管流入降主动脉供应胎儿下半身,仅约 10% 血液经肺静脉回流入左心房。流入主动脉的血除了供应胎儿下半身,大部分通过脐动脉流向胎盘进行气血交换。静脉导管、卵圆孔、动脉导管构成了胎儿循环的特点。

二、妊娠期高血压疾病相关多普勒常用参数

妊娠期高血压疾病相关多普勒常用参数包括:①收缩期峰值流速(PSV,S);②舒张末期流速(EDV,D);③时间平均最大流速(Vm);④阻力指数(RI)＝(S－D)/S;⑤搏动指数(PI)＝(S－D)/Vm;⑥收缩期与舒张期血流速度比值(S/D)。

阻力指数(RI)、搏动指数(PI)、收缩期与舒张期血流速度比值(S/D)这三个参数都随着血管阻力的增加而增加(图 6-2)。PI 与血管阻力呈线性相关,可以反映整个心动周期血管阻力情况,而 S/D、RI 与血管阻力呈抛物线相关,仅反映收缩峰值及舒张末期血流,产科多普勒超声推荐使用 PI。

三、测量方法

于孕妇及胎儿静息状态下行多普勒超声检查。选取血管彩色血流最明亮处测量,取样角度＜30°。最佳的测量角度是声波完全与血流方向平行。这是评估绝对速度和频谱的最佳条件。有时可能会出现小的角度偏差,10°的声波角度对应 2% 的速度误差,而 20°的角度对应 6% 的误差。当绝对速度是临床上重要的参数(例如大脑中动脉(MCA))并且反复尝试仍无法获得接近 0°的角度时,可以使用角度校正。

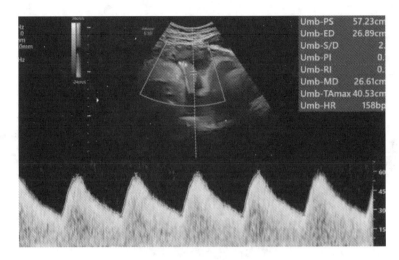

图 6-2 胎儿脐动脉多普勒频谱

出现典型而稳定的血流频谱时,自动测量或手动测量,一般机器系统显示连续测量三个或三个以上周期的平均值,取得 S/D、RI(阻力指数)、PI(搏动指数)平均值并记录。建议不要反转超声屏幕上的多普勒显示。

四、妊娠期高血压疾病超声检查的应用

针对妊娠期高血压疾病孕妇,采用超声检查能够监测产妇和胎儿各项指标的变化,并制订具体的预防计划,降低并发症发生概率。超声检查目前主要运用于评估妊娠期高血压疾病孕妇的子宫动脉多普勒参数、孕妇超声心动图血流动力学参数、胎儿生长指标和胎儿多普勒血流动力学参数等。

(王　英　路小军)

第二节　妊娠期高血压疾病相关的胎儿生长发育超声评估

妊娠期高血压疾病为妊娠与高血压并存的一组疾病,严重威胁母婴健康。子痫前期是一种多系统妊娠疾病,其特征是不同程度的胎盘灌注不良,并将可溶性因子释放到循环中。这些因素导致母体血管内皮损伤,从而导致高血压和多器官损伤。胎盘疾病可导致胎儿生长受限(FGR)和死产。子痫前期是孕产妇和围产儿死亡和发病的主要原因。

FGR 的发生是由于各种因素导致胎儿体重小于正常值第 10 百分位数,FGR 是造成围生儿死亡的重要原因之一。因此,针对妊娠期高血压疾病孕妇,应当运用超声检查更加密切地对胎儿的各项生命体征进行实时监测。评价指标主要包括动态观察胎儿生长径线、胎盘、羊水量、血流多普勒频谱的变化等。

(一)核对孕周

准确地评估孕周对于产科患者管理极为重要,因为孕期很多临床决策取决于孕周。在孕

妇月经周期超过或不足 28 天及排卵时间不同时应用 LMP 评估孕周可能出现错误,超声评估孕周通常比末次月经更准确。辅助生殖技术因能知晓确切的受孕时间亦能准确评估孕周。评估时间越早,准确性越高。

1. 早孕期孕周的判断 在早孕早期,孕周可根据超声图像进行评估。当表现为无回声的孕囊且孕囊内未见卵黄囊及胚胎时,孕周大约 5 周。当孕囊内仅见卵黄囊时,孕周为 5.5 周。当孕囊内卵黄囊旁出现一约 3 mm 的胚芽,并可见原始心管搏动时,孕周为 6 周。

另一个早孕期评估孕周方法是测量孕囊的平均内径(孕囊无回声区的上下径、左右径、前后径的平均值),可根据已发表的数据估计孕周(表 6-1)。但是一旦胚胎生长至可以测量时,应用胚胎大小来评估,这样准确性更高。

所有这些方法,无论是基于孕囊内容物、平均孕囊直径,还是基于头臀长(CRL),都能在正常孕早期提供一个非常准确的孕周计算方法。每种方法都在 95% 可信区间内以及存在大约 ±0.5 周的差异。

表 6-1　孕早期间经阴道超声检查的正常表现

胎龄/周	超声检查中首次出现的结构	孕囊平均内径/mm	头臀长/mm
5.0	孕囊	2	—
5.5	卵黄囊	6	—
6.0	胚胎可见胎心	10	3
6.5		14	6
7.0	羊膜	18	10
7.5		22	13
8.0		26	16

从胚胎出现至早孕末期,通过测量胚胎或胎儿的头臀长(CRL)评估孕周。早孕早期根据 CRL 评估孕周的准确性较早孕末期更高,早孕末期误差可达 ±1.0 周。测量头臀长(CRL)时胎儿须呈自然状态,不能过曲,也不能仰伸,获得正中矢状面,图像尽量放大,游标分别置于头顶和臀部,不包括卵黄囊和下肢,而且下巴与胸部间应有羊水(图 6-3)。可根据已发表的公式或数据估计孕周。

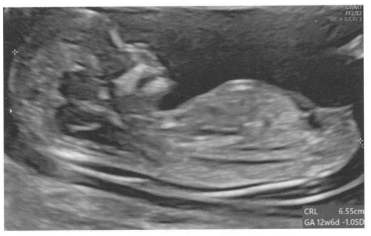

图 6-3　胎儿头臀长的测量示意图

2. 中、晚孕期胎儿孕周的判断　在中孕期和晚孕期可通过测量胎儿某一特定部位的大小或者结合多部位测量进行孕周评估。常用于评估孕周及体重的指标包括胎儿双顶径（BPD）、头围（HC）、腹围（AC）、股骨长（FL）（图 6-4）。

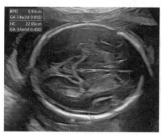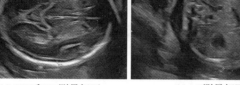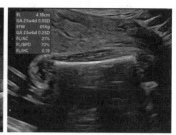

(a) BPD和HC测量切面　　　　(b) AC测量切面　　　　(c) FL测量切面

图 6-4　胎儿孕周测量切面

（1）BPD 和 HC 测量方法：于丘脑水平横切面，测量近端颅骨板外缘至远端颅骨内缘间的最大距离，用电子测量键椭圆测量功能沿颅骨骨板外缘直接测量头围。标准切面：胎头丘脑水平的横切面。理想的超声入射线与脑中线夹角为 90°，两侧大脑半球对称，脑中线回声（大脑镰）连续，仅在中间被透明隔腔和丘脑分隔，不应看到小脑。用 HC 进行胎龄预测更为可靠。

（2）AC 测量方法：腹围横切面，用电子测量键椭圆测量功能沿皮肤外缘直接测量。标准切面：胎儿腹部横切面（尽可能呈圆形），显示脐静脉与门静脉窦连接处，可见胃泡，不应该看到肾，双侧肾上腺可见。

（3）FL 测量方法：每个标尺均放置在骨干两侧骨化的干骺端边缘，不包括远侧的骨骺，注意避免形成呈三角形凸出状的伪影，可造成股骨边缘延伸的假象并引起测量误差，测量骨化的干骺端之间的最长直线距离。标准切面：股骨骨干两端清晰可见骨化的干骺端。超声入射线与股骨的夹角，通常建议为 45°～90°。

随着妊娠的进展，所有用于评估孕周的测量指标的准确性均降低，如晚孕期依据胎头大小评估孕周误差为 ±3.5 周，中孕期胎头测值评估比 FL 更准确，但到晚孕期二者准确性相当。AC 评估孕周准确性较低，尤其是较大孕周，因此不宜单独使用 AC 评估孕周。

复合孕周公式即通过两个或多个测量值评估孕周，如 BPD、HC、AC、FL，其准确性与矫正 BPD、HC 相当，并高于使用 FL 评估孕周。其局限性是可能导致漏诊某个异常指标或漏诊胎儿异常。因此需要注意每个生长参数是否在相应孕周的正常范围内。

（二）胎儿体重估计

估算胎儿体重最常用的公式由 Hadlock 等在 1985 年发表，且已被多位学者证实。

$Log10(EFW) = 1.3596 + (0.00061 \times BPD \times AC) + (0.424 \times AC) + (0.174 \times FL) + (0.0064 \times HC) - (0.00386 \times AC \times FL)$　（Hadlock 公式，1985）

目前，几乎每台超声仪器都有产科胎儿发育与体重估计的计算软件，在标准切面测量，点击确定，机器自动输入相应超声测量值，即可得到胎儿复合孕周及体重。为了获得更加准确的测量数值，须尽量获取标准切面，必要时可多次测量取平均值计算。使用超声估计孕周时，还要结合孕妇个体情况，如糖尿病病史、肥胖孕妇的胎儿可能大于实际孕周，身材瘦小、妊娠期高血压疾病、多胎孕妇的胎儿可能小于实际孕周。参考相应孕周正常值范围，胎儿体重小于第 10 百分位数或低于平均体重 2 个标准差则考虑 FGR。确定 FGR 需评估更多参数，详见后续相应章节。

在妊娠期间监测胎儿生长以确保胎儿健康并在母体或胎儿病理情况下进行干预,但在区分正常与异常生长方面存在许多挑战。传统上,结合横断面胎儿生物特征和估计胎儿体重(EFW)使用上述公式计算出胎儿的多项指标,例如 HC、AC 和 FL,与参考胎龄大小进行比较曲线生成百分位数,范围为第 10 至第 90 百分位数,通常被认为适合孕周。因此,参考的选择将影响被确定为小于胎龄或大于胎龄胎儿的百分比(SGA 或 LGA,通常分别定义为小于第 10百分位数或大于等于第 90 百分位数)。

(三)胎儿生长评估

1991 年发表的 Hadlock 数据库在超声史上是被应用时间最长的。NICHD 的研究表明,到中孕期,在非复杂妊娠中,个体胎儿尺寸(BPD、HC、AC、HL、FL)大小已经因母亲的种族或民族的不同而存在显著差异,并且这种差异会在整个妊娠过程中存在。INTERGROUTH 和 WHO 的联合研究指出,不同种族/民族和国家的儿童和成人存在身体大小和比例差异,孕妇体型和胎儿生长存在种族/民族差异。考虑种族/民族特定标准可能会提高胎儿生长评估的精确度。在日常的产科超声工作中笔者已发现 Hadlock 数据库与中国胎儿生长发育差距较大,不适合中国人群的评估。

这些发现表明,使用超声评估胎儿生长时需要使用种族/民族特定标准进行临床评估,以早期识别潜在异常,并防止过度诊断 FGR 和不必要的干预。中国 2019 年发布的《胎儿生长受限专家共识》建议,国内在现有条件下,应尽可能选择基于中国人群数据的胎儿生长曲线,在比较了目前已有的含有中国人群的胎儿生长曲线后,研究者发现 NICHD 胎儿生长曲线(亚裔)、基于中国人群的半定制胎儿生长曲线和中国南方人群胎儿生长曲线在同胎龄估测体重的第 10 百分位数基本吻合,但在第 50 及第 90 百分位数,中国南方人群胎儿生长曲线与前两条曲线存在差异。对中国人群采用 NICHD 胎儿生长曲线(亚裔,包括腹围及 EFW)及基于中国人群的半定制胎儿生长曲线(仅包括 EFW),与 INTERGROWTH-21st 及 Hadlock 曲线相比,可以提高中国人群产前筛查 SGA 的准确度(表 6-2 至表 6-6)。

表 6-2　Hadlock 胎儿体重百分位数　　　　　　　　　　　　　(单位:g)

孕周	主要百分位数				
	第 3	第 10	第 50	第 90	第 97
14	70	77	93	109	116
15	88	97	117	137	146
16	110	121	146	171	183
17	136	150	181	212	226
18	167	185	223	261	279
19	205	227	273	319	341
20	248	275	331	387	414
21	299	331	399	467	499
22	359	398	478	559	598
23	426	471	568	665	710
24	503	556	670	784	838

续表

孕周	主要百分位数				
	第 3	第 10	第 50	第 90	第 97
25	589	652	785	918	981
26	685	758	913	1068	1141
27	791	876	1055	1234	1319
28	908	1004	1210	1416	1513
29	1034	1145	1379	1613	1724
30	1169	1294	1559	1824	1649
31	1313	1453	1751	2049	2189
32	1465	1621	1953	2285	2441
33	1622	1794	2162	2530	2703
34	1783	1973	2377	2781	2971
35	1946	2154	2595	3036	3244
36	2110	2335	2813	3291	3516
37	2271	2513	3028	3543	3785
38	2427	2686	3236	3786	4045
39	2576	2851	3435	4019	4294
40	2714	3004	3619	4234	4524

表 6-3　INTERGROWTH-21st 胎儿体重百分位数　　　　　　　（单位：g）

孕周	主要百分位数				
	第 3	第 10	第 50	第 90	第 97
22	463	481	525	578	607
23	516	538	592	658	695
24	575	602	669	751	796
25	641	674	756	858	913
26	716	757	856	980	1048
27	800	849	969	1119	1202
28	892	951	1097	1276	1375
29	994	1065	1239	1452	1569
30	1106	1190	1396	1647	1783
31	1227	1326	1568	1860	2016
32	1357	1473	1755	2089	2266
33	1495	1630	1954	2332	2529
34	1641	1795	2162	2583	2800
35	1792	1967	2378	2838	3071

续表

孕周	主要百分位数				
	第 3	第 10	第 50	第 90	第 97
36	1948	2144	2594	3089	3335
37	2106	2321	2806	3326	3582
38	2265	2495	3006	3541	3799
39	2422	2663	3186	3722	3976
40	2574	2818	3338	3858	4101

表 6-4 中国人群胎儿体重百分位数 （单位：g）

孕周	主要百分位数						
	第 3	第 5	第 10	第 50	第 90	第 95	第 97
24	505	526	558	673	788	821	842
25	589	614	652	786	920	958	983
26	683	712	756	911	1067	1111	1139
27	787	820	870	1049	1228	1279	1312
28	899	937	995	1199	1404	1462	1500
29	1021	1063	1129	1361	1593	1659	1702
30	1150	1198	1273	1534	1796	1870	1918
31	1287	1341	1424	1717	2010	2093	2147
32	1430	1490	1583	1908	2233	2326	2385
33	1578	1644	1746	2105	2464	2566	2632
34	1729	1802	1913	2306	2700	2811	2884
35	1881	1960	2081	2509	2937	3058	3137
36	2032	2117	2248	2710	3172	3303	3388
37	2179	2271	2411	2907	3402	3543	3634
38	2321	2418	2568	3096	3624	3773	3870
39	2454	2557	2715	3274	3832	3990	4093
40	2577	2685	2851	3437	4023	4190	4297
41	2687	2799	2973	3584	4195	4368	4481

表 6-5 NICHD 亚裔人群胎儿体重百分位数 （单位：g）

孕周	主要百分位数						
	第 3	第 5	第 10	第 50	第 90	第 95	第 97
14	66	68	71	83	97	101	104
15	86	88	92	108	125	131	135
16	110	113	118	138	160	167	172

续表

孕周	主要百分位数						
	第 3	第 5	第 10	第 50	第 90	第 95	第 97
17	139	143	149	173	202	211	216
18	172	177	185	215	250	261	269
19	211	217	227	264	307	321	330
20	257	264	275	320	373	389	400
21	308	317	331	385	447	467	480
22	367	378	394	458	532	556	571
23	434	446	466	541	628	656	674
24	509	524	546	634	737	769	790
25	594	611	637	740	859	896	921
26	690	709	740	859	997	1040	1069
27	796	818	853	990	1149	1199	1232
28	913	938	978	1136	1318	1375	1413
29	1039	1068	1114	1293	1501	1566	1609
30	1175	1208	1260	1463	1698	1772	1821
31	1318	1355	1414	1642	1908	1991	2047
32	1467	1508	1574	1830	2129	2222	2284
33	1620	1667	1740	2026	2360	2464	2534
34	1778	1829	1911	2229	2600	2717	2795
35	1938	1995	2085	2438	2851	2980	3067
36	2100	2162	2262	2653	3111	3255	3352
37	2259	2327	2437	2869	3376	3536	3644
38	2408	2483	2604	3077	3637	3814	3933
39	2539	2621	2752	3269	3884	4078	4210
40	2643	2731	2873	3434	4105	4318	4462

表 6-6　NICHD 亚裔人群估测胎儿腹围百分位数　　　　（单位:mm）

孕周	主要百分位数						
	第 3	第 5	第 10	第 50	第 90	第 95	第 97
14	68.8	70.0	71.8	78.4	85.7	87.9	89.4
15	79.7	81.0	83.0	90.4	98.5	100.9	102.5
16	90.8	92.2	94.3	102.5	111.3	113.9	115.6
17	101.8	103.8	105.7	114.5	123.9	126.8	128.6
18	112.9	114.5	117.0	126.3	136.4	139.4	141.4
19	123.8	125.5	128.1	138.0	148.7	151.8	153.9
20	134.6	136.4	139.2	149.6	160.8	164.1	166.3

续表

孕周	主要百分位数						
	第3	第5	第10	第50	第90	第95	第97
21	145.3	147.2	150.2	161.1	172.8	176.3	178.6
22	155.9	157.9	161.0	172.4	184.6	188.2	190.6
23	166.2	168.3	171.5	183.4	196.2	200.0	202.5
24	176.3	178.4	181.8	194.3	207.6	211.5	214.1
25	186.1	188.4	191.9	204.9	218.8	222.9	225.6
26	195.7	198.1	201.8	215.4	229.9	234.2	237.0
27	205.2	207.6	211.5	225.8	214.0	245.5	248.4
28	214.5	217.1	221.2	236.1	252.1	256.8	259.9
29	223.9	226.7	230.9	246.7	263.4	268.4	271.7
30	233.4	236.3	240.8	257.3	275.0	280.3	283.7
31	242.8	245.8	250.5	268.0	286.7	292.3	295.9
32	252.0	255.2	260.2	278.7	298.5	304.3	308.2
33	260.9	264.3	269.6	289.1	310.1	316.3	320.4
34	269.5	273.1	278.7	299.3	321.4	328.0	332.3
35	277.6	281.4	287.3	309.0	332.4	339.3	343.9
36	285.2	289.2	295.4	318.3	342.9	350.3	355.1
37	292.4	296.6	303.1	327.2	353.2	360.9	366.0
38	299.4	303.7	310.6	335.9	363.2	371.4	376.8
39	306.2	310.7	317.9	344.5	373.4	382.0	387.7
40	312.9	317.7	325.2	353.3	383.8	392.9	398.9

NICHD为美国国家儿童健康与人类发展研究所(National Institute of Child Health and Human Development),是美国国国立卫生研究院(National Institute of Health,NIH)的一个研究所。

(四)羊水的测量

当妊娠期高血压合并FGR发生时,胎儿可能同时出现羊水过少。FGR使得胎儿慢性缺氧,引发胎儿血液循环重新分配,导致胎儿肾血流量不足,尿生成减少,因此羊水减少。

羊水的超声测量方法如下。

1.羊水指数(AFI) 以母体脐部为中心,划分出左上、左下、右上、右下4个象限,分别测量4个象限内羊水池的最大深度,4个测量值之和为羊水指数。AFI≤5 cm提示羊水过少,AFI≥25 cm提示羊水过多。

2.羊水最大垂直深度(MVP) 寻找宫腔内最大羊水池,内不能有肢体或脐带,测量其最大垂直深度,则为羊水最大垂直深度(图6-5)。MVP≤2 cm提示羊水过少,MVP≥8.0 cm提示羊水过多。

3.测量注意事项 测量羊水深度时,探头应垂直于水平面,而不是孕妇的腹壁。测量时应避开肢体或脐带,可以通过彩色多普勒超声显示脐带血流。当可疑羊水量异常时,应用羊水指数测量比单独测量羊水最大垂直深度更客观。在胎儿相对胎动少时,测量时更准确;胎动时测量羊水深度,不可避免地会造成重复测量或少测量。

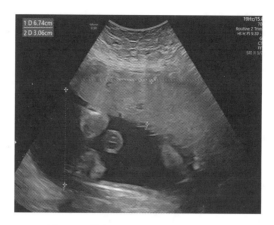

图 6-5　羊水深度及胎盘厚度的测量

（五）胎盘

常用超声常规测量胎盘厚度，评估胎盘回声、胎盘位置、胎盘内血流及胎盘成熟度。

1. 胎盘厚度　正常胎盘厚度约为（孕周±1）cm，中孕期一般不超过 4 cm，晚孕期不超过 6 cm。胎盘厚度可在一定程度上反映胎儿的健康状况，如增厚的胎盘，可能是由于胎盘水肿引起，薄的胎盘，提示血管化减少或梗死可能。有研究表明，合并子痫前期、宫内生长受限时，胎盘厚度可能变薄。但目前关于胎盘厚度与胎儿结局之间的确切关联性尚无定论。

2. 胎盘位置　胎盘可附着在子宫壁的任何位置，了解胎盘位置对评估胎儿一般情况很重要。尤其需明确胎盘下缘与宫颈内口之间的关系，以诊断是否为前置胎盘，并观察宫颈情况。

3. 胎盘分级　根据绒毛膜板、胎盘实质、基底膜三个部分的改变对胎盘分级，以评估胎盘功能和胎儿成熟度。根据不同孕期的超声特点，将胎盘共分为四级（图 6-6）。

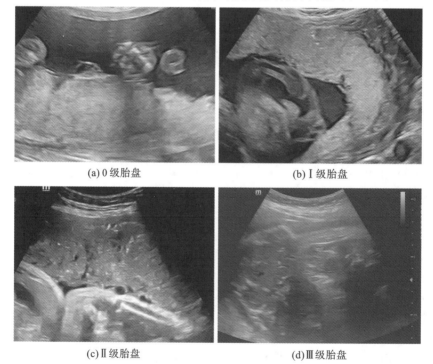

(a) 0 级胎盘　　　　　　　　　　　(b) I 级胎盘

(c) II 级胎盘　　　　　　　　　　　(d) III 级胎盘

图 6-6　胎盘分级

0级:绒毛膜板光滑平整,胎盘实质回声均匀,基底膜未出现,多为孕29周以前。

Ⅰ级:绒毛膜板边缘轻微波浪状,胎盘实质内可见散在点线状强回声,基底膜未出现,常见于孕29周至足月。

Ⅱ级:绒毛膜板出现切迹深入基底膜,胎盘实质内出现逗点状强回声,基底膜出现不规则条状稍强回声,常见于孕36周后。

Ⅲ级:绒毛膜板切迹深入基底膜,胎盘实质内出现较多不规则强回声团,后方可伴有声影,胎盘已成熟并趋向老化,常见于孕38周后。

4.胎盘内血流 常规通过彩色多普勒超声来评估胎盘血流。在晚孕期,彩色多普勒显像能清晰显示胎盘内广泛分布的血流信号(图6-7)。当发生病理情况时,胎盘内血流信号分布、血流速度显示异常。如当发生胎盘植入时,胎盘周围血管分布明显增多且粗而不规则;而胎盘早剥时胎盘血流将缺失。近年来,新型超声诊断技术,已逐步针对胎盘血流灌注情况进行定量分析研究。妊娠期高血压疾病会影响孕妇胎盘血流灌注,胎盘血流灌注参数一定程度上可反映妊娠期高血压疾病患者子痫前期的严重程度。

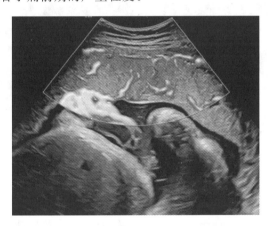

图6-7 新型彩色多普勒超声显示前壁胎盘内低速血流

5.胎盘早剥 妊娠期高血压疾病孕妇有时会伴随胎盘早剥,这主要是由于孕妇在孕期内,高血压会导致孕妇全身小动脉痉挛,底蜕膜螺旋小动脉也会随之出现硬化。子宫底部蜕膜层动脉粥样硬化致使子宫内部毛细血管破裂或坏死,血液浸润蜕膜层,即出现胎盘早剥。因此,妊娠期高血压疾病孕妇应进行胎盘显像以排除胎盘早剥的可能,减少妊娠期高血压疾病和胎盘早剥对母婴的严重影响。然而产前超声胎盘早剥的检出率较低,尤其是隐性胎盘早剥。

胎盘早剥(图6-8、图6-9)超声诊断要点如下。

(1)胎盘明显增大增厚,可向羊膜腔方向膨出,内部回声杂乱,胎盘和子宫壁间可形成血肿,胎盘基底部血流信号消失。

(2)显性剥离胎盘后方无血液积聚,轻型胎盘早剥或胎盘位于子宫后壁时,超声可能难以诊断。

(3)血液破入羊膜腔时,羊水透声差,可见漂浮的密集光点回声。

(4)最常见的剥离部位是胎盘边缘,如果血块变为无回声区,需与尚未融合的羊膜与绒毛膜形成的胚外体腔相鉴别。

(5)如果剥离面较大,可能出现胎心减慢甚至胎死宫内。

(六)超声评估胎儿生长受限

胎儿宫内生长受限是妊娠期高血压疾病的重要并发症之一。妊娠期高血压疾病的基本病

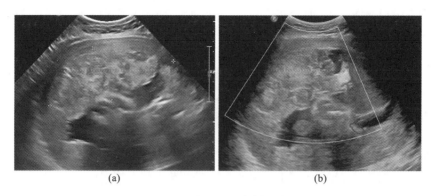

(a)   (b)

图 6-8　孕 33 周,胎盘早剥

31 岁孕妇,停经 33⁺³周,因下腹胀痛 2 h 就诊。(a)急诊超声显示胎盘上缘增厚,回声紊乱,可见杂乱回声光团向羊膜腔突出,(b)彩色多普勒血流显示其内部无血流。

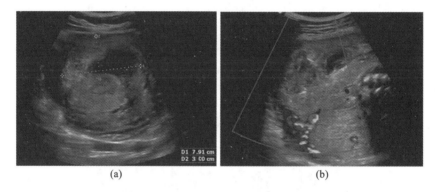

(a)   (b)

图 6-9　孕 27 周,胎盘早剥

32 岁孕妇,停经 27⁺³周因阴道流血 1 个月余,阴道流液 1 天入院。(a)超声显示胎盘上缘胎盘基底部与肌层间可见混合回声团,内回声不均,可见絮状回声及液性暗区,(b)彩色多普勒显示基底部血流消失。

理变化是全身小动脉痉挛,重症患者可有血液浓缩、血容量减少,因而子宫胎盘血流灌注减少,胎盘绒毛发生退行性变,胎盘中多数酶活性显著下降,糖原的酵解酶活性减少,葡萄糖利用率降低,胎儿对氧及营养物质的摄取受到严重影响,因而宫内胎儿发育出现缓慢或停滞,导致胎儿宫内生长受限。随着妊娠期高血压疾病的病情发展,血容量进一步下降,加重了胎儿宫内发育迟缓。如果胎儿出现生长受限,围产儿病死率可明显提高。因此,早期监测和治疗胎儿生长受限可明显提高围产儿存活率。评价主要包括动态观察胎儿生长径线、羊水量、胎心率、动脉及静脉多普勒指标的变化等。

1. FGR 的定义　国际上对于 FGR 的定义至今尚无统一的"金标准"。中国 2019 年发布的《胎儿生长受限专家共识》对 FGR 的定义:受母体、胎儿、胎盘等病理因素影响,胎儿生长未达到其应有的遗传潜能,多表现为胎儿超声估测体重或腹围低于相应胎龄第 10 百分位数。ISUOG-FGR 定义包括 EFW 或 AC<第 3 百分位数或 EFW 或 AC<第 10 百分位数结合异常多普勒表现或生长百分位数减少。

出现 FGR 时,有围产期发病和死亡以及长期健康状况不佳的风险,例如神经和认知发育受损,以及成年期患心血管和内分泌系统疾病。

2. 超声观察要点

(1)密切观察胎儿生长超声参数:测量 BPD、HC、AC、FL 指标,估算胎儿体重,观察胎儿生长速度,参考相应孕周正常值,以 32 周为早发性及晚发型 FGR 的分界(表 6-2)。在大多数研究中,FGR 是以胎儿大小的生物测量值的异常来定义的,通常以 EFW<第 10 百分位数为截止值。然而,这包括许多较小的胎儿,最好将其视为 SGA。这种区别很重要,因为尽管许多 SGA 在生理上很小,但它们发生不良围产期结果的风险较低。相比之下,生长受限胎儿在病理上很小,与生长百分位数无关(可能大于第 10 百分位数)。因此,在 EFW>第 10 百分位数的胎儿中,较小的胎儿将被过度诊断,而 FGR 将被诊断不足。为了更好地识别处于危险中的胎儿并更好地将真正的 FGR 队列与适当生长的队列进行比较,Delphi FGR 共识得以通过(表 6-7)。

表 6-7 在没有先天性异常的情况下,早发型和晚发型胎儿生长受限(FGR)基于共识的定义

分型	早发型 FGR:GA<32 周,无先天异常	晚发型 FGR:GA≥32 周,无先天异常
定义	AC/EFW<第 3 百分位数或舒张末期血流缺(UA-AEDF) 或 1. AC/EFW<第 10 百分位数合并 2. UtA-PI>第 95 百分位数和/或 3. UA-PI>第 95 百分位数	AC/EFW<第 3 百分位数 或以下三项中的至少两项 1. AC/EFW<第 10 百分位数 2. AC/EFW 跨越>2 个四分位数 * 3. CPR<第 5 百分位数或 UA-PI>第 95 百分位数

* 此处为非定制生长图表。AC,腹围;AEDF,舒张期血流缺失;CPR,脑胎盘比;EFW,胎儿估测体重;GA,胎龄;PI,搏动指数;UA,脐动脉;UtA,子宫动脉。

(2)羊水量、胎盘检测:当胎儿出现 FGR 时,常出现羊水减少。胎盘的大小、内部回声及血流情况也是观察的重要内容。

(3)胎儿多普勒血流检测:胎儿多普勒血流检测是了解胎儿宫内缺氧的重要方法。胎儿-胎盘循环血流动力学状态可以通过测量胎儿脐动脉(UA)来反映,胎儿脑循环情况可通过测量胎儿大脑中动脉(MCA)来反映。因此,理论上可以通过监测胎儿血流变化来评估胎儿是否存在宫内生长受限。多普勒常规监测对象主要包括母体双侧的子宫动脉(UtA)、脐动脉(UA)、静脉导管(DV)、大脑中动脉(MCA)。当胎儿出现宫内缺氧时,UA 会出现舒张期血流减少、缺失甚至倒置,PI 增加;MCA 由于大脑保护效应出现舒张期血流增加,PI 降低;严重 FGR 常合并胎儿心血管功能的改变,常用 DV 反应,心房收缩波(a 波)降低、缺失甚至倒置提示胎儿心脏功能受损。对可疑 FGR 进行多普勒超声评估,可鉴别出因缺氧而出现生长受限的胎儿与非缺氧所致的小胎儿,从而减少不必要的医学干预。美国母胎医学学会建议对可疑 FGR 每周进行常规脐动脉多普勒监测,用以评估是否存在胎盘阻力增加和胎儿缺氧情况。脐动脉多普勒监测将有助于 FGR 的产科干预。

(王　英　路小军)

第三节　子宫动脉的多普勒超声评估

妊娠期高血压疾病是妊娠与血压升高并存的一组疾病,发生率为 $5\%\sim12\%$。全球子痫前期(preeclampsia,PE)的合并发病率约为 3%。PE 及其并发症是全世界孕产妇围产期发病和死亡的主要原因。鉴于及时有效的护理可以改善 PE 的结果,制定有效的预防策略一直是产前护理和研究的主要目标。

PE 是一种多因素起源的多系统疾病,它涉及胎盘缺陷、氧化应激、自身免疫、血小板和凝血酶激活、血管内炎症、内皮功能障碍、血管生成失衡和母体心脏适应不良。大多数胎盘浸润缺陷与早期和严重 PE 密切相关。相比之下,胎盘缺陷似乎对妊娠后期出现的 PE 的发展不太重要,例如在 34 周后。在足月或近足月合并 PE 的妊娠中,胎盘组织学异常的频率明显较低,而母体因素(如代谢综合征或慢性高血压)的意义相对较大。

PE 不仅会影响胎儿,还会损害孕产妇的健康。尽管胎盘具有至关重要的作用,但我们对胎盘的了解是有限的,研究者正加强对这个器官的研究。美国国立卫生研究院的 Eunice Kennedy Shriver 国家儿童健康与人类发展研究所(NICHD)于 2014 年启动了人类胎盘计划,以破译正常和病理性胎盘的功能,最终目标是提高疾病检测能力和设计新技术,以实时监测妊娠期间胎盘的功能。中国于 2015 年启动了自己的人类胎盘项目,欧洲于 2018 年启动了多中心的"iPlacenta"项目。

PE 发病机制中的激素、免疫细胞等众多因素会导致异常细胞滋养细胞侵袭、螺旋动脉重塑受损、胎盘灌注不良以及与胎儿的氧气/二氧化碳和营养/废物交换受限。由血管异常引起的胎盘灌注受损先于 PE 的临床表现,可以通过多普勒超声(US)检测到。后者被认为是预测 PE 和不良妊娠结局的有用方法。收缩/舒张(S/D)值、阻力指数(RI)和搏动指数(PI)是描述动脉流速的三个常见的指标。PI 是最常用的指标,它在评估子宫动脉多普勒波形方面优于 RI,是因为 PI 在其计算中包括心动周期期间所有最大速度的平均值,而不是像 RI 那样仅在心动周期中使用两个点的速度值。此外,PI 更稳定,当舒张压值不存在或逆转时,它不会接近无穷大。

子宫胎盘循环可以通过子宫动脉的多普勒超声检查进行评估。子宫动脉是 PE 多普勒超声评估中研究最多的血管,通过 PI 和 RI 以及舒张早期切迹(N)的存在来反映母体血管状况。虽然有一些研究将脐动脉作为 PE 评估中的相关血管,但传统上在胎儿状态评估中研究者将脐动脉与大脑中动脉一起考虑。因此子宫动脉的舒张早期切迹、脐动脉 RI 以及脐动脉和大脑中动脉的 PI 可作为确定 PE 引起的血流动力学影响的指标。

子宫动脉为髂内动脉前干分支,在腹膜后沿骨盆侧壁向下向前行,经阔韧带基底部、宫旁组织到达子宫外侧,相当于子宫颈内口水平约 2 cm 处,横跨输尿管至子宫侧缘,此后分为上下两支:上支较粗,沿宫体侧缘迂曲上行,称为子宫体支,至宫角处又分为宫底支(分布于宫底部)、输卵管支(分布于输卵管)及卵巢支(与卵巢动脉末梢吻合);下支较细,分布于子宫颈及阴道上段,称为子宫颈-阴道支。

在正常妊娠中,子宫动脉中的血流阻力会随着胎龄的增加而减少。而 PE 患者的子宫血流量减少高达 50%。

使用超声作为筛查或预测 PE 的工具是基于这样一个事实,即有缺陷的胎盘会导致螺旋动脉的不完全重塑。胎盘绒毛和血管组织病理学病变在 PE 妊娠中比非 PE 妊娠常见,并且与子宫动脉血流阻力增加相关。因此,通过多普勒评估测量子宫动脉中流动的阻力可以量化螺旋动脉的不完全重塑。由于多普勒超声对血流频谱参数的评估是无创的,因此为患者所接受。此项检查一般由具有丰富经验的专业妇产科超声医生,使用高档的彩色多普勒超声仪器来进行测量,因此其结果是可信的。

Cnossen 等对 15 项子宫动脉多普勒超声检查和宫内生长受限在预测 PE 方面的准确性进行了 Meta 分析,提出子宫动脉多普勒超声检查比宫内生长受限更能预测 PE,还指出胎盘疾病的母体后果。具体而言,在妊娠中期增加的子宫动脉 PI 和子宫动脉切迹(N)最能预测低风险和高风险患者的 PE。增加的 PI 或双侧切迹最能预测严重的 PE。单独增加的 PI 或与切迹相结合最能预测低风险患者的严重宫内生长受限,而对高风险患者的最佳预测指标是 RI 增加。其他多普勒检查和宫内生长受限显示出低到中等的预测价值。

子宫动脉多普勒超声检查可在妊娠早期或中期经阴道或经腹途径进行。据报道,超过95%的患者可以很容易地获得子宫动脉频谱。妊娠早期子宫动脉多普勒超声检查是预测早发性 DE 以及其他不良妊娠结局的有用工具。

2013 年国际妇产科超声学会(ISUOG)发布了《ISUOG 实践指南:多普勒超声在产科中的应用》,2019 年发布了《ISUOG 实践指南:超声在先兆子痫筛查和随访中的作用》(该指南对多普勒超声的应用进行了详细的规定和建议)。下面结合上述各指南介绍不同时期子宫动脉具体评估内容。

一、妊娠早期子宫动脉评估

在 11^{+0} 至 13^{+6} 周时可经腹或经阴道对子宫动脉进行多普勒超声检查。更早期的评估尚未得到广泛研究,因为滋养层入侵还不够深入,无法进行评估。以妊娠早期子宫动脉 PI>第90 百分位数为标准进行筛查,可检测出约 48% 的女性将发生早期 PE,26% 的女性将发生任何PE,筛查阳性率为 10%。

(一)超声检查方法

妊娠早期经腹评估子宫动脉阻力,先获得子宫和宫颈的正中矢状切面,使用彩色血流显像,将探头轻轻向侧面倾斜,可识别沿着子宫颈和子宫侧面的高速血流——子宫动脉(图 6-10)。脉冲波多普勒取样门应较窄(设置为约 2 mm),并位于子宫动脉升支或降支最靠近宫颈内口的位置,声波角度<30°。为了验证是否是子宫动脉,收缩期峰值速度>60 cm/s。当获得至少三个相同的波形时测量 PI。按照这种方法,可以在超过 95% 的病例中测量子宫动脉 PI。

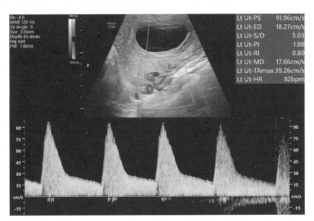

图 6-10 妊娠早期经腹部获得的子宫动脉频谱

(二)技术要点

1. 经腹检查技术

(1)经腹部获得子宫的正中矢状切面并确定宫颈管。

(2)然后将探头横向移动,直到看到宫颈旁血管丛。

(3)打开彩色多普勒并识别子宫动脉,因为探头已转向头部并上升到子宫体。

(4)在子宫动脉分支到弓状动脉之前进行测量。

(5)随着 PSV 从子宫动脉到弓状动脉的减小，PSV＜第 5 百分位数（60 cm/s）的测量值，提示检查者仔细验证取样容积的放置位置。

在对侧重复相同的过程。另一种方法是在横切面获得多普勒信号，并且相比于正中矢状面显示出同等价值，且具有同样良好的重复性。

2. 经阴道检查技术

(1)应要求该妇女排空膀胱并置于截石位。

(2)经阴道检查时将探头放置在前穹窿中。与经腹检查技术类似，探头横向移动以显示宫颈旁血管丛，上述步骤的操作顺序与经腹检查技术相同。

(3)应注意不要误测宫颈阴道动脉（从头侧向足侧流动）或弓状动脉。

（三）技术咨询

(1)在 11^{+0} 和 13^{+6} 周之间使用经腹检查获得的平均子宫动脉 PI 的第 95 百分位数为 2.35（证据级别：2＋）。

(2)与经腹检查相比，经阴道检查的子宫动脉阻力更高；经阴道检查，头臀长度（CRL）为 65 mm，平均子宫动脉 PI 的第 95 百分位数约为 3.10，此后，随着 CRL 的增加逐渐下降（证据级别：2＋）。

(3)子宫动脉 PI 也可能受母体因素的影响，包括种族、BMI 和既往 PE（证据级别：2＋＋）。

（四）推荐

(1)鉴于母体因素会影响子宫动脉 PI，在可行的情况下，应优先将其纳入多因素筛查模型，而不是将其作为具有绝对截止值的独立测试（推荐等级：B）。

(2)平均子宫动脉 PI 应该是妊娠早期筛查的首选多普勒指数（推荐等级：B）。

双侧子宫动脉切迹使得 PE 风险增加 22 倍，导致 SGA 风险增加近 9 倍；然而，在 11^{+0} 到 13^{+6} 周双侧子宫动脉切迹可以在大约 50％的孕妇中观察到。因此，该标记物对 PE 的特异性非常低。

联合筛查（包括母体因素、母体平均动脉血压、子宫动脉多普勒和胎盘生长因子（PlGF）测量）具有优越的预测性能，应优先于基于多普勒的筛查。

二、妊娠中期子宫动脉评估

经腹或经阴道超声均可在妊娠中期对子宫动脉进行多普勒检查。

（一）技术要点

1. 经腹技术

(1)经腹，将探头纵向放置在腹部的下外侧象限，在矢状面向内侧倾斜。彩色血流图有助于识别穿过髂外动脉的子宫动脉（图 6-11）。

(2)子宫动脉通常沿着子宫的两侧流向宫底。为了获得最佳的声波角度，应根据子宫动脉的方向调整探头的位置。

(3)取样容积位于该交叉点下游（头侧）1 cm 处。

(4)在一小部分病例中，子宫动脉在髂外动脉的交叉点之前分支。在这种情况下，取样容积应放置在子宫动脉分叉之前。

(5)对侧子宫动脉重复相同的过程。

(6)随着胎龄的增加，子宫通常会发生右旋。因此，左侧子宫动脉不像右侧那样相对于子

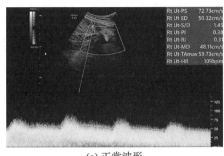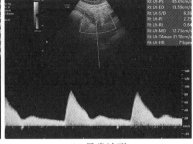

(a) 正常波形　　　　　　　　　　　(b) 异常波形

图 6-11　妊娠中期经腹部子宫动脉频谱

注意(b)中多普勒信号中的切迹(箭头)。

宫横向延伸。

2. 经阴道技术

(1)应要求检查者排空膀胱并置于截石位。

(2)将超声探头插入前穹窿,在正中矢状面识别宫颈。

(3)然后将探头移入外侧穹窿,在宫颈内口水平使用彩色多普勒,在任一侧识别子宫动脉。

(4)然后对对侧子宫动脉重复此操作。子宫动脉多普勒指数的参考范围取决于测量技术,因此经腹和经阴道路径应使用适当的参考范围。

注意:与妊娠早期一样,使用经腹或经阴道入路时,应注意保持声波角度<30°和收缩期峰值速度>60 cm/s,以确保探测的是子宫动脉而不是弓形动脉。对于先天性子宫异常的女性,子宫动脉多普勒指数的评估及其解释是不可靠的,因为所有已发表的研究都是针对具有(假定)正常解剖结构的女性。

(二)技术咨询

(1)与妊娠早期一样,经阴道测量时,妊娠中期子宫动脉 PI 较高(证据级别:2++)。

(2)在第 23 周时,经腹超声检查,子宫动脉 PI 平均值第 95 百分位数为 1.44,经阴道超声检查时为 1.58(证据级别:2+)。

(3)在 20~24 周,平均子宫动脉 PI 的第 95 百分位数下降约 15%,在 22~24 周,下降少于10%(证据级别:2++)。

(三)推荐

应使用平均子宫动脉 PI 来预测 PE。在位于单侧的胎盘中,对侧子宫动脉血流的阻力通常会增加,如果平均 PI 在正常范围内,单侧增加的 PI 似乎不会增加 PE 的风险。

(四)妊娠中期 PE 预测表现

子宫动脉多普勒对早发性 PE 的预测性能较好。一项对超过 32000 名妇女的研究表明,单独使用子宫动脉 PI 可以预测 85% 的早发性 PE 病例,而当与母体因素结合使用时,则可预测 48% 的晚发型病例,假阳性率 10%。此外,早期 PE 的风险似乎随着子宫动脉阻力的增加而增加。平均 PI 为 1.6,阳性似然比(LR+)为 3.07;平均 PI 为 1.8,LR+ 为 8.00;平均 PI 为2.2,LR+ 为 27.08(经阴道测量)。一般来说,子宫动脉多普勒测量倾向于更好地预测更严重和复杂的病例。例如,发现平均 PI>1.65(经阴道超声)可预测所有 PE 病例的 41%,但是,当对亚组进行分析时,生长受限胎儿的 PE 的预测率为 69%,正常生长胎儿的 PE 的预测率为

24%。这一发现可以通过以下事实来解释:子宫动脉中的高阻抗反映了胎盘缺陷,随着胎儿生长,出现不良影响。

子宫动脉多普勒频谱的双侧舒张期切迹还与 PE 的风险增加有关。然而,对于相同的假阳性率,子宫动脉 PI 比切迹具有更好的敏感性,因此没有必要将其添加到筛查中,尽管并非所有研究者都支持这一点。子宫动脉切迹被定义为在多普勒频谱中最大舒张速度之前降低的早期舒张速度。切迹的严重程度取决于较低的早期舒张速度和最大舒张速度之间的差异。

三、妊娠晚期子宫动脉评估

(一)技术咨询

(1)虽然子宫动脉测速可以经阴道评估,但在妊娠晚期,进行子宫动脉多普勒检查最常用的方法是经腹超声检查(证据级别:4)。

(2)在 30～34 周时使用经腹超声检查获得的平均子宫动脉 PI 的第 95 百分位数是 1.17(证据级别:2+)。

(二)建议

(1)目前没有关于妊娠晚期 PE 筛查对母体、胎儿和新生儿结局影响的随机试验;因此,目前不建议将其实施到常规实践中。

(2)如果在妊娠晚期提供平均子宫动脉 PI,则应使用平均子宫动脉 PI 来预测 PE。

妊娠晚期子宫动脉多普勒检查的标准方法是经腹超声检查,类似于妊娠中期。

在英国的一项大型多中心研究中,30^{+0} 和 34^{+6} 周之间平均子宫动脉 PI 的第 90 和 95 百分位数分别为 1.03 和 1.17。子宫动脉平均 PI>第 95 百分位数(5% 假阳性率)可以单独预测 37 周前 54% 的 PE 和 37 周及以后 14% 的 PE;平均 PI>第 90 百分位数(10% 假阳性率)的相应比率分别为 68% 和 14%,这突出显示了单独多普勒研究在预测 PE 方面表现不佳。同一组评估了 35～37 周筛查的有效性,发现单独的子宫动脉多普勒对 PE 的预测作用较差;即使结合母体因素,假阳性率为 5% 的检出率为 26%,假阳性率为 10% 的检出率为 37%。

在胎盘功能不全的情况下,妊娠晚期子宫动脉舒张血流反向的报道较少,与不良预后相关,如进展为子痫或宫内死亡。

四、子宫动脉多普勒指数的纵向变化

(一)技术咨询

从妊娠早期到妊娠中期,持续增加的子宫动脉阻力可能会识别出 PE 风险最高的女性。

(二)推荐

如果降低 PE 风险的预防策略(例如低剂量阿司匹林)在妊娠早期是有效的,则应尽快在被确定为高风险的女性中开始使用,而无需等待妊娠中期的多普勒检查。

除了多普勒指数的横断面测量外,研究者还研究了它们的纵向变化以预测 PE。一项在第 11～14 周和 19～22 周($n=870$)依次检查子宫动脉多普勒的研究报告称,在妊娠早期 PI 增加的病例中有 73% 的病例在妊娠中期恢复正常。妊娠早期和妊娠中期 PI 均升高的女性发生不良妊娠结局(即生长受限或高血压疾病)的风险最高(37.5%)。相比之下,妊娠早期 PI 正常的女性在妊娠中期测量结果正常的概率为 95%,这是不良结局发生率最低的一组(5.3%)。

另一个指标是妊娠中期和妊娠早期子宫动脉 PI 之间的差异,两者均以相应胎龄的 MoM(中位数倍数值)表示。妊娠早期和妊娠中期子宫动脉 PI MoM 之间的差距越来越大,反映了螺旋动脉重塑有缺陷,是早期 PE(AUC,0.85)和早产 PE(AUC,0.79)的最准确预测因子。另一项针对 104 例 20~22 周时子宫动脉 PI 增加的研究称,59.6% 的病例在 26~28 周时仍存在异常结果;PI 持续升高的女性与 PI 正常化的女性相比患 PE、SGA 和新生儿进重症监护病房(NICU)的比例分别为 PE(16%∶1%)、SGA(32%∶1%)、NICU(26%∶4%)。

如果在后续检查之前延迟干预,会错过预防性干预的窗口机会(即胎龄<16 周)。

第四节 脐动脉的多普勒超声评估

脐动脉是胎儿时期存在的特殊血管分支,将胎儿低氧血流输回胎盘。通常存在左右脐动脉。1977 年,都柏林首次报道了使用多普勒超声来研究怀孕期间脐动脉的频谱波形模式。来自胎儿-胎盘循环的这种血流频谱波形(FVW)取决于胎儿心脏收缩力、血液密度、血管壁弹性和外周或下游阻力。

脐动脉多普勒频谱测量是最严格的评估方法,也是最常用的非侵入性胎儿健康测试方法。虽然在低危人群中它不是一个好的筛查工具,但在高危妊娠监测中却是一个有价值的研究。临床实践中常见的是搏动指数(PI=$(S-D)$/TAMX))和阻力指数(RI=$(S-D)$/S)。其中 S 是峰值收缩速度,D 是舒张末期速度,TAMX(时间平均最大流速)是记录在多普勒频谱中的最大速度,在整个心动周期中取平均值。PI 比 RI 或 S/D 值能更好地估计波形特征。PI 与血管阻力呈线性相关,而 S/D 值和 RI 与血管阻力增加呈抛物线关系。此外,当舒张压缺失或反向时,PI 不会接近无穷大。PI 是推荐用于临床实践和研究的指数。理想情况下,必须对几个连续的相同波形进行测量,声波角度尽可能接近零。

一、脐动脉变化规律

在胎盘功能正常的情况下,脐动脉波形具有与低阻力系统兼容的模式,在整个心动周期中显示前向血流,脐动脉-胎盘血流阻力随着妊娠进展而降低,舒张末期血流速度加快。多普勒超声表现为收缩峰(S)之后舒张末期血流信号从无到有,峰值逐渐增加,S/D 值降低,RI 和 PI 降低。舒张期血流量随孕周增加而增加,S/D 值随孕周增加而降低。20 周、30 周、40 周时 S/D 值的第 50 百分位数分别是 4,2.83,2.18。这个生理过程的失败会导致血管阻力增加,此时舒张期血流量下降,不断生长的胎儿对胎盘血供的需求增加,PI、RI 和 S/D 值增加。

2019 年,英国胎儿基金会的一项研究的研究人员发表了从妊娠中期开始的胎儿脐动脉 PI、大脑中动脉 PI 的中位数和第 5、10、25、75、90 和 95 百分位数,以及脑-胎盘(CPI)比(表6-8),其研究显示,20~42 周,UA-PI 随孕周增加呈线性下降,并且相关母体特征和病史会影响其测量值。

2020 年 INTERGROWTH-21st 的一项关于脐动脉多普勒指数的国际多中心前瞻性研究也发布了其参考范围(表 6-9 至表 6-11)。

表6-8 胎儿脐动脉PI、大脑中动脉PI及脑胎盘比值百分位数

胎龄 周数	天数	脐动脉 PI							大脑中动脉 PI							脑-胎盘比						
		5th	10th	25th	50th	75th	90th	95th	5th	10th	25th	50th	75th	90th	95th	5th	10th	25th	50th	75th	90th	95th
20	143	0.955	1.007	1.102	1.218	1.346	1.472	1.553	1.162	1.227	1.344	1.486	1.644	1.800	1.901	0.872	0.938	1.059	1.212	1.388	1.567	1.686
21	150	0.939	0.990	1.083	1.197	1.322	1.446	1.526	1.213	1.278	1.396	1.540	1.699	1.855	1.956	0.934	1.002	1.129	1.289	1.471	1.657	1.780
22	157	0.922	0.973	1.064	1.176	1.299	1.420	1.499	1.263	1.330	1.450	1.595	1.755	1.913	2.015	0.996	1.068	1.201	1.367	1.557	1.750	1.877
23	164	0.906	0.956	1.045	1.155	1.276	1.395	1.472	1.313	1.381	1.503	1.651	1.813	1.973	2.075	1.059	1.134	1.273	1.447	1.645	1.845	1.977
24	171	0.889	0.938	1.026	1.134	1.253	1.370	1.446	1.360	1.430	1.554	1.705	1.870	2.033	2.137	1.121	1.200	1.345	1.526	1.732	1.942	2.079
25	178	0.871	0.920	1.006	1.113	1.230	1.346	1.420	1.405	1.476	1.603	1.757	1.926	2.091	2.197	1.181	1.263	1.415	1.605	1.820	2.038	2.180
26	185	0.854	0.901	0.987	1.092	1.207	1.322	1.395	1.445	1.517	1.648	1.805	1.978	2.147	2.255	1.237	1.324	1.482	1.680	1.904	2.132	2.281
27	192	0.836	0.883	0.967	1.070	1.185	1.298	1.371	1.478	1.553	1.686	1.848	2.024	2.198	2.309	1.290	1.380	1.545	1.751	1.985	2.223	2.378
28	199	0.818	0.864	0.948	1.049	1.162	1.274	1.346	1.504	1.580	1.717	1.883	2.064	2.243	2.357	1.336	1.430	1.602	1.817	2.061	2.309	2.471
29	206	0.800	0.846	0.928	1.028	1.140	1.251	1.322	1.521	1.599	1.739	1.909	2.095	2.278	2.395	1.375	1.473	1.651	1.875	2.129	2.388	2.557
30	213	0.782	0.827	0.908	1.007	1.118	1.228	1.299	1.527	1.607	1.750	1.924	2.115	2.303	2.424	1.406	1.507	1.692	1.924	2.189	2.457	2.634
31	220	0.763	0.807	0.888	0.986	1.096	1.205	1.275	1.521	1.603	1.749	1.926	2.122	2.316	2.440	1.426	1.530	1.722	1.962	2.237	2.516	2.700
32	227	0.744	0.788	0.868	0.965	1.074	1.182	1.252	1.503	1.586	1.734	1.915	2.115	2.314	2.441	1.436	1.543	1.740	1.988	2.272	2.562	2.753
33	234	0.725	0.769	0.847	0.944	1.052	1.160	1.229	1.472	1.555	1.705	1.889	2.093	2.296	2.426	1.434	1.543	1.745	2.000	2.293	2.593	2.790
34	241	0.706	0.749	0.827	0.923	1.030	1.137	1.207	1.427	1.511	1.662	1.848	2.055	2.260	2.393	1.419	1.531	1.736	1.997	2.298	2.607	2.811
35	248	0.687	0.730	0.807	0.902	1.009	1.115	1.184	1.369	1.453	1.604	1.791	1.999	2.207	2.342	1.392	1.505	1.713	1.979	2.286	2.603	2.813
36	255	0.668	0.710	0.787	0.881	0.987	1.093	1.162	1.300	1.382	1.532	1.718	1.927	2.136	2.272	1.353	1.466	1.676	1.944	2.256	2.579	2.795
37	262	0.649	0.691	0.766	0.860	0.966	1.071	1.140	1.219	1.300	1.448	1.632	1.839	2.048	2.184	1.301	1.414	1.624	1.894	2.209	2.537	2.756
38	269	0.630	0.671	0.746	0.839	0.944	1.050	1.118	1.129	1.208	1.352	1.532	1.736	1.943	2.078	1.239	1.350	1.558	1.827	2.143	2.474	2.696
39	276	0.610	0.651	0.725	0.818	0.923	1.028	1.097	1.032	1.108	1.246	1.421	1.620	1.823	1.956	1.167	1.275	1.480	1.747	2.061	2.392	2.615
40	283	0.591	0.631	0.705	0.797	0.901	1.006	1.075	0.931	1.002	1.134	1.302	1.494	1.691	1.821	1.086	1.192	1.391	1.653	1.963	2.291	2.514
41	290	0.572	0.612	0.685	0.776	0.880	0.985	1.053	0.827	0.894	1.018	1.177	1.360	1.548	1.674	1.000	1.101	1.294	1.547	1.851	2.174	2.394

表 6-9　胎儿脐动脉血流(游离段)PI 值百分位数

胎龄	百分位数						
(周数＋天数)	3rd	5th	10th	50th	90th	95th	97th
24＋0	0.83	0.86	0.91	1.10	1.31	1.38	1.42
25＋0	0.80	0.84	0.89	1.08	1.30	1.37	1.41
26＋0	0.78	0.81	0.87	1.07	1.29	1.35	1.40
27＋0	0.76	0.79	0.85	1.05	1.27	1.34	1.38
28＋0	0.74	0.78	0.83	1.03	1.25	1.32	1.36
29＋0	0.73	0.76	0.81	1.01	1.23	1.30	1.34
30＋0	0.71	0.75	0.80	1.00	1.21	1.28	1.32
31＋0	0.70	0.73	0.78	0.98	1.19	1.26	1.30
32＋0	0.68	0.72	0.77	0.96	1.17	1.24	1.28
33＋0	0.67	0.70	0.75	0.94	1.15	1.21	1.25
34＋0	0.66	0.69	0.74	0.92	1.13	1.19	1.23
35＋0	0.64	0.67	0.72	0.90	1.10	1.16	1.20
36＋0	0.63	0.66	0.70	0.88	1.08	1.14	1.18
37＋0	0.61	0.64	0.69	0.86	1.05	1.11	1.15
38＋0	0.59	0.62	0.67	0.84	1.03	1.08	1.12
39＋0	0.58	0.60	0.65	0.82	1.00	1.06	1.09
40＋0	0.56	0.59	0.63	0.79	0.97	1.03	1.06

表 6-10　胎儿脐动脉血流(游离段)RI 值百分位数

胎龄	百分位数						
(周数＋天数)	3rd	5th	10th	50th	90th	95th	97th
24＋0	0.58	0.60	0.62	0.69	0.76	0.78	0.79
25＋0	0.57	0.58	0.61	0.68	0.75	0.77	0.79
26＋0	0.56	0.57	0.60	0.67	0.75	0.77	0.78
27＋0	0.55	0.56	0.59	0.67	0.74	0.76	0.78
28＋0	0.54	0.55	0.58	0.66	0.74	0.76	0.77
29＋0	0.53	0.55	0.57	0.65	0.73	0.75	0.77
30＋0	0.52	0.54	0.56	0.64	0.72	0.75	0.76
31＋0	0.51	0.53	0.55	0.63	0.72	0.74	0.75
32＋0	0.50	0.52	0.54	0.63	0.71	0.73	0.74
33＋0	0.49	0.51	0.53	0.62	0.70	0.72	0.74
34＋0	0.49	0.50	0.52	0.61	0.69	0.71	0.73
35＋0	0.48	0.49	0.52	0.60	0.68	0.70	0.72
36＋0	0.47	0.48	0.51	0.59	0.67	0.69	0.71

续表

胎龄	百分位数						
（周数＋天数）	3rd	5th	10th	50th	90th	95th	97th
37＋0	0.46	0.47	0.50	0.58	0.66	0.68	0.70
38＋0	0.45	0.46	0.49	0.57	0.65	0.67	0.69
39＋0	0.44	0.45	0.48	0.56	0.64	0.66	0.68
40＋0	0.43	0.44	0.46	0.55	0.63	0.65	0.66

表 6-11　胎儿脐动脉血流（游离段）S/D 值百分位数

胎龄	百分位数						
（周数＋天数）	3rd	5th	10th	50th	90th	95th	97th
24＋0	2.38	2.46	2.61	3.23	4.12	4.46	4.72
25＋0	2.30	2.39	2.53	3.15	4.03	4.38	4.63
26＋0	2.23	2.32	2.46	3.07	3.95	4.29	4.54
27＋0	2.18	2.26	2.40	3.00	3.86	4.19	4.44
28＋0	2.13	2.22	2.35	2.93	3.77	4.09	4.33
29＋0	2.09	2.17	2.31	2.87	3.68	3.99	4.22
30＋0	2.06	2.14	2.26	2.81	3.58	3.89	4.11
31＋0	2.03	2.10	2.22	2.74	3.49	3.78	4.00
32＋0	2.00	2.07	2.19	2.68	3.40	3.67	3.88
33＋0	1.97	2.04	2.15	2.62	3.30	3.57	3.76
34＋0	1.94	2.01	2.11	2.56	3.21	3.46	3.65
35＋0	1.91	1.97	2.08	2.50	3.12	3.35	3.53
36＋0	1.88	1.94	2.04	2.44	3.02	3.24	3.41
37＋0	1.85	1.91	2.00	2.38	2.93	3.14	3.30
38＋0	1.82	1.87	1.96	2.32	2.83	3.03	3.18
39＋0	1.79	1.84	1.92	2.25	2.73	2.92	3.06
40＋0	1.75	1.80	1.87	2.19	2.64	2.81	2.94

在多胎妊娠中，评估脐动脉血流量可能具有挑战性，因为可能难以明确显示与胎儿对应的脐带。因此，最好在脐带腹部插入点的远端对脐动脉进行采样。然而，那里的阻抗高于游离段和胎盘脐带插入处的阻抗，因此需要适当的参考图表。

二、脐动脉血流病理情况下的变化规律及临床意义

在高危妊娠中对脐动脉使用多普勒超声可降低围产期死亡的风险，并可能减少产科干预。

当胎盘血管化不足（胎盘功能不全）时，胎儿-胎盘循环中的血流动力学变化通常以渐进的方式发展。可用于气体和营养交换的胎盘表面积逐渐减少以及胎儿后负荷阻力增加，脐动脉中 PI 逐渐增加，并且后期出现脐动脉舒张末期血流缺失或反向（ARED）。当 60%～70% 的胎

盘血管树不起作用时,脐动脉的多普勒指数开始增加。当超过70%的三级绒毛血管闭塞时,将会出现脐动脉舒张期血流反向(REDV)。"大脑保护效应"往往会导致大脑中动脉血流阻抗降低,而主动脉血流阻力增加。血流的这种重新分布允许胎儿重要器官如大脑和心脏的优先氧合。晚期多普勒改变还包括静脉血流阻力增加(静脉导管和下腔静脉)。静脉循环阻力升高反映了右心后负荷升高和心肌低氧血症引起的心室内压升高。这些变化与胎儿酸中毒密切相关。

ISUOG认为可将脐动脉PI>第95百分位数作为早期和晚期胎儿生长受限的多普勒诊断标准之一(图6-12)。

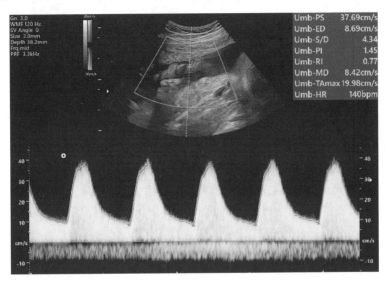

图6-12 孕33周1天胎儿脐动脉 *S/D* 值、PI>第97百分位数

多普勒超声检查发现脐动脉舒张末期血流缺失或反向(ARED)与围产期发病率/死亡率相关(图6-13和图6-14)。一项研究对88名ARED胎儿进行了5年前瞻性随访,随访结果为16例死产,16例新生儿死亡,6例新生儿后期死亡和1例2岁时死亡。在42个活产胎儿中,36个表现出正常的神经发育,而6个有智力障碍。与脐动脉舒张末期血流持续缺失或脐动脉舒张末期血流持续反向组相比,在首次检查时脐动脉舒张末期血流缺失,后续出现血流

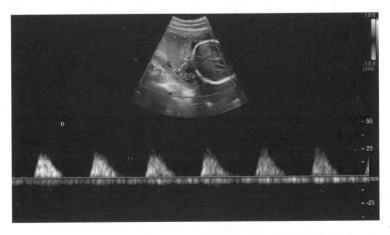

图6-13 孕26周3天胎儿脐动脉舒张期血流缺失

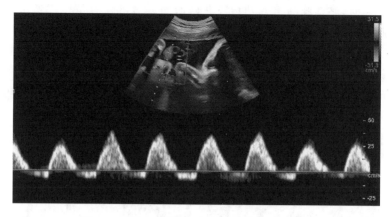

图 6-14 孕 34 周胎儿脐动脉舒张期血流反向

反向直至分娩的组中,不良预后更常见。另一项研究对 60 名分娩前有 ARED 的新生儿与适于胎龄早产儿进行了对比研究,其中 16 例发生分娩前或分娩后死亡。分娩前出现 ARED 的胎儿生长受限,分娩时新生儿酸中毒,并且发生支气管肺发育不良和肠道并发症的风险很高。虽然围产期死亡率似乎与胎儿多普勒频谱异常有关,但分娩时的胎龄对短期发病率有显著影响。32 周后,发病率较低,应考虑分娩。

胎儿胎盘循环阻力增大,往往表现为胎儿生长潜力受损,临床上出现 FGR(或 IUGR)的情况。UA 多普勒检查是一种胎盘功能测试,可为早产 IUGR 提供重要的诊断和预后信息。孤立的 IUGR 和 PE 具有共同的胎盘发病机制。与 IUGR 不同,PE 是一种全身性疾病,也可能影响肝脏和大脑。这些情况的早期诊断可以优化母体和胎儿的管理。2021 年发表的一项研究结果显示,与孤立性 IUGR 相比,e-PE(早发性 PE)中,母体血液中含蛋白 7 的表皮生长因子样结构域(EGFL7)剂量水平更高。PE,特别是早发性 PE(需要在 34 周前分娩),通常与 FGR 相关。2012 年的一项研究报道,在早发性 PE 女性中,FGR 与更差的围产结局相关,但与更严重的母亲 PE 表型无关。这可能是因为这些女性中,FGR 的存在导致在母体状况恶化之前有更早的医源性分娩,但需要进一步研究。

一项对 578 例 IUGR 胎儿应用多普勒测量评估其预后的研究显示,在逐渐恶化的脐带频谱参数中,他们观察到低 Apgar 评分的发生率增加。随着多普勒频谱提示结果的恶化,入住 NICU 的天数和围产期死亡率增加。新生儿疾病包括呼吸窘迫综合征(RDS)、脑室内出血(IVH,2～3 级)、坏死性小肠结肠炎(NEC)和早产儿视网膜病变。

2012 年,母胎医学会(Society of Maternal-Fetal Medicine,SMFM)相关指南建议,对生长受限胎儿,每周进行脐动脉血流监测,如脐动脉血流正常,则终止妊娠的时间可期待至孕 38～39 周;而脐动脉血流出现异常时,如舒张期血流减少,则需联合其他分娩前胎儿监护手段(无应激试验、羊水测定、胎儿生物物理评分),终止妊娠时机为孕 37 周;若出现 AEDV 或 REDV,则需在给予类固醇促胎肺成熟的同时,加强监测频率至每周 2～3 次,只要胎儿监护仍在进行中,FGR 合并 AEDV 可期待治疗至孕 34 周,而合并 REDV 可期待治疗至孕 32 周。针对脐带和胎儿血流,欧洲 20 个临床中心对 542 名孕妇进行了一项持续 2 年的随机对照试验,该研究表明,除电子胎心监护提示微小变异的情况需立即终止妊娠外,合并脐动脉血流异常的生长受限胎儿等待至静脉导管出现 a 波异常时终止妊娠,可能会改善 2 岁时的发育结果。该研究使用的 FGR 临床干预流程图见图 6-15。

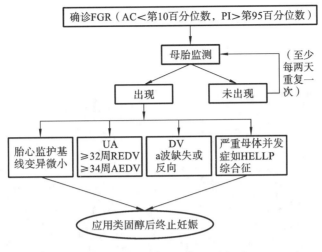

图 6-15 FGR 的临床干预流程图

第五节 大脑中动脉的多普勒超声评估

大脑中动脉(middle cerebral artery,MCA)是颈内动脉的分支之一,是大脑血液供应的主要血管之一,双侧大脑中动脉供应大脑约 80% 的血液,因此可以反应胎儿脑循环的变化。当发生缺氧和贫血时,胎儿体内具有自身调节功能,首先保障脑部、心脏和肾上腺等重要器官的血供,这种情况称为"大脑保护效应"。这一生理改变可以通过多普勒超声检测到,表现为 MCA 收缩期峰值流速(PSV)及舒张末期血流速度(EDV)加快,以舒张末期血流速度加快更明显,搏动指数(PI)、阻力指数(RI)、S/D 值均降低(图 6-16)。但若缺氧持续,胎儿始终处于这种脑保护状态,则会进入失代偿期,导致重要脏器发生不可逆的损伤。MCA PI 正常值参考范围见表 6-8。

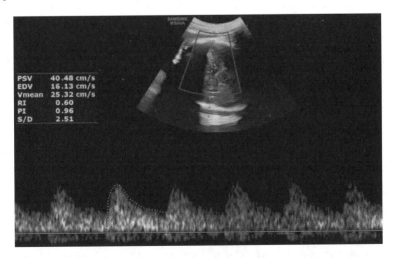

图 6-16 孕 34 周 1 天胎儿大脑中动脉 RI 和 PI 降低

一、胎儿大脑中动脉多普勒检查技术要点

(1)应获得并放大大脑的轴向部分,包括丘脑和蝶骨翼。

(2)应使用彩色血流图来识别 Willis 环和 MCA 近端(在跨丘脑半面的尾部)(图 6-17)。

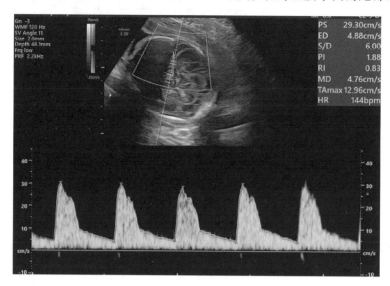

图 6-17 孕 22 周 5 天正常胎儿大脑中动脉测量

(3)脉冲波多普勒取样容积应放置在 MCA 的近端三分之一处,靠近其在颈内动脉的起源(收缩速度随着距该血管起源点距离的增加而降低)。(推荐等级:C)

(4)超声波束与血流方向的夹角应尽量保持在 0°左右。

(5)应注意避免对胎头施加任何不必要的压力,因为这可能导致 PSV 增加、EDV 降低和 PI 增加。

(6)应记录 3~10 个连续波形。波形的最高点被认为是 PSV(以 cm/s 为单位)。

(7)对于 PSV 可以使用手动或自动描迹来测量。对于 PI 通常使用自动跟踪测量,但手动测量也是可以的。手动描迹曾用于 MCA-PSV 对胎儿贫血的无创检测价值的开创性研究工作。

(8)应使用适当的参考范围进行解释,并且测量技术应与用于构建参考范围的技术相同。

(9)据报道,MCA-PI 测量的可靠性只有中等,两个观察者之间的一致性有限。在近场 MCA 的近端采样点,观察者之间 PI 差异的 95% 区间为 +0.91~-1.14。在大约 30% 的情况下,观察者之间的 PI 差异大于 0.5。建议进行多次测量以评估真实值。

(10)近场 MCA 近端部位的 MCA-PSV 测量值与临床实践中从远场血管获得的测量值相当。如果远场比近场 MCA 更容易获得 0°的声波角度,则可以选择远场取样点。(推荐等级:C)

二、大脑中动脉与 IUGR

尽管多普勒测速仪已在产科实践中使用了近 40 年,但对于使用哪些指标、阈值和(或)参考范围并没有普遍的共识。其方法异质性可能至少部分地解释了报告的参考范围的差异,而多普勒测速定量缺乏标准化的另一个原因是所使用的多普勒指数不统一。英国胎儿基金会

2019 年发布的一项研究显示,MCA-PI 和 CPR(脑-胎盘比)从孕 20 周开始随孕周增加而增加,分别在 32 周和 34 周左右达到峰值,然后下降(表 6-8)。当胎盘功能不全而导致胎儿宫内发育迟缓时,大脑中动脉 PSV 增加,多普勒超声 PI 降低。胎儿多普勒异常定义为 UA-PI>第 95 百分位数和(或)MCA-PI<第 5 百分位数。而 UA 舒张末期血流缺失是 FGR 的单独参数,而 CPR<第 5 百分位数和 UA-PI 或 UtA-PI>第 95 百分位数为定义 FGR 的多普勒标准。

三、大脑中动脉与胎儿贫血

使用多普勒超声评估来测量胎儿大脑中动脉(MCA)的 PSV 是胎儿贫血无创检测的重大突破。在因母体红细胞同种异体免疫而处于危险状况的胎儿中,基于 MCA 的 PSV 增加,多普勒超声可以无创检测中度和重度贫血。MCA-PSV 的最佳阈值:轻度贫血时为中位数的 1.29 倍,中度贫血时为中位数的 1.50 倍,重度贫血时为中位数的 1.55 倍(图 6-18)。胎盘功能障碍导致的早期宫内发育迟缓(IUGR)与胎儿红细胞生成素水平升高有关。然而,随着进行性低氧血症,这种代偿机制丧失,代偿失败可能导致贫血。尽管发现 MCA Z 评分与新生儿血红蛋白水平之间存在线性关系,但无法确定预测胎儿贫血的特定阈值。在一项研究中,MCA PSV 加快的病例中仅检测到 48% 的贫血病例,特异性为 82%。这可能与严重 IUGR 病例中发生的脑血流改变有关。另一项研究也提到 MCA、UA 血管阻抗和 MCA-PSV 参数与 IUGR 新生儿贫血显著相关。

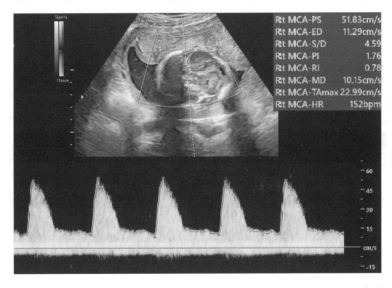

图 6-18 孕 23 周 5 天胎儿大脑中动脉 PSV 加快,相当于 1.71 Mom(>1.55 Mom)

(路小军)

第六节 脑-胎盘比的多普勒超声评估

妊娠期高血压疾病中,胎儿胎盘循环与胎儿颅脑循环的变化特点与病情发展关系密切,彩色多普勒成像技术为研究胎儿血流动力学特点及其病理改变,提供了一种直观、无创、可重复性的方法。UA 血流 PI、RI 值反映了血管内血流阻力大小,是测定胎盘外周阻力的指标,从血流动力学角度反映了胎儿胎盘循环的状况;MCA 血流 PI、RI 值则反映了胎儿颅脑循环的状况,是测定胎儿中枢血管阻力的指标。胎儿大脑中动脉搏动指数(MCA-PI)与脐动脉搏动指数(UA-PI)的比值,被称为脑-胎盘比(cerebro-placental ratio,CPR)(图 6-19)。胎儿脑-胎盘比(CPR)可反映胎儿在低氧状态下血流再分布的相对平衡状态。在低氧状态下胎儿血流动力学发生变化,胎儿血流再分布,可使胎儿体内氧气和营养成分被重新分配至大脑、心脏和肾上腺等重要器官,即供应脑、心等生命器官的血流量增加,躯体的血流量减少,即"大脑保护效应"。彩色多普勒表现为 MCA 收缩期血流增多,MCA-PI 值、S/D 值下降,甚至 MCA-PI 值低于 UA-PI 值。CPR 值可作为胎儿脑保护预测指标(图 6-20)。

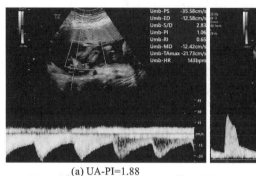

(a) UA-PI=1.88   (b) MCA-PI=1.06

图 6-19 孕 22 周 5 天胎儿脑胎盘比正常(CPR＝1.77)

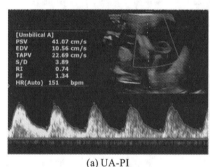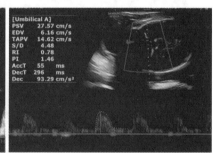

(a) UA-PI   (b) MCA-PI

图 6-20 孕 30 周胎儿脑胎盘比降低

CPR＝1.09,小于同孕周正常值第五百分位数(1.406)。

1. 脑-胎盘比检测的优缺点 CPR 结合临床上 FGR 相关的危险因素对产前超声诊断预测 FGR 发生有较高的应用价值,有助于在临床实践中选择需要更密切监测的高危风险生长受限胎儿,便于对孕产妇和胎儿围产结局进行治疗和优化。CPR 异常对 FGR 不良围产结局有较高的预测价值,临床上将 CPR 用于评估和指导孕产妇特别是疑诊 FGR 的孕产妇,可能有助于减少不良妊娠结局的发生。有研究表明,CPR 结合 UA、MCA 较 UA、MCA 单指标而言预测 FGR 准确性更高,CPR 消除了干扰因素的影响,比单一血管更能反映胎儿全身血流分布情况,可用于早期评价胎儿胎盘血流循环变化。CPR 反映低氧时血流在躯体及脑等重要器官重新分布的微观变化,即使 UA-PI 和 MCA-PI 值在正常范围内,如其比值(CPR)降低,则提示胎盘已出现病理性改变,故 CPR 能更全面地评价宫内缺氧程度,能够早期预测妊娠不良结局,快速准确地发现异常,通过及时干预,可提高围生儿质量,具有较高的临床应用价值。

CPR 是 PI 与 RI 的比值,两个血流参数的获得易受取样位点和测量角度的影响而产生误差,因此准确测量是关键,以最大程度减少测量误差。孕足月正常胎儿大脑中动脉血流参数下降明显,从而影响 CPR 对孕足月胎儿宫内缺氧的准确评价。此外,当发生严重的胎儿宫内缺氧时,脐动脉出现舒张末期血流消失,甚至出现反向血流,大脑中动脉血流指数下降达到最低点后反而升高,舒张期缺失甚至呈双相改变,两者比值无法评价缺氧状态,因此 CPR 忽视了不同程度缺氧水平的影响。

2. 脑-胎盘比的检测方法 在胎儿相对安静的情况下,对胎儿进行 UA 频谱多普勒检测,尽量选取脐动脉游离端进行测量,检测胎儿 MCA 血流,取双顶径平面向蝶骨翼水平的横断面,待颅底 Willis 环充分显示时测量。脉冲多普勒测定时,取样容积置于胎儿 MCA 紧邻颈内动脉起源处,不混入颈内动脉血流。超声束与血流方向平行,超声束与血管角度最好为 0°。当胎儿脐动脉与 MCA 血流出现连续 5 个形态相似、节律规整频谱时,测量其血流动力学指标,包括收缩期峰值流速(PSV)、舒张末期流速(EDV)、PI 及 RI。MCA-PI 与 UA-PI 的比值即为胎儿脑-胎盘比(CPR)。

3. 脑-胎盘比在临床中的应用 胎儿脑-胎盘比可反映胎儿在低氧状态下血流再分布的相对平衡状态。合并 FGR 的妊娠期高血压疾病孕妇因全身小动脉痉挛,胎盘微循环阻力增加,造成胎儿胎盘循环障碍,使脐动脉舒张末期血流减少,PI 升高,造成胎儿缺氧,从而启动胎儿机体自身调节机制,进行血流再分布,从而供应需氧量高的生命器官,使脑血流量增加,大脑中动脉血流 PI 降低,而供应躯体血流相对减少,使脐动脉血流进一步减少,血流 PI 又进一步升高。从病理生理角度看,胎儿 MCA 血流 PI 因 UA 血流 PI 变化而变化,两者为因果关系。相关学者提出了不同的 CPR 界值用于筛选,尤其是 CPR 第 5 百分位数和第 10 百分位数,中位 CPR 随胎龄从 20 周增加,在 34 周左右达到峰值,之后下降。CPR<第 5 百分位数为定义 FGR 的多普勒标准之一。分类界值(比如 CPR<1,CPR<1.08)已被发表报道,但分类界值未考虑到 CPR 预测有效性可能会随着胎龄的变化而相应变化。研究者在评估 CPR 在预测 FGR 胎儿不良围产结局方面的筛选效率时发现,无论是 CPR 的分类值<1.08,还是 CPR 的胎龄特异性值<10%,其检测效果都接近 67%。

(王英 路小军)

第七节 胎儿静脉的多普勒超声评估

一、静脉导管

静脉导管(ductus venosus,DV)是胎儿期特有的循环通路,连接着脐静脉与下腔静脉,呈细长的喇叭状。来自胎盘的富氧血可通过脐静脉分流入 DV 后高速泵入下腔静脉,回流至右心房,达卵圆孔,直接入左心房,再供应全身。DV 作为外周静脉与中央静脉的连接,其高峰速度与动脉相当,血流的变化可以反映胎儿心功能和整体发育情况。

DV 图像可在膈肌水平的正中矢状切面或上腹部斜横切面获得,应用彩色血流成像显示 DV 狭窄处彩色混叠的高速湍流信号利于 DV 的定位。从胎儿前下腹部入射进行 DV 多普勒测量较易成功,胸部矢状切面亦可,但对操作人员技术要求较高。

　　静脉导管多普勒波形表现为"两峰两谷"，第一峰为心室收缩期（S 峰）；第一谷为心室收缩末期（v 谷）；第二峰为心室舒张早期（D 峰）；第二谷为心房收缩期（a 谷）（图 6-21）。正常妊娠时，在胎儿整个心动周期中，静脉导管内的血流为持续的前向血流。随着孕周的增加以及胎盘的不断成熟，胎儿心脏的顺应性不断完善，后负荷降低，静脉导管的峰值流速逐渐加快，静脉搏动指数（PIV）逐渐降低（表 6-12）。PIV 是目前临床上最常用的静脉频谱分析参数，计算公式为 PIV＝（Vs－Va）/TAMX，其中 Vs 为心室收缩期峰值流速，Va 是心房收缩期最低前向流速或峰值反向流速（"a 波"）。

　　妊娠期高血压时，孕妇血液呈现高黏滞状态，全身小动脉痉挛，引起自身局部的微循环障碍，致使胎盘供血发生异常，进一步引起胎盘功能异常，导致胎儿胎盘功能障碍。当胎盘功能恶化到一定程度，胎儿静脉血流通过静脉导管分流开始，其结果是更多的血液进入心脏，而流向肝脏的血流减少，右心后负荷的增加导致血液进一步向左心室分流，增加左心的输出。右心室舒张末期压力增加与心脏顺应性降低共同造成静脉导管血流频谱上各峰值流速下降，尤其是 a 波，PIV 上升，并逐渐发展为持续的心房收缩波（a 波）的减少、消失，甚至反向（图 6-22）。DV-a 波出现显著下降，甚至反向，多提示胎儿对缺氧已失去代偿能力，右心功能恶化，常预示不良妊娠结局，需要临床立即处理。

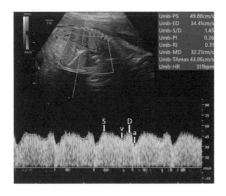

图 6-21　正常胎儿静脉导管频谱

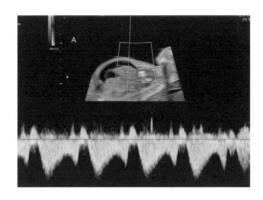

图 6-22　静脉导管 a 波反向

表 6-12　14～40 周胎儿 DV 多普勒参数正常范围

孕周/周	PLI			PVIV			PIV			S/a ratio		
	5th	50th	95th	5th	50th	95th	5th	50th	95th	5th	50th	95th
14	0.527	0.727	0.927	0.607	0.887	1.167	0.819	1.119	1.419	2.725	3.925	5.125
15	0.481	0.681	0.881	0.543	0.823	1.103	0.705	1.005	1.305	2.174	3.374	4.574
16	0.445	0.645	0.845	0.492	0.772	1.052	0.616	0.916	1.216	1.832	2.992	4.192
17	0.415	0.615	0.815	0.454	0.730	1.010	0.547	0.847	1.147	1.627	2.727	3.927
18	0.391	0.591	0.791	0.427	0.697	0.973	0.493	0.793	1.093	1.482	2.542	3.702
19	0.373	0.571	0.771	0.404	0.670	0.936	0.462	0.752	1.042	1.414	2.414	3.514
20	0.361	0.555	0.751	0.389	0.649	0.909	0.435	0.719	1.003	1.346	2.326	3.366
21	0.353	0.543	0.735	0.382	0.632	0.882	0.414	0.694	0.974	1.304	2.264	3.244
22	0.346	0.532	0.723	0.376	0.618	0.860	0.398	0.674	0.950	1.281	2.221	3.161
23	0.340	0.524	0.712	0.371	0.607	0.843	0.387	0.659	0.931	1.271	2.191	3.111

续表

孕周/周	PLI			PVIV			PIV			S/a ratio		
	5th	50th	95th	5th	50th`	95th	5th	50th	95th	5th	50th	95th
24	0.337	0.517	0.704	0.368	0.598	0.828	0.377	0.647	0.917	1.271	2.171	3.091
25	0.332	0.512	0.697	0.366	0.590	0.814	0.368	0.638	0.908	1.257	2.157	3.057
26	0.327	0.507	0.692	0.365	0.585	0.805	0.361	0.631	0.901	1.247	2.147	3.047
27	0.324	0.504	0.687	0.360	0.580	0.800	0.355	0.625	0.895	1.240	2.140	3.040
28	0.321	0.501	0.684	0.356	0.576	0.796	0.351	0.621	0.891	1.235	2.135	3.035
29	0.318	0.498	0.681	0.353	0.573	0.793	0.347	0.617	0.887	1.232	2.132	3.032
30	0.316	0.496	0.678	0.351	0.571	0.791	0.345	0.615	0.885	1.229	2.129	3.029
31	0.315	0.495	0.676	0.349	0.569	0.789	0.342	0.612	0.882	1.228	2.128	3.028
32	0.314	0.494	0.675	0.347	0.567	0.787	0.341	0.611	0.881	1.227	2.127	3.027
33	0.313	0.493	0.674	0.346	0.566	0.786	0.340	0.610	0.880	1.226	2.126	3.026
34	0.312	0.492	0.673	0.345	0.565	0.785	0.339	0.609	0.879	1.225	2.125	3.025
35	0.311	0.491	0.672	0.344	0.564	0.784	0.338	0.608	0.878	1.225	2.125	3.025
36	0.310	0.490	0.671	0.344	0.564	0.784	0.337	0.607	0.877	1.225	2.125	3.025
37	0.310	0.490	0.670	0.343	0.563	0.783	0.337	0.607	0.877	1.224	2.124	3.024
38	0.310	0.490	0.670	0.343	0.563	0.783	0.337	0.607	0.877	1.224	2.124	3.024
39	0.309	0.489	0.670	0.342	0.562	0.782	0.336	0.606	0.876	1.224	2.124	3.024
40	0.309	0.489	0.669	0.342	0.562	0.782	0.336	0.606	0.876	1.224	2.124	3.024

二、脐静脉

胎儿脐静脉将来自胎盘的营养物质和富氧血输送给胎儿,进入胎儿体内后一部分流入门静脉,经肝静脉入下腔静脉;一部分(大约53%)经静脉导管直接流入下腔静脉。

正常妊娠时,在早孕早期,脐静脉的频谱是搏动的,在9~12孕周时发展为线性血流,妊娠15周以后脐静脉的频谱曲线通常是连续的单向血流(图6-23)。脐静脉平均血流速度,随孕周的增加而缓慢增加(表6-13)。尽管在异常胎儿的监测中,人们对脐静脉及其流动模式的兴趣日益浓厚,但其评估方法尚未标准化。

在妊娠期高血压疾病中,随着胎盘功能的持续恶化,在胎盘血流阻力增加、心脏顺应性降低和收缩力降低多种因素的影响下,通过多普勒超声可以发现脐静脉搏动征象,甚至可发现其呈现双相或三相波形(图6-24)。脐静脉搏动征(图6-25)被证明是胎盘功能不全和胎儿缺氧发展的晚期表现,并且与围产期不良结局密切相关。当胎儿静脉导管与脐静脉多普勒频谱出现异常时,与只有脐动脉和大脑中动脉多普勒频谱异常相比,胎儿死亡的风险会急剧增加。

总的来说,DV中a波缺失或反向(DV-RAV)和脐静脉搏动血流(P-UV)对酸血症胎儿、新生儿和围产儿死亡的预测最好,与UA频谱无关。脐静脉多普勒显著提高了脐动脉舒张期血流频谱缺失或反向的胎儿窒息和死产的预测能力。

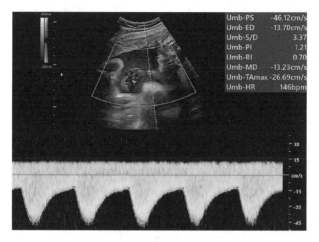

图 6-23 基线上方为正常脐静脉频谱

表 6-13 脐静脉平均血流速度正常范围

孕周/周	平均血流速度百分位数/(cm/s)		
	5 th	50 th	95 th
20	5.70	7.90	10.70
21	5.82	8.06	10.91
22	5.94	8.22	11.12
23	6.07	8.38	11.33
24	6.19	8.54	11.54
25	6.31	8.71	11.76
26	6.43	8.87	11.97
27	6.56	9.03	12.18
28	6.68	9.19	12.39
29	6.80	9.35	12.60
30	6.92	9.51	12.81
31	7.04	9.67	13.02
32	7.17	9.83	13.23
33	7.29	9.99	13.44
34	7.41	10.16	13.66
35	7.53	10.32	13.87
36	7.65	10.48	14.08
37	7.78	10.64	14.29
38	7.90	10.80	14.50
39	8.02	10.96	14.71
40	8.14	11.12	14.92

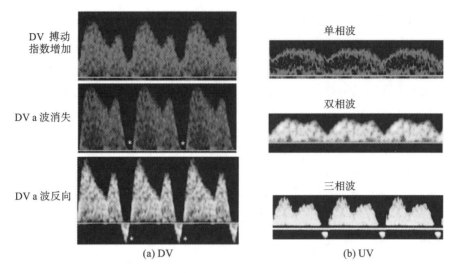

图 6-24 静脉导管及脐静脉异常示意图

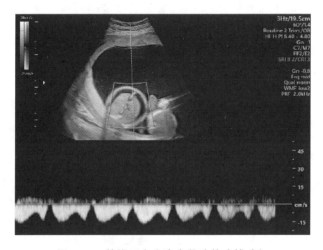

图 6-25 基线下方为腹内段脐静脉搏动征

（王颖芳 路小军）

第八节 胎儿心脏的超声评估

一、病理生理学变化

妊娠期高血压疾病可引起胎盘的靶血管螺旋动脉收缩狭窄,使子宫肌层放射动脉进入绒毛间隙和蜕膜小血管缺血、缺氧,胎盘中氧气交换减少,导致胎儿缺氧,使胎儿心肌细胞代偿性肥大增生,同时因心肌缺氧,最终影响心脏的收缩和舒张功能。在评估胎儿不良妊娠结局时,正确评估胎儿心功能至关重要。胎儿心功能发生变化时,其收缩和舒张功能的相互影响较成人更为复杂。

二、应用 Tei 指数评估妊娠期高血压疾病对胎儿心功能的影响

从胎儿心脏结构和血流动力学特点来看,因为有卵圆孔及动脉导管的存在,胎儿心功能发生变化时,其收缩和舒张功能之间的相互影响比成人更为复杂,很难单纯将胎儿期所发生的许多血流动力学的变化分割为收缩功能或舒张功能的变化来评价。无论是胎儿或成人,在导致心功能变化的许多疾病中,收缩功能和舒张功能的异常往往同时出现,并相互影响,对它们分别评价时往往不能全面反映整体心功能的变化;另外,随着胎儿发育成长,其心脏收缩和舒张功能都处于一个动态的完善过程中,因此对其进行整体评价应该更为合理和更为真实客观。

由于评价胎儿心功能困难,多使用超声参数 Tei 指数评价妊娠期高血压疾病对胎儿心功能的影响,Tei 指数是一种有用的、非侵入性的、多普勒衍生的心肌性能工具,不受心脏大小、形态、方向的影响,对解剖结构或精确成像的依赖性较小,测量方法简便易掌握,重复性强,且与胎龄无关,是一种较为理想的评价心功能的方法。可以应用 Tei 指数对心功能进行整体评价。

应用脉冲多普勒测量胎儿左心 Tei 指数,在心尖五腔切面中,将脉冲多普勒取样门置于二尖瓣前叶与左心室流出道交界处的左心室侧,测量时尽量使超声声束与血流方向平行,以观察到正常的左心室充盈和排空(图 6-26)。Tei 指数 $=(ICT+IRT)/ET=(a-b)/b$。ET 为心室射血时间,ICT 为心室等容收缩时间,IRT 为心室等容舒张时间。a 为二尖瓣舒张期血流流速曲线止点到下一流速曲线起点的时间,b 为主动脉瓣收缩期血流流速曲线持续时间(图 6-27)。

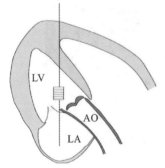

(a) 应用脉冲多普勒,将脉冲多普勒取样门放置于二尖瓣前叶和左心室流出道交界处的左心室侧

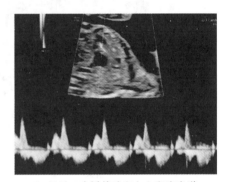

(b) 显示二尖瓣前叶和左心室流出道交界处的脉冲多普勒频谱图

图 6-26　应用脉冲多普勒测量胎儿左心 Tei 指数

LA,左心房;LV,左心室;AO,主动脉。

胎儿 Tei 指数与心脏收缩和舒张功能呈正相关,可以准确地反映出胎儿心功能情况。当胎儿心功能发生改变时,血流阻力的增加导致舒张功能和收缩功能下降,心脏进行房室瓣环运动的时间变长,射血时间变短,从而导致 Tei 指数升高。

Tei 指数为评估胎儿整体心功能的有用参数,并且在被观察者间和被观察者内变异性较窄的情况下显示出良好的可重复性。

正常妊娠胎儿 Tei 指数正常值范围为 0.40~0.66。妊娠期高血压疾病胎儿的 Tei 指数高于正常妊娠胎儿,表明 Tei 指数能够定量评价妊娠期高血压疾病对胎儿心功能的影响。

已发表的资料表明疾病对胎儿右心的影响大于左心,妊娠期高血压组 IRT+ICT 时间延长,Tei 指数明显高于对照组,重度妊娠期高血压胎儿心功能明显降低,提示临床医生对于重

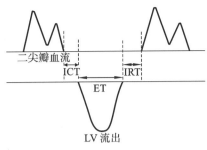
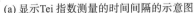

二尖瓣血流

ICT IRT

ET

LV 流出

(a) 显示Tei 指数测量的时间间隔的示意图

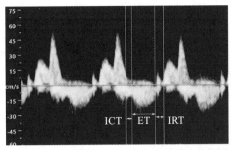

(b) 显示Tei指数测量的时间间隔的脉冲多普勒图

图 6-27 计算左心 Tei 指数

度妊娠期高血压孕妇分娩的新生儿要同时注意检测心功能的变化。

三、主动脉峡部血流指数

在胎儿矢状切面显示主动脉弓,在左锁骨下动脉的下游和动脉导管连接处的上游取样,计算主动脉峡部血流指数。计算方法是将收缩期和舒张期多普勒血流积分的总和除以收缩期血流积分。

主动脉峡部在连接胎儿左右循环系统方面具有动态作用,并已被提议作为宫内发育迟缓胎儿的潜在监测工具,而妊娠期高血压疾病与胎儿宫内发育迟缓密切相关。临床报道显示,宫内发育迟缓的胎儿出现主动脉峡部舒张期反向血流时,胎儿心功能恶化,围产结局较差。

四、胎儿心脏结构的变化及多普勒超声评估

子痫前期绒毛外滋养细胞浸润能力受损,导致"胎盘浅着床"和螺旋动脉重塑极其不足,仅蜕膜层血管重塑,子宫螺旋动脉的管腔径为正常妊娠的 1/2,血管阻力增大,胎盘灌注减少,加之伴有内皮损害及胎盘血管急性动脉粥样硬化,使胎盘功能下降,胎儿生长受限,胎儿窘迫。一项前瞻性研究报道早期和晚期子痫前期的特点是心输出量高,但在胎儿生长受限的情况下,心输出量低。

当胎儿脐动脉舒张期血流缺失或反向时,胎盘血流阻力增加,导致胎儿心脏后负荷增加,心输出量降低并伴有胎儿和新生儿的不良结局。胎儿四腔心的增大主要继发于心室壁肥大,这很可能是长期外周阻力增加的结果,而左心室横切面部分节段宽度增加的胎儿围产期死亡风险会增加。具有较小右心室和左心室大小和面积的胎儿围产期死亡风险显著降低。

当机体不能提供维持终末器官正常功能所需的氧气时,即定义为心力衰竭。其早期征象可通过舒张功能评价指标反映出来,包括房室瓣反流,脐静脉搏动,静脉导管血流 a 波反向和房室瓣血流频谱呈单峰。当心力衰竭进一步发展,液体聚集在多个潜在腔隙(胸腔、腹腔、心包腔),导致胎儿水肿。随着心力衰竭进一步加重,出现收缩功能不全。不论孕周大小,短轴缩短率小于 28% 被视为收缩功能异常的指标。

胎儿血流动力学异常最常见的表现包括房室瓣反流,心室流入道单峰频谱,心室每搏输出量降低,心脏功能受损,心排出量减低,进一步发展,则出现心包积液、胸腔积液、腹腔积液、皮肤水肿。

(包艳娟 路小军)

五、总结

(一)超声在确诊 PE 患者中的应用建议

(1)鉴于胎儿恶化是在已确诊的 PE 中分娩的指征,应定期评估这些患者的胎儿状态(良好实践要点)(表 6-14)。

表 6-14　ISUOG 相关指南中使用的证据等级和推荐等级分类标准

证据等级	分类标准
1++	高质量的 Meta 分析、随机对照试验的系统回顾或偏倚风险极低的随机对照试验
1+	管理完善的 Meta 分析、随机对照试验的系统回顾或偏倚风险低的随机对照试验
1-	Meta 分析、随机对照试验的系统回顾或偏倚风险高的随机对照试验
2++	高质量的病例对照或队列研究的系统回顾;高质量的混杂偏倚风险极低的病例对照研究或队列研究,且具有高度可能性的因果关系
2+	管理完善的混杂偏倚风险低的病例对照或队列研究,且具有中等可能性的因果关系
2-	混杂偏倚风险高的病例对照研究或队列研究,且具有高度不明确的因果关系的风险
3	非分析研究,如病例报道、病例分析
4	专家意见
推荐等级	分类标准
A	至少一项证据等级 1++ 的 Meta 分析、系统回顾或随机对照试验,直接针对目标人群,或主要由证据等级 1+ 的研究构成的系列证据,直接针对目标人群并证明结果一致
B	证据等级 2++ 的系列研究证据,直接针对目标人群并证明结果一致;或根据证据等级 1++ 或 1+ 研究推断的证据
C	证据等级 2+ 的系列研究证据,直接针对目标人群并证明结果一致,或根据证据等级 2++ 研究推断的证据
D	证据等级 3 级或 4 级,或根据证据等级 2+ 研究推断的证据
良好实践要点	基于指南制定小组专家的临床经验和观点,推荐的最佳临床实践

表中+、-均表示等级高低。

(2)受 PE 影响的妊娠的超声随访包括评估胎儿生长和生物物理特征,以及胎儿多普勒研究(良好实践要点)。

(3)由于没有随机对照试验,超声监测在受 PE 影响的妊娠中的组成部分、频率和影响尚未确定(良好实践要点)。

(4)对于出现头痛、腹痛、出血和(或)胎动减少的女性,应考虑检查胎儿生物特征、羊水量、子宫动脉、脐动脉(UA)和大脑中动脉(MCA)PI 和脑-胎盘比(CPR),以及胎盘,以排除表现为头痛、腹痛、出血和(或)胎动减少的胎盘早剥(良好实践要点)。

(5)对于因 PE 或疑似 PE 入院的女性以及患有严重 PE 或 HELLP 综合征的女性,应考虑进行同样的监测(良好实践要点)。

(6)PE 通常与胎儿生长受限有关,且比血压正常母亲胎儿恶化更快。因此,胎儿生长受限的识别和随访对于优化 PE 围产结局至关重要。

（二）多普勒超声监测指标

（1）通常用于胎儿和母体评估的四个多普勒超声监测指标是 UA、MCA、DV、UtA。

（2）MCA-PI＜第 10 百分位数是脑血管舒张的标志，并且与紧急剖宫产有关。

（3）脐动脉 PI＞第 95 百分位数作为早期和晚期胎儿生长受限的多普勒超声监测诊断标准之一，UA 舒张末期缺失或反向与围产期发病率/死亡率相关。

（4）CPR＜第 10 百分位数被认为是血流动力学重新分布的标志，甚至可以在 UA 受到影响之前观察到，并且是胎儿密切监测的指标。

（5）静脉导管中的反向 a 波是胎儿心脏恶化的重要表现，并且与围产期死亡和严重新生儿发病的高风险相关。

（6）研究发现，如果推迟分娩直到静脉导管中的 a 波反向，对于 UA 血流频谱异常的生长受限胎儿来说，可获得最佳的长期预后结果，除非同时观察到非压力测试的短期变异性降低，否则应立即分娩。

（7）子宫动脉阻力增加表明螺旋动脉重塑有缺陷，不能作为分娩指征。

（路小军）

参考文献

[1] Salvesen K，Abramowicz J，Ter Haar G，et al. ISUOG statement on the safe use of Doppler for fetal ultrasound examination in the first $13 + 6$ weeks of pregnancy (updated).［J］. Ultrasound Obstet Gynecol，2021，57（6）：1020.

[2] Bhide A，Acharya G，Baschat A，et al. ISUOG practice guidelines（updated）：use of Doppler velocimetry in obstetrics［J］. Ultrasound Obstet Gynecol，2021，58（2）：331-339.

[3] 李胜利，罗国阳. 胎儿畸形产前超声诊断学［M］. 2 版. 北京：科学出版社，2017.

[4] 姜玉新，冉海涛. 医学超声影像学［M］. 2 版. 北京：人民卫生出版社，2016.

[5] 李和，李继承. 组织学与胚胎学［M］. 3 版. 北京：人民卫生出版社，2020.

[6] Chappell L C，Cluver C A，Kingdom J，et al. Pre-eclampsia［J］. The Lancet，2021，398（10297）：341-354.

[7] Mary E N，Leslie M S，Vickie A F. Callen's ultrasonography in obstetrics and gynecology［M］. 6 版. 杨芳，栗河舟，宋文龄，译. 北京：人民卫生出版社，2019.

[8] Salomon L J，Alfirevic Z，Bilardo C M，et al. ISUOG practice guidelines：performance of first-trimester fetal ultrasound scan［J］. Ultrasound Obstet Gynecol，2013，41（1）：102-113.

[9] Hadlock F P，Harrist R B，Sharman R S，et al. Estimation of fetal weight with the use of head，body，and femur measurements—a prospective study［J］. Am J Obstet Gynecol，1985，151（3）：333-337.

[10] Zhang J，Merialdi M，Platt L D，et al. Defining normal and abnormal fetal growth：promises and challenges.［J］. Am J Obstet Gynecol，2010，202（6）：522-528.

[11] Hadlock F P，Harrist R B，Martinez-Poyer J. In utero analysis of fetal growth：a

sonographic weight standard. [J]. Radiology,1991,181(1):129-133.

[12] Buck L G,Grewal J,Albert P S,et al. Racial/ethnic standards for fetal growth:the NICHD fetal growth studies[J]. Am J Obstet Gynecol,2015,213(4):441-449.

[13] Grantz K L,Hediger M L,Liu D,et al. Fetal growth standards:the NICHD fetal growth study approach in context with INTERGROWTH-21st and the world health organization multicentre growth reference study[J]. Am J Obstet Gynecol,2018,218 (2S):S641-S655.

[14] 中华医学会围产医学分会胎儿医学学组,中华医学会妇产科学分会产科学组.胎儿生长受限专家共识(2019版)[J].中华围产医学杂志,2019(6):361-380.

[15] Stirnemann J,Villar J,Salomon L J,et al. International estimated fetal weight standards of the INTERGROWTH-21ˢᵗ Project[J]. Ultrasound Obstet Gynecol,2017, 49(4):478-486.

[16] Mikolajczyk R T,Zhang J,Betran A P,et al. A global reference for fetal-weight and birthweight percentiles[J]. Lancet,2011,377(9780):1855-1861.

[17] 谢幸,孔北华,段涛.妇产科学[M].9版.北京:人民卫生出版社,2019.

[18] Du L,He F,Kuang L,et al. eNOS/iNOS and endoplasmic reticulum stress-induced apoptosis in the placentas of patients with preeclampsia[J]. J Hum Hypertens,2017, 31(1):49-55.

[19] Furuya N,Hasegawa J,Doi M,et al. Accuracy of prenatal ultrasound in evaluating placental pathology using superb microvascular imaging:a prospective observation study[J]. Ultrasound Med Biol,2022,48(1):27-34.

[20] Chen X,Wei X,Zhao S,et al. Characterization of placental microvascular architecture by MV-Flow imaging in normal and fetal growth-restricted pregnancies[J]. Journal of Ultrasound in Medicine,2021,40(8):1533-1542.

[21] Zhou J,Xiong Y,Ren Y,et al. Three-dimensional power Doppler ultrasonography indicates that increased placental blood perfusion during the third trimester is associated with the risk of macrosomia at birth. [J]. Journal of Clinical Ultrasound, 2021,49(1):12-19.

[22] Naruse K,Shigemi D,Hashiguchi M,et al. Placental abruption in each hypertensive disorders of pregnancy phenotype:a retrospective cohort study using a national inpatient database in Japan[J]. Hypertens Res,2021,44(2):232-238.

[23] Wu P,Chew-Graham C A,Maas A H,et al. Temporal changes in hypertensive disorders of pregnancy and impact on cardiovascular and obstetric outcomes[J]. Am J Cardiol,2020,125(10):1508-1516.

[24] Shen M,Smith G N,Rodger M,et al. Comparison of risk factors and outcomes of gestational hypertension and pre-eclampsia[J]. PLoS One,2017,12(4):e175914.

[25] Kikutani M,Ishihara K,Araki T. Value of ultrasonography in the diagnosis of placental abruption[J]. J Nippon Med Sch,2003,70(3):227-233.

[26] Nyberg D A,Cyr D R,Mack L A,et al. Sonographic spectrum of placental abruption

[J]. AJR Am J Roentgenol,1987,148(1):161-164.

[27] Gordijn S J,Beune I M,Thilaganathan B,et al. Consensus definition of fetal growth restriction:a Delphi procedure. [J]. Ultrasound Obstet Gynecol,2016,48(3):333-339.

[28] Berkley E,Chauhan S P,Abuhamad A. Doppler assessment of the fetus with intrauterine growth restriction[J]. Am J Obstet Gynecol,2012,206(4):300-308.

[29] Chaiworapongsa T,Chaemsaithong P,Yeo L,et al. Pre-eclampsia part 1:current understanding of its pathophysiology[J]. Nat Rev Nephrol,2014,10(8):466-480.

[30] Melchiorre K,Sharma R,Thilaganathan B. Cardiovascular implications in preeclampsia:an overview[J]. Circulation,2014,130(8):703-714.

[31] Mifsud W,Sebire N J. Placental pathology in early-onset and late-onset fetal growth restriction. [J]. Fetal diagnosis and therapy,2014,36(2):117-128.

[32] Guttmacher A E,Maddox Y T,Spong C Y. The human placenta project:placental structure,development,and function in real time[J]. Placenta,2014,35(5):303-304.

[33] Zhong N,Zhong M. China human placenta project:a global effort to promote placenta medicine[J]. Placenta,2016,44:112-113.

[34] Bakrania B A,Spradley F T,Drummond H A,et al. Preeclampsia:linking placental ischemia with maternal endothelial and vascular dysfunction[J]. Compr Physiol,2020, 11(1):1315-1349.

[35] Bhide A,Acharya G,Bilardo C M,et al. ISUOG practice guidelines:use of Doppler ultrasonography in obstetrics. [J]. Ultrasound Obstet Gynecol,2013,41(2):233-239.

[36] Gómez O,Martínez J M,Figueras F,et al. Uterine artery Doppler at 11-14 weeks of gestation to screen for hypertensive disorders and associated complications in an unselected population[J]. Ultrasound Obstet Gynecol,2005,26(5):490-494.

[37] Schwarze A,Nelles I,Krapp M,et al. Doppler ultrasound of the uterine artery in the prediction of severe complications during low-risk pregnancies[J]. Arch Gynecol Obstet,2005,271(1):46-52.

[38] Lopez-Mendez M A,Martinez-Gaytan V,Cortes-Flores R,et al. Doppler ultrasound evaluation in preeclampsia. [J]. BMC research notes,2013,6:477.

[39] Reynolds L P,Caton J S,Redmer D A,et al. Evidence for altered placental blood flow and vascularity in compromised pregnancies[J]. J Physiol,2006,572(Pt 1):51-58.

[40] Orabona R,Donzelli C M,Falchetti M,et al. Placental histological patterns and uterine artery Doppler velocimetry in pregnancies complicated by early or late pre-eclampsia [J]. Ultrasound Obstet Gynecol,2016,47(5):580-585.

[41] Falco M L,Sivanathan J,Laoreti A,et al. Placental histopathology associated with pre-eclampsia:systematic review and meta-analysis[J]. Ultrasound Obstet Gynecol,2017, 50(3):295-301.

[42] Sotiriadis A,Hernandez Andrade E,Da Silva Costa F,et al. ISUOG practice guidelines:role of ultrasound in screening for and follow-up of pre-eclampsia[J]. Ultrasound Obstet Gynecol,2019,53(1):7-22.

[43] Cnossen J S, Morris R K, ter Riet G, et al. Use of uterine artery Doppler ultrasonography to predict pre-eclampsia and intrauterine growth restriction: a systematic review and bivariable meta-analysis[J]. CMAJ,2008,178(6):701-711.

[44] Papageorghiou A T, Yu C K, Bindra R, et al. Multicenter screening for pre-eclampsia and fetal growth restriction by transvaginal uterine artery Doppler at 23 weeks of gestation[J]. Ultrasound Obstet Gynecol,2001,18(5):441-449.

[45] Velauthar L, Plana M N, Kalidindi M, et al. First-trimester uterine artery Doppler and adverse pregnancy outcome: a meta-analysis involving 55,974 women[J]. Ultrasound Obstet Gynecol,2014,43(5):500-507.

[46] Bhide A, Acharya G, Baschat A, et al. ISUOG Practice Guidelines (updated): use of Doppler velocimetry in obstetrics[J]. Ultrasound Obstet Gynecol, 2021,58(2): 331-339.

[47] Harrington K, Carpenter R G, Goldfrad C, et al. Transvaginal Doppler ultrasound of the uteroplacental circulation in the early prediction of pre-eclampsia and intrauterine growth retardation[J]. Br J Obstet Gynaecol,1997,104(6):674-681.

[48] Gómez O, Figueras F, Fernández S, et al. Reference ranges for uterine artery mean pulsatility index at 11-41 weeks of gestation[J]. Ultrasound Obstet Gynecol,2008,32 (2):128-132.

[49] Contro E, Maroni E, Cera E, et al. Unilaterally increased uterine artery resistance, placental location and pregnancy outcome[J]. European J Obstet Gynecol Reprod Biol,2010,153(2):143-147.

[50] Yu C K H, Smith G C S, Papageorghiou A T, et al. An integrated model for the prediction of preeclampsia using maternal factors and uterine artery Doppler velocimetry in unselected low-risk women[J]. Am J Obstet Gynecol,2005,193(2): 429-436.

[51] Papageorghiou A T, Yu C K H, Erasmus I E, et al. Assessment of risk for the development of pre-eclampsia by maternal characteristics and uterine artery Doppler [J]. BJOG,2005,112(6):703-709.

[52] Tsiakkas A, Saiid Y, Wright A, et al. Competing risks model in screening for preeclampsia by maternal factors and biomarkers at 30-34 weeks' gestation[J]. Am J Obstet Gynecol,2016,215(1):81-87.

[53] Andrietti S, Silva M, Wright A, et al. Competing-risks model in screening for pre-eclampsia by maternal factors and biomarkers at 35-37 weeks' gestation [J]. Ultrasound Obstet Gynecol,2016,48(1):72-79.

[54] Lau W L, Lam H S W, Leung W C. Reversed diastolic flow in the uterine artery - a new Doppler finding related to placental insufficiency? [J]. Ultrasound Obstet Gynecol, 2007,29(2):232-235.

[55] Ekici E, Vicdan K, Dayan H, et al. Reverse end-diastolic uterine artery velocity in a pregnant woman complicated by mild preeclampsia and severe growth retardation[J].

Eur J Obstet Gynecol Reprod Biol，1996，66(1)：79-82.

[56] Gómez O，Figueras F，Martínez J M，et al. Sequential changes in uterine artery blood flow pattern between the first and second trimesters of gestation in relation to pregnancy outcome[J]. Ultrasound Obstet Gynecol，2006，28(6)：802-808.

[57] Napolitano R，Melchiorre K，Arcangeli T，et al. Screening for pre-eclampsia by using changes in uterine artery Doppler indices with advancing gestation [J]. Prenatal diagnosis，2012，32(2)：180-184.

[58] Ghi T，Contro E，Youssef A，et al. Persistence of increased uterine artery resistance in the third trimester and pregnancy outcome[J]. Ultrasound Obstet Gynecol，2010，36 (5)：577-581.

[59] FitzGerald D E，Drumm J E. Non-invasive measurement of human fetal circulation using ultrasound：a new method[J]. British medical journal，1977，2(6100)：1450-1451.

[60] Geoffrey C，Philip S. Turnbull's Obstetrics [M]. 3rd Edition. London：Churchill Livingstone，2001.

[61] Giles W B，Trudinger B J，Baird P J. Fetal umbilical artery flow velocity waveforms and placental resistance：pathological correlation[J]. Br J Obstet Gynaecol，1985，92 (1)：31-38.

[62] Acharya G，Wilsgaard T，Berntsen G K R，et al. Reference ranges for serial measurements of umbilical artery Doppler indices in the second half of pregnancy[J]. Am J Obstet Gynecol，2005，192(3)：937-944.

[63] Drukker L，Staines-Urias E，Villar J，et al. International gestational age-specific centiles for umbilical artery Doppler indices：a longitudinal prospective cohort study of the INTERGROWTH-21 (st) project [J]. American journal of obstetrics and gynecology，2020，222(6)：601-602.

[64] Ciobanu A，Wright A，Syngelaki A，et al. Fetal medicine foundation reference ranges for umbilical artery and middle cerebral artery pulsatility index and cerebroplacental ratio[J]. Ultrasound Obstet Gynecol，2019，53(4)：465-472.

[65] Burton G J，Woods A W，Jauniaux E，et al. Rheological and physiological consequences of conversion of the maternal spiral arteries for uteroplacental blood flow during human pregnancy[J]. Placenta，2009，30(6)：473-482.

[66] Thompson R S，Trudinger B J. Doppler waveform pulsatility index and resistance，pressure and flow in the umbilical placental circulation：an investigation using a mathematical model[J]. Ultrasound in medicine & biology，1990，16(5)：449-458.

[67] Kennedy A M，Woodward P J. A radiologist's guide to the performance and interpretation of obstetric Doppler US[J]. Radiographics，2019，39(3)：893-910.

[68] Ferrazzi E，Bozzo M，Rigano S，et al. Temporal sequence of abnormal Doppler changes in the peripheral and central circulatory systems of the severely growth-restricted fetus[J]. Ultrasound Obstet Gynecol，2002，19(2)：140-146.

[69] Hecher K，Bilardo C M，Stigter R H，et al. Monitoring of fetuses with intrauterine

growth restriction:a longitudinal study[J]. Ultrasound Obstet Gynecol,2001,18(6): 564-570.

[70] Baschat A A, Gembruch U, Harman C R. The sequence of changes in Doppler and biophysical parameters as severe fetal growth restriction worsens. [J]. Ultrasound Obstet Gynecol,2001,18(6):571-577.

[71] Bilardo C M, Nicolaides K H, Campbell S. Doppler measurements of fetal and uteroplacental circulations:relationship with umbilical venous blood gases measured at cordocentesis[J]. Am J Obstet Gynecol,1990,162(1):115-120.

[72] Weiner C P. The relationship between the umbilical artery systolic/diastolic ratio and umbilical blood gas measurements in specimens obtained by cordocentesis[J]. Am J Obstet Gynecol,1990,162(5):1198-1202.

[73] Montenegro N,Santos F,Tavares E,et al. Outcome of 88 pregnancies with absent or reversed end-diastolic blood flow (ARED flow) in the umbilical arteries[J]. Eur J Obstet Gynecol Reprod Biol,1998,79(1):43-46.

[74] Hartung J,Kalache K D,Heyna C,et al. Outcome of 60 neonates who had ARED flow prenatally compared with a matched control group of appropriate-for-gestational age preterm neonates[J]. Ultrasound Obstet Gynecol,2005,25(6):566-572.

[75] Massimiani M,Salvi S,Tiralongo G M,et al. Circulating EGFL7 distinguishes between IUGR and PE:an observational case-control study[J]. Scientific reports, 2021, 11 (1):17919.

[76] Khalil A,Suff N,Grande A,et al. OS078. Fetal growth restriction:a marker of severity of early-onset pre-eclampsia? [J]. Pregnancy hypertension,2012,2(3):220.

[77] Soregaroli M,Bonera R,Danti L,et al. Prognostic role of umbilical artery Doppler velocimetry in growth-restricted fetuses[J]. J Matern Fetal Neonatal Med,2002,11 (3):199-203.

[78] Lees C C,Marlow N,van Wassenaer-Leemhuis A,et al. 2 year neurodevelopmental and intermediate perinatal outcomes in infants with very preterm fetal growth restriction (TRUFFLE):a randomised trial[J]. Lancet,2015,385(9983):2162-2172.

[79] 周漾,丁依玲.脐动脉血流监测临床运用的研究进展[J].实用妇产科杂志,2019,35 (12):890-893.

[80] 景柏华,陈倩.胎儿大脑中动脉血流检测的临床意义[J].实用妇产科杂志,2019,35 (12):893-896.

[81] Mari G, Deter R L, Carpenter R L, et al. Noninvasive diagnosis by Doppler ultrasonography of fetal anemia due to maternal red-cell alloimmunization. Collaborative group for Doppler assessment of the blood velocity in anemic fetuses [J]. N Engl J Med,2000,342(1):9-14.

[82] Roberts L A,Ling H Z,Poon L C,et al. Maternal hemodynamics,fetal biometry and Doppler indices in pregnancies followed up for suspected fetal growth restriction[J]. Ultrasound Obstet Gynecol,2018,52(4):507-514.

[83] Moise K J. The usefulness of middle cerebral artery Doppler assessment in the treatment of the fetus at risk for anemia[J]. Am J Obstet Gynecol,2008,198(2):161.

[84] Makh D S,Harman C R,Baschat A A. Is Doppler prediction of anemia effective in the growth-restricted fetus? [J]. Ultrasound Obstet Gynecol,2003,22(5):489-492.

[85] DeVore G R. The importance of the cerebroplacental ratio in the evaluation of fetal well-being in SGA and AGA fetuses[J]. Am J Obstet Gynecol,2015,213(1):5-15.

[86] Rial-Crestelo M,Martinez-Portilla R J,Cancemi A, et al. Added value of cerebro-placental ratio and uterine artery Doppler at routine third trimester screening as a predictor of SGA and FGR in non-selected pregnancies[J]. J Matern Fetal Neonatal Med,2019,32(15):2554-2560.

[87] Nassr A A,Abdelmagied A M,Shazly S A. Fetal cerebro-placental ratio and adverse perinatal outcome: systematic review and meta-analysis of the association and diagnostic performance[J]. J Perinat Med,2016,44(2):249-256.

[88] Flatley C,Kumar S,Greer R M. Reference centiles for the middle cerebral artery and umbilical artery pulsatility index and cerebro-placental ratio from a low-risk population - a generalised additive model for location, shape and scale (GAMLSS) approach[J]. J Matern Fetal Neonatal Med,2019,32(14):2338-2345.

[89] Maged A M,Abdelhafez A,Al M W, et al. Fetal middle cerebral and umbilical artery Doppler after 40 weeks gestational age[J]. J Matern Fetal Neonatal Med,2014,27(18):1880-1885.

[90] Prior T,Mullins E,Bennett P,et al. Prediction of intrapartum fetal compromise using the cerebroumbilical ratio: a prospective observational study [J]. Am J Obstet Gynecol,2013,208(2):121-124.

[91] Tongprasert F,Srisupundit K,Luewan S,et al. Normal reference ranges of ductus venosus Doppler indices in the period from 14 to 40 weeks' gestation[J]. Gynecol Obstet Invest,2012,73(1):32-37.

[92] Hecher K,Campbell S,Snijders R,et al. Reference ranges for fetal venous and atrioventricular blood flow parameters[J]. Ultrasound Obstet Gynecol,1994,4(5):381-390.

[93] Plesinac S,Jankovic S,Plecas D,et al. Change of pulsatility index of the fetal middle cerebral artery after auditory stimulation in no risk pregnancies and in pregnancies with gestational hypertension[J]. Clin Exp Hypertens,2013,35(8):628-631.

[94] Berkley E,Chauhan S P,Abuhamad A. Doppler assessment of the fetus with intrauterine growth restriction[J]. Am J Obstet Gynecol,2012,206(4):300-308.

[95] Barbera A,Galan H L,Ferrazzi E,et al. Relationship of umbilical vein blood flow to growth parameters in the human fetus[J]. Am J Obstet Gynecol,1999,181(1):174-179.

[96] Karakoc G,Yavuz A,Eris Y S,et al. The significance of reverse flow in ductus venosus between sixteen and twenty weeks' gestation[J]. Turk J Obstet Gynecol,2017,14(1):23-27.

[97]　Baschat A A. Doppler application in the delivery timing of the preterm growth-restricted fetus:another step in the right direction[J]. Ultrasound Obstet Gynecol, 2004,23(2):111-118.

[98]　Baschat A A,Gembruch U,Weiner C P,et al. Qualitative venous Doppler waveform analysis improves prediction of critical perinatal outcomes in premature growth-restricted fetuses[J]. Ultrasound Obstet Gynecol,2003,22(3):240-245.

[99]　Ghawi H,Gendi S,Mallula K,et al. Fetal left and right ventricle myocardial performance index:defining normal values for the second and third trimesters—single tertiary center experience[J]. Pediatr Cardiol,2013,34(8):1808-1815.

[100]　Friedman D,Buyon J,Kim M,et al. Fetal cardiac function assessed by Doppler myocardial performance index (Tei Index)[J]. Ultrasound Obstet Gynecol,2003,21(1):33-36.

[101]　Hamela-Olkowska A,Szymkiewicz-Dangel J. Quantitative assessment of the right and the left ventricular function using pulsed Doppler myocardial performance index in normal fetuses at 18 to 40 weeks of gestation[J]. Ginekol Pol,2011,82(2):108-113.

[102]　Bhorat I E,Bagratee J S,Reddy T. Assessment of fetal myocardial performance in severe early onset pre-eclampsia (EO-PET) with and without intrauterine growth restriction across deteriorating stages of placental vascular resistance and links to adverse outcomes[J]. Eur J Obstet Gynecol Reprod Biol,2017,210:325-333.

[103]　Caglar F N,Ozde C,Bostanci E,et al. Assessment of right heart function in preeclampsia by echocardiography[J]. Pregnancy Hypertens,2016,6(2):89-94.

[104]　Ruskamp J,Fouron J C,Gosselin J,et al. Reference values for an index of fetal aortic isthmus blood flow during the second half of pregnancy[J]. Ultrasound Obstet Gynecol,2003,21(5):441-444.

[105]　Del R M,Martinez J M,Figueras F,et al. Doppler assessment of the aortic isthmus and perinatal outcome in preterm fetuses with severe intrauterine growth restriction[J]. Ultrasound Obstet Gynecol,2008,31(1):41-47.

[106]　Fouron J C,Gosselin J,Amiel-Tison C,et al. Correlation between prenatal velocity waveforms in the aortic isthmus and neurodevelopmental outcome between the ages of 2 and 4 years[J]. Am J Obstet Gynecol,2001,184(4):630-636.

[107]　Tay J,Foo L,Masini G,et al. Early and late preeclampsia are characterized by high cardiac output,but in the presence of fetal growth restriction,cardiac output is low:insights from a prospective study [J]. American Journal of Obstetrics and Gynecology,2018,218(5):511-517.

[108]　DeVore G R,Portella P P,Andrade E H,et al. Cardiac measurements of size and shape in fetuses with absent or reversed end-diastolic velocity of the umbilical artery and perinatal survival and severe growth restriction before 34 weeks' gestation[J]. J Ultrasound Med,2021,40(8):1543-1554.

第七章
妊娠期高血压
疾病的治疗

第一节　治疗原则和目的

妊娠期高血压疾病的治疗目的是控制血压,预防并及早识别子痫前期和子痫,降低母儿围产期并发症的发生率和死亡率,改善围产结局。治疗策略需综合考虑疾病的严重程度、孕周及是否存在子痫前期。子痫前期是一种进行性疾病,如果妊娠继续,病情将不可避免地恶化。目前的治疗方法并不能改善胎盘病理变化,也不能改变子痫前期的病理生理学变化。及时终止妊娠是治疗子痫前期-子痫的重要手段。

目前,妊娠期高血压疾病普遍存在的临床问题:因未能及早识别和及早发现,使其发现时已经成为重症,或孕妇已经有严重的靶器官并发症,需要转诊到三级医疗救治中心,并需要多学科联合救治。所以,如何早期预防,如何早诊断、早干预、早处理,是诊治妊娠期高血压疾病的重要临床措施。

子痫前期的治疗目标:①在对母体和胎儿损伤最小的前提下终止妊娠;②婴儿出生后能健康成长;③母体分娩后能完全恢复健康。对于成功的治疗最重要的问题是准确地知道孕周。

(陈　宇　郑文佩)

第二节　评估和监测

妊娠期高血压疾病的病情复杂、变化迅速,分娩和产后的生理变化及各种不良刺激等均可导致病情加重。对产前、产时和产后的病情进行密切监测和评估十分重要,目的在于了解病情轻重和进展情况,及时合理干预,避免不良妊娠结局的发生。

在新发高血压时,尤其对于持续存在或加重的高血压或蛋白尿,至少在最初阶段应入院治疗。系统评估包括以下内容。

1. 基本监测　日常检查时如出现头痛、眼花、胸闷、上腹部不适或疼痛及其他消化系统症状、下肢和(或)外阴明显水肿,可使用合适的袖带,取坐位,每 4 h 测量 1 次血压;每天测体重。

2.孕妇的特殊检查 包括眼底、重要器官功能、凝血功能,血脂、血尿酸水平,以及尿蛋白定量和电解质水平等的检查,如果为早发型子痫前期或重度子痫前期或存在 HELLP 综合征表现,要及时排查自身免疫性疾病的相关指标。

2020 年,美国妇产科医师学会(ACOG)《妊娠期高血压和子痫前期指南 2020 版》指出:母体评估主要包括频繁评估子痫前期的进展或恶化程度。对于不伴严重特征的妊娠期高血压或子痫前期孕妇,建议每周评估血小板计数、血清肌酐和肝酶水平。此外,对于患有妊娠期高血压的妇女,建议每周进行 1 次蛋白尿的评估。若疾病进展,应增加检查的频率。此外,还应关注孕妇的症状(是否伴有严重子痫前期的特征性表现,如严重头痛、视力改变、上腹痛和呼吸短促等)。建议连续测量血压和评估症状,门诊管理和家庭管理相结合,每周至少在门诊就诊 1 次。

3.胎儿的特殊检查 包括使用胎儿电子监护、超声监测胎儿生长发育、羊水量、脐动脉的血流情况。

2018 年,国际妊娠期高血压研究学会(International Society for the Study of Hypertension in Pregnancy,ISSHP)相关指南推荐:对于确诊的子痫前期或有胎儿生长受限的胎儿生长系列评估,建议从妊娠 24 周至出生进行羊水量和脐动脉多普勒检查,胎儿生长评估的频率不高于每 2 周 1 次。如果脐动脉阻力升高或舒张末期血流缺失或逆转,则超声监测应增加到每周 1 次或更频繁(如果医生认为有必要)。

2020 年,美国妇产科医师学会《妊娠期高血压和子痫前期指南 2020 版》指出:家庭管理需要经常进行胎儿和母体评估,没有确定胎儿或母体评估的最佳测试。对于不伴严重特征的妊娠期高血压或子痫前期,推荐期待治疗最多至妊娠 38 周。在此期间应频繁监测母胎状况。胎儿监测包括每 3～4 周通过超声检查确定胎儿生长情况和至少每周 1 次通过超声测量羊水量。此外,对于不伴严重特征的妊娠期高血压或子痫前期患者,建议每周进行 1～2 次产前检查。

(陈秋晴)

第三节 治 疗

一、一般治疗

无论是在非妊娠期还是在妊娠期抗高血压治疗,非药物手段都是基础,并且也是配合药物治疗的重要辅佐措施。

(一)膳食和生活方式改变

一项针对 677 例先兆早产、无高血压的孕妇住院卧床休息的回顾性研究显示,与正常活动的先兆早产、无高血压的孕妇相比,卧床休息可显著降低子痫前期的风险。两个小型随机试验显示,106 例子痫前期高风险孕妇,每天预防性卧床休息 4～6 h 可显著降低子痫前期发病率。这些和其他观察性的研究支持限制活动可改变潜在的子痫前期的发生发展。但是,各大指南并不推荐完全卧床。首先,对于其他状态良好的孕妇,完全卧床并不实际,其次,完全卧床可增加血栓栓塞风险。

2014 年,加拿大妇产科医师学会(SOGC)相关临床实践指南《妊娠期高血压疾病的诊断、评估和管理(执行摘要)》推荐:没有足够的证据证明以下措施的有效性,对妊娠期高血压孕妇严格的饮食限盐,对慢性高血压孕妇饮食持续限盐,对肥胖妇女限制热量。没有足够的证据证明锻炼、减轻工作量或减轻压力的有用性。对于患有妊娠期高血压(没有子痫前期)的孕妇,在医院适当卧床休息(相对于在家不受限制的活动)可能有助于减少严重的高血压和早产。对于住院治疗的子痫前期孕妇,不建议严格卧床休息。

2021 年,昆士兰相关指南《高血压和妊娠》指出:没有足够的证据证明卧床休息、饮食限盐可预防妊娠期高血压疾病或降低其发病风险。

(二)治疗地点

一些研究列出了住院治疗和门诊治疗的益处。一项观察性的研究显示,1182 名轻度高血压初产妇(20%有蛋白尿)采用家庭健康管理。平均登记孕周是 32～33 周,平均分娩孕周是 36～37 周。约 20%发展为重度子痫前期,约 3%发展为 HELLP 综合征,2 例发生子痫。围产结局整体良好,接近 20%存在胎儿生长受限,围产期死亡率为 4.2/1000。

日间诊疗中心在欧洲国家较流行,一项研究将 395 例高血压孕妇随机分为日间诊疗组或住院治疗组。几乎 95%为轻度至中度高血压,其中 288 例没有蛋白尿,86 例尿蛋白≥1+。没有围产期死亡、子痫及 HELLP 综合征。两组医疗花费无明显差异,但日间诊疗组满意度更高。

在美国,许多临床医生认为如果高血压能在几天内缓解,则不必进一步住院,且在美国,对于这种情况,第三方付款人可以拒绝为医疗付款。只要子痫前期不恶化,胎儿无危险,多数轻度至中度高血压孕妇都选择在家接受随访及治疗。自测血压、监测尿蛋白或由访视护士定期进行评估可提高监测效果。

不同学术组织对于妊娠期高血压疾病治疗地点的推荐如下。

2014 年,SOGC 临床实践指南《妊娠期高血压疾病的诊断、评估和管理(执行摘要)》推荐:重度高血压或重度子痫前期应住院治疗。对于非重度子痫前期或非重度慢性高血压或非重度妊娠期高血压的妇女,可以考虑日间病房或家庭照护。

2018 年,ISSHP 相关指南推荐:妊娠期高血压患者如果发生子痫前期或严重高血压(BP≥160/110 mmHg),则需要住院进行评估。子痫前期妇女在首次诊断时都应在医院进行评估;此后,一旦确定病情稳定,可以依靠她们报告问题和监测血压,进行门诊随访。

2020 年,ACOG《妊娠期高血压和子痫前期指南 2020 版》推荐:只有不伴严重表现的妊娠期高血压或子痫前期妇女才可选择家庭门诊管理并经常评估母胎病情。住院治疗适用于伴严重表现的妊娠期高血压或子痫前期妇女。

2021 年昆士兰相关指南《高血压和妊娠》推荐:轻度至中度高血压,无子痫前期的证据,了解风险并可有效监测自己血压的(使用临床校准机)患者,可在门诊监测。收缩压大于 140 mmHg 或舒张压大于 90 mmHg,并有子痫前期的体征和(或)症状的患者,需住院监测。

二、降压治疗

降压治疗的目的是预防心脑血管意外和胎盘早剥等严重母儿并发症。由于缺乏大样本的随机对照试验,在妊娠期高血压疾病降压阈值与目标血压上,不同学术组织尚未达成一致。关于降压药的选择,没有明确的证据推荐一种降压药替代另一种降压药。药物选择主要是根据临床医师对药物的经验、用药成本和药物的可获得性。

在我国和其他国家相关指南中都有关于轻、中度高血压或者非重度高血压应用降压药治疗的提示,在血压达 150/100 mmHg 时大都已经启用降压药。对于未达收缩压≥160 mmHg 或舒张压≥110 mmHg 时,美国一直推荐不用降压药,所以,在美国出台了一系列关于妊娠期急性重度高血压降压管理指南。美国对妊娠期轻、中度高血压孕妇不进行降压处理,而且长期以来对妊娠期高血压疾病孕妇的治疗是以静脉给药作为一线方案,这也是促成美国相关指南更迭的原因之一。在美国,只有对重度高血压、持续性(重度高血压持续时间≥15 min)的急性发作重度高血压才迅速采取降压治疗。中国相关指南 2020 版仍然强调收缩压≥140 mmHg 和(或)舒张压≥90 mmHg 的妊娠期高血压疾病患者建议降压治疗,更强调预防重度高血压的发生,即不要等到发生了重度高血压才想到要处理。不论是常规性降压还是严格的强化降压,维持良好的控压水平才可减少重度高血压、重度子痫前期的发生,而且要注意控压平稳和避免过度降压,否则会影响胎盘灌注,甚至导致胎儿生长受限。不同于美国,在我国出现的急性重度高血压或持续性重度高血压可以有几种临床情形,对于未使用过降压药的患者,可以首选口服药,对于在使用口服降压药过程中出现了持续性重度高血压者,应该考虑使用静脉降压的方法,降压达标后仍需要严密监测血压变化,有条件者持续心电监护监测血压,依据病情进行个体化处理。

(一)不同指南的推荐

不同指南对妊娠期高血压疾病启动降压治疗和目标血压推荐见表 7-1。

表 7-1 不同指南对妊娠期高血压疾病启动降压治疗血压和目标血压推荐

学术组织	启动降压治疗血压/mmHg	目标血压/mmHg
(2014)SOMANZ	SBP≥160 DBP≥110	SBP<160 DBP<110
(2014)SOGC	SBP≥140 DBP≥90	无合并症非重度高血压:SBP 130~155,DBP 80~105 伴有合并症非重度高血压:SBP<140,DBP<90 重度高血压:SBP<160,DBP<110
(2018)ISSHP	SBP≥140 DBP≥90	SBP 110~140 DBP 85
(2019)NICE	SBP≥140 DBP≥90	SBP≤135 DBP≤85
(2020)中国相关研究机构	SBP≥140 DBP≥90	未并发器官功能损伤: SBP 130~155 或 DBP 80~105 并发器官功能损伤: SBP 130~139 或 DBP 80~89
(2020)ACOG	SBP≥160 DBP≥110	SBP<160 DBP<110
(2021)Queensland	SBP≥140 DBP≥90	SBP 110~140 DBP 85

（二）不同指南推荐的降压药

常用的降压药有肾上腺素能受体阻滞剂、钙离子通道阻滞剂及中枢性肾上腺素能神经阻滞剂等。常用的口服降压药有拉贝洛尔、硝苯地平或甲基多巴等；如口服药血压控制不理想，可静脉用药，常用药有拉贝洛尔、肼屈嗪等；妊娠期一般不使用利尿剂降压，以防血液浓缩、有效循环血量减少和高凝倾向。不推荐使用阿替洛尔和哌唑嗪。硫酸镁不作为降压药使用。血管紧张素转换酶（ACE）抑制剂和血管紧张素受体阻滞剂在妊娠期禁止使用，其在妊娠晚期使用与胎儿死亡和新生儿肾功能衰竭有关。

1.拉贝洛尔（妊娠分级 C，哺乳分级 L2） 选择性 α1 受体和非选择性 β 受体阻滞剂。它降低外周血管阻力，而不减少外周、大脑、冠状动脉或肾脏的血流灌注。两种作用均具有降压效应，口服时两种作用之比约为 1∶3，静脉注射时两种作用之比约为 1∶6.9。大剂量时具有膜稳定作用，内源性拟交感活性甚微。降压强度与剂量有关，不伴反射性心动过速和心动过缓，立位血压下降较卧位明显。

2.硝苯地平（妊娠分级 C，哺乳分级 L2） 二氢吡啶类钙离子通道阻滞剂。钙离子通道阻滞剂能减少钙离子经过慢通道进入细胞。硝苯地平特异性作用于心肌细胞、冠状动脉以及外周阻力血管的平滑肌细胞。硝苯地平能扩张冠状动脉，尤其是大血管，甚至能扩张不完全阻塞区的健全血管。硝苯地平还可降低冠状动脉平滑肌的张力，防止血管痉挛，最终增加狭窄血管的血流量，提高供氧量。同时，硝苯地平由于降低了外周阻力（后负荷），而减少了氧需求。长期服用硝苯地平能防止新的冠状动脉粥样硬化病变的发生。硝苯地平通过减少动脉平滑肌的张力而能降低已经增加了的外周阻力和血压。硝苯地平治疗初期可能出现短时的反射性心率加快而导致心输出量增加。但是这种增加不足以补偿血管的扩张。此外，短期或长期服用硝苯地平都能增加钠和水的排出。对于高血压患者，硝苯地平的降压作用尤为显著。

3.甲基多巴（妊娠分级 B，哺乳分级 L2） 芳香氨酸脱羧酶抑制剂。仅甲基多巴的左旋异构体对人有抗高血压活性，消旋体（DL-α-甲基多巴）需要 2 倍剂量方可达到相同的降压作用。其降压作用可能是通过其活性代谢产物 α-甲基去甲肾上腺素刺激中枢的抑制性 α-肾上腺素受体和假性神经递质，减少血浆肾素活性，从而降低动脉血压。甲基多巴可以降低组织中 5-羟色胺、多巴胺、去甲肾上腺素、甲基肾上腺素浓度。甲基多巴对心脏功能没有直接影响，通常也不会减少肾小球滤过率、肾血流量和滤过分数。心输出量在正常心率时保持不变，部分患者出现心率减慢。治疗过程中血浆肾素活性降低。甲基多巴可降低卧位和立位血压，用药患者很少出现体位性低血压，罕见日间运动时低血压。

4.尼莫地平（妊娠分级 C，哺乳分级 L2） 钙通道阻滞剂，通过抑制钙离子进入细胞而抑制血管平滑肌细胞的收缩。尼莫地平因具有较高的亲脂性而易透过血脑屏障，从而对脑动脉有较强的作用。尼莫地平通过对与钙通道有关的神经元受体和脑血管受体的作用，保护神经元的功能，改善脑供血，增加脑的缺血耐受力。另外的研究表明这种作用不会引起盗血现象。对急性脑血流障碍患者的研究表明，尼莫地平能扩张脑血管和改善脑供血，且对大脑既往损伤区灌流不足部位灌注量的增加通常高于正常区域。尼莫地平能明显减少蛛网膜下腔出血患者的缺血性神经损伤及降低死亡率。

5.尼卡地平（妊娠分级 C，哺乳分级 L2） 二氢吡啶类钙离子通道阻滞剂，可阻滞钙离子流入血管平滑肌细胞内，从而扩张血管，降低血压。

6.哌唑嗪（妊娠分级 C，哺乳分级 L3） 选择性突触后受体阻滞剂，是喹唑啉衍生物，可松弛血管平滑肌,扩张周围血管,降低周围血管阻力,降低血压。哌唑嗪可扩张动脉和静脉,降低心脏前负荷与后负荷,使左心室舒张末期压力下降,改善心功能,治疗心力衰竭起效快,且对肾血流量与肾小球滤过率影响小。哌唑嗪不影响受体,降压时很少发生反射性心动过速,对心输出量影响较小,也不增加肾素分泌。

7. 肼屈嗪(妊娠分级 C,哺乳分级 L2) 降压作用的确切机制未明。主要扩张小动脉,对静脉作用小,使周围血管阻力降低,心率增快,每搏输出量和心输出量增加。长期应用可致肾素分泌增加,醛固酮增加,水钠潴留而降低效果。

8. 可乐定(妊娠分级 C,哺乳分级 L3) α受体激动剂。可乐定可直接激动下丘脑及延髓的中枢突触后膜受体,使抑制性神经元激动,减少中枢交感神经冲动传出,从而抑制外周交感神经活动。可乐定还可激动外周交感神经突触前膜受体,增强其负反馈作用,使末梢神经释放的去甲肾上腺素减少,降低外周血管和肾血管阻力,减慢心率,降低血压。肾血流量和肾小球滤过率基本保持不变。直立性症状较轻或较少见,很少发生体位性低血压。

9. 二氮嗪(妊娠分级 C,哺乳分级暂无) 有接受二氮嗪治疗的婴儿和新生儿出现肺动脉高压的报道,停药后症状可逆。二氮嗪能松弛血管平滑肌,降低周围血管阻力,使血压急剧下降。在降压的同时,并不降低心输出量,故脑、肾、冠脉的血流量不变。适用于高血压危象的急救。

10. 硝酸甘油(妊娠与哺乳分级暂无) 硝酸甘油产生一氧化氮自由基,激活鸟苷酸环化酶,增加平滑肌和其他组织内的环鸟苷酸(cGMP),使调节平滑肌收缩状态的肌球蛋白轻链去磷酸化,引起血管扩张。硝酸甘油扩张动静脉血管床,以扩张静脉为主,其作用强度呈剂量相关性。外周静脉扩张,使血液潴留在外周,回心血量减少,左心室舒张末压(前负荷)降低。扩张动脉使外周阻力(后负荷)降低。动静脉扩张使心肌耗氧量减少,缓解心绞痛。治疗剂量可降低收缩压、舒张压、平均动脉压。主要用于合并急性心力衰竭和急性冠状动脉综合征时的高血压急症的降压治疗。

11. 硝普钠(妊娠分级 C,哺乳分级 L4) 一种速效和短时作用的血管扩张药。通过血管内皮细胞产生 NO,对动脉和静脉平滑肌均有直接扩张作用,但不影响子宫、十二指肠或心肌的收缩。血管扩张使周围血管阻力减低,降低血压。血管扩张使心脏前、后负荷均减低,心输出量改善,故对心力衰竭有益。由于药物能迅速通过胎盘进入胎儿体内,并保持较高浓度,其代谢产物(氰化物)对胎儿有毒性作用,故不宜在妊娠期使用。妊娠期仅适用于其他降压药无效的高血压危象孕妇。产前应用时间不宜超过 4 h。

选择妊娠期降压药时,有必要认知药物的性能、副反应和可获得性。医生应对药物熟知,但经常用不等于熟知。近年可见到一种现象,有些医师让患者去较遥远的地区或国家购买甲基多巴(国内大部分地区无此药),潜意识认为只有该药能更好地解决血压问题,表明国内没有更好的降压药物了。实则不然,对于药物的选择关键是用药者应熟知该药物。常用的口服降压药一般有 3 种:①拉贝洛尔:国内可获得的药物,可用于备孕期及妊娠期各个阶段,被各国指南都推荐为妊娠期高血压疾病优选降压药(除外存在禁忌证者)。②硝苯地平:也是国内可获得的药物,国内剂型包括短效硝苯地平片、硝苯地平缓释片及控释片,国外还有速释胶囊剂型。硝苯地平缓释片可用于备孕期及妊娠期各个阶段,尤其是妊娠中、晚期重度高血压。短效硝苯地平片起效快,降压幅度大,常规降压治疗时要注意个体对药物的反应,严密监测用药后的血压变化。副反应包括心跳加快、头痛等。可作为紧急降压口服的首选药,短时间间隔给药,但需严密监测血压和药物反应。国内片剂宜口服而不适合舌下含服,国外对于胶囊剂型更着重强调只能吞服且不能刺破胶囊。③甲基多巴:在国内大部分地区没有,其降压疗效较其他降压药弱,且有抑郁及头晕等副反应,因而并没有在各国指南被一致性地推荐为首选药。关于静脉降压药,国内外都有较适宜的临床用药。

2018 年,WHO 关于重度妊娠期高血压疾病治疗药物的推荐中,同 2011 版一样,仍然继续强调对孕妇降压药的选择和给药途径应优先于其他药物,还要结合临床医师对药物的经验、用药成本和药物可获得性来考虑。不同降压药间的对比显示,母体结局及胎儿结局都无显著差异,这为各地区选择用药时考虑可获得性提供了依据。硝苯地平和拉贝洛尔及甲基多巴是对比研究较多的药物。虽然有学者提出,选择降压治疗的药物最好根据母体血流动力学评估,倾向于使用钙通道阻滞剂,但还需要更多研究证实。到目前,还没有大规模临床试验能表明哪种药物最有效,不过 Cochrane Meta 分析表明,β 受体阻滞剂(通常为拉贝洛尔)和钙通道阻滞剂(通常为硝苯地平)在预防严重高血压方面比其他药物更有效。这为中国医师选择国内可获得的药物增强了信心,而无必要舍近求远(如甲基多巴)。

(三)不同指南推荐的降压治疗

1. 2014 年,加拿大妇产科医师学会临床实践指南《妊娠期高血压疾病的诊断、评估和管理(执行摘要)》推荐

(1)无合并症的非重度高血压降压治疗:可使收缩压波动于 130～155 mmHg,舒张压波动于 80～105 mmHg。用于初始治疗的降压药的选择应结合患者的特征、特定药物的禁忌证以及医生和患者的偏好。妊娠期的初始治疗可使用多种降压药(甲基多巴、拉贝洛尔、其他受体阻滞剂(乙酰布托洛尔、美托洛尔、平多洛尔和普萘洛尔)和钙通道阻滞剂(硝苯地平))中的一种。妊娠期间不应使用血管紧张素转换酶抑制剂和血管紧张素受体阻滞剂。阿替洛尔与血管收缩继发的胎儿生长受限有关,产前不推荐使用阿替洛尔和哌唑嗪。用于治疗血压 149～159/90～105 mmHg 的常用药物的剂量见表 7-2。

表 7-2 用于治疗血压 149～159/90～105 mmHg 的常用药物的剂量

药物	剂量	备注
甲基多巴	250～500 mg,每日 2～4 次,口服,最大剂量 2 g/d	没有证据支持负荷剂量的甲基多巴
拉贝洛尔	100～400 mg,每日 2～3 次,口服,最大剂量 1200 mg/d	一些专家建议起始剂量为 200 mg,口服,每日 2 次
硝苯地平	缓释剂,20～60 mg,最大剂量 120 mg/d	确保正确剂型的硝苯地平

(2)伴有合并症的非重度高血压(血压为 140～159/90～109 mmHg)降压治疗:应使用降压药来维持收缩压<140 mmHg,舒张压<90 mmHg。妊娠期的初始治疗可以使用各种降压药。

(3)重度高血压降压治疗:收缩压应降至 160 mmHg 以下,舒张压降至 110 mmHg 以下。医院的初始降压治疗应采用硝苯地平短效胶囊、肠外肼屈嗪或肠外拉贝洛尔。替代降压药包括硝酸甘油(输注)、甲基多巴(口服)、拉贝洛尔(口服)、可乐定(口服)或卡托普利(产后口服)。难治性高血压可用硝普钠治疗。硝苯地平和硫酸镁可同时使用。硫酸镁并不推荐单独作为一种降压药。常用的治疗血压≥160/110 mmHg 的药物见表 7-3。

表 7-3　常用的治疗血压≥160/110 mmHg 的药物

药物	剂量	起效时间	峰值时间	持续时间	备注
拉贝洛尔	20 mg 起始剂量静脉注射,每 30 min 注射 20～80 mg,或每分钟 1～2 mg,最大剂量 300 mg,然后改为口服	5 min	30 min	4 h	哮喘或心力衰竭孕妇禁用。静脉注射拉贝洛尔可能导致新生儿心动过缓
硝苯地平	每 30 min 可吞服或嚼服 5～10 mg 的胶囊	5～10 min	30 min	6 h	工作人员应该知道用于治疗重度高血压的短效硝苯地平胶囊与中效片剂(可用于治疗非重度或重度高血压),以及用于非重度高血压的缓释片剂之间的区别
肼屈嗪	5 mg 起始剂量静脉注射,每 30 min 重复静脉注射 5～10 mg,或 0.5～10 mg/h 静脉注射,最大剂量 20 mg 静脉注射(或 30 mg 肌内注射)	5 min	30 min		可能会增加孕产妇发生低血压的风险

2. 2014 年,澳大利亚和新西兰产科医学学会(SOMANZ)《妊娠期高血压疾病管理指南》推荐　所有收缩压≥160 mmHg 或舒张压≥110 mmHg 的妇女,由于有脑出血和子痫的风险,应开始降压治疗。对于子痫前期妇女治疗轻度至中度高血压的必要性存在争议。降压治疗并不能预防子痫前期或相关的不良围产结局,但它使轻度高血压孕妇重度高血压的发病率降低了一半。反对治疗的论点包括母亲在短时间内(通常只有几天或最多几周)患有相对轻微的高血压,几乎没有风险;胎儿灌注取决于足够的母体血压;降低血压影响了提示子痫前期严重程度或进展的一个重要标志。在没有令人信服的证据的情况下,应考虑在 140～160/90～100 mmHg 范围内治疗轻度至中度高血压。

在降低子痫前期的血压方面,许多药物已证明了安全性和有效性。一线药物包括甲基多巴、拉贝洛尔和氧烯洛尔。二线药物包括肼屈嗪、硝苯地平和哌唑嗪。这些药物也可用于治疗妊娠期高血压或慢性高血压。血管紧张素转换酶(ACE)抑制剂和血管紧张素受体阻滞剂在妊娠期禁止使用,其在妊娠晚期使用与胎儿死亡和新生儿肾功能衰竭有关。目前还没有关于母亲使用短效血管紧张素转换酶抑制剂治疗对母乳喂养的婴儿产生不良反应的报告,卡托普利、依那普利或喹那普利可在哺乳期使用。

妊娠期高血压治疗药物见表 7-4。

表 7-4　妊娠期高血压治疗药物

药物	剂量	作用	禁忌证	副作用
甲基多巴	250～750 mg tds	作用于中枢	抑郁症	起效缓慢,超 24 h,口干,镇静,抑郁,视物模糊
可乐定	75～300 μg tds			截断效应:反弹性高血压

续表

药物	剂量	作用	禁忌证	副作用
拉贝洛尔	100～400 mg q8 h	β受体阻滞剂，具有轻微的α受体血管扩张作用	哮喘，慢性气道限制	心动过缓、支气管痉挛、头痛、恶心、头皮刺痛（仅限拉贝洛尔），通常在24 h内缓解
氧烯洛尔	20～160 mg q8 h	β受体阻滞剂，具有内源性拟交感活性		
硝苯地平	20～60 mg 缓释 bd	钙通道拮抗剂	主动脉（瓣）狭窄	前24 h严重头痛，潮红，心动过速，外周水肿，便秘
哌唑嗪	0.5～5 mg q8 h	α受体阻滞剂	—	直立性低血压，特别是在第一次给药后
肼屈嗪	25～50 mg q8 h	血管扩张剂		潮红，头痛，恶心，狼疮样综合征

重度高血压的治疗：血压的突然和严重升高可能是妊娠期、产时或产后高血压疾病的特征。收缩压≥170 mmHg或舒张压≥110 mmHg构成严重高血压，需要紧急治疗。虽然目前还没有对照试验来确定严重的高血压在多长时间内可以不治疗，但仍建议及时治疗，以逐步和持续降低血压。多种药物已被用于治疗妊娠期严重高血压。有人担心，在接受降压治疗后，特别是静脉注射肼屈嗪治疗后，血压急剧下降，可能会损害胎盘灌注，导致胎儿窘迫。这可以通过在降压治疗时给予小剂量的液体（例如生理盐水250 mL）来预防。在这些情况下，应考虑持续的电子胎心监测，特别是当有证据表明存在胎儿损害时。这种治疗导致的胎儿窘迫是罕见的。

一项关于用于严重高血压治疗的降压药的文献的系统综述表明，每种药物都有益处和风险。在临床中，静脉注射和口服药物均可用于降低血压。重度高血压的急性降压药见表7-5。

表 7-5 重度高血压的急性降压药

药物	剂量	途径	起效时间	副作用
拉贝洛尔	20～80 mg，最多80 mg	缓慢静脉推注超过2 min，每10 min重复1次	最大效果通常在每次注射后5 min内	心动过缓，低血压，胎儿心动过缓
硝苯地平	10～20 mg，片剂最多40 mg	口服	30～45 min，45 min后重复	头痛，潮红
肼屈嗪	10 mg。如存在胎儿窘迫，首剂5 mg，最大剂量30 mg	静脉推注，每20 min重复1次	20 min	潮红，头痛，恶心，低血压，心动过速
二氮嗪	15～45 mg，最大300 mg	静脉快速推注	3～5 min，5 min后重复	潮红，低血压

持续性或难治性严重高血压可能需要反复使用这些药物,甚至需要静脉输注拉贝洛尔20～160 mg/h 或肼屈嗪 10～20 mg/h。注射硝普钠或三硝酸甘油酯也有效,但仅当其他治疗方法失败和即将分娩时才推荐。硝普钠可导致胎儿氰化物和硫氰酸酯毒性和短暂的胎儿心动过缓。如果常规药物未能控制血压,可以考虑在高依赖性护理环境中进行动脉内血压监测,以实现安全的手术分娩或短期产后血压控制,但应避免延长使用。

3. 2018 年,ISSHP 相关指南推荐　所有妊娠期高血压疾病降压阈值为诊室血压≥140/90 mmHg(或家庭血压≥135/85 mmHg);血压管理目标值为舒张压 85 mmHg,收缩压 110～140 mmHg,以降低发生严重高血压和其他并发症的风险。该证据源于 CHIPS(control of hypertension in pregnancy study)研究。该研究在 19 个国家 95 个中心招募了 1030 例患有慢性高血压(75%)和妊娠期高血压(25%)的女性,随机分为两组,519 例为非严格控制组,511 例为严格控制组,非严格控制组的靶舒张压为 100 mmHg,严格控制组靶舒张压为 85 mmHg,目的在于评价妊娠期高血压患者严格控制血压与不良妊娠结局的关系。研究结果显示,两组主要终点事件(妊娠终止或在出生后的前 28 天内接受超过 48 h 的高水平新生儿护理)和次要终点事件(严重的产妇并发症发生在产后 6 周或直到出院,以较晚的时间为准)无显著差异,严格控制血压(即舒张压 85 mmHg)对胎儿不会产生不良影响。该研究结果为舒张压降低至 85 mmHg 时胎儿无安全性问题提供了证据支持。因此,ISSHP 支持 CHIPS,对于非重度高血压孕妇应实施严格血压管理,以减少重度高血压的发生风险。

(1)慢性原发性高血压:使用降压药将血压维持在 110～140/80～85 mmHg 范围内。可接受的一线降压药包括拉贝洛尔、氧烯洛尔、甲基多巴、硝苯地平、地尔硫䓬;哌唑嗪和肼屈嗪通常用作二线或三线降压药。

(2)白大褂高血压:如果确诊为白大褂高血压,孕妇可以定期进行家庭血压评估,并避免使用降压药,至少等到医生时血压水平达到 160/110 mmHg。关于白大褂高血压妊娠结果的研究有限,但似乎多达一半的人会发展为真正的妊娠期高血压或子痫前期。

(3)妊娠期高血压:将血压控制在 110～140/85 mmHg 的水平。监测子痫前期的发展。监测胎儿的生长,特别是当母体尿酸水平升高时。

(4)子痫前期:当血压≥160/110 mmHg 时,需要在监测环境中行紧急降压治疗。可接受的药物包括硝苯地平(口服)或拉贝洛尔或肼屈嗪(静脉注射)。无论妊娠期高血压疾病情况如何,建议血压持续在 140/90 mmHg 以上时进行治疗。目标舒张压为 85 mmHg(收缩压≤160 mmHg;一些单位的目标是 110～140 mmHg),以降低发生严重母体高血压和其他并发症如血小板水平低和转氨酶水平升高伴有症状的可能性。如果舒张压低于 80 mmHg,应减少或停止使用降压药。可接受的药物包括甲基多巴、拉贝洛尔、氧烯洛尔、硝苯地平以及二线或三线降压药如肼屈嗪和哌唑嗪。子痫前期,若患者有蛋白尿和严重高血压,或有神经系统体征或症状的高血压,应接受硫酸镁治疗以预防子痫。

4. 2020 年,美国妇产科医师学会(ACOG)《妊娠期高血压和子痫前期指南 2020 版》　治疗重度高血压的目的是预防充血性心力衰竭、心肌缺血、肾损伤或衰竭、缺血性或出血性卒中。对于急性发作的持续(15 min 或以上)重度高血压(收缩压≥160 mmHg,或舒张压≥110 mmHg,或两者兼有),应迅速开始降压治疗。现有文献提示,降压药可在血压升高后 30～60 min 使用。然而,研究者建议在确定符合急性发作性重度高血压的标准后,在合理的范围内尽快进行降压治疗。肼屈嗪或拉贝洛尔(静脉注射)、硝苯地平(口服)是常用的三种药物。Cochrane 系统综述涉及 3573 名孕妇,发现肼屈嗪、拉贝洛尔和钙通道阻滞剂在疗效和安全性方面没有显著差异。因此,这三种药物都可以用于治疗妊娠期急性重度高血压。控制妊娠期急性重度高血压最初可能需要静脉用药,继而口服降压药可作为期待治疗的方法。口服拉贝洛尔和钙通道阻滞剂已被广泛使用。一种方法是每 12 h 口服拉贝洛尔 200 mg,并根据需要每 8~12 h 增加剂量至 800 mg(最大总剂量为 2400 mg/d)。如果最大剂量不足以达到预期的血压目标,或因不良反应而限制剂量,则可逐步添加短效口服硝苯地平。妊娠期紧急控制血压的降压药见表 7-6。

表 7-6 妊娠期紧急控制血压的降压药

药物	剂量	起效时间	备注
拉贝洛尔	10~20 mg 静脉注射,然后每 10~30 min 注射 20~80 mg,最大累积剂量为 300 mg;或持续输注 1~2 mg/min(静脉注射)	1~2 min	心动过缓不太常见,不良反应较少。患有哮喘、心肌疾病、心功能失代偿、心脏传导阻滞、心动过缓的孕妇禁用
肼屈嗪	5 mg 静脉注射或肌内注射,然后每 20~40 min 静脉注射 5~10 mg,最大累积剂量为 20 mg;或持续输注 0.5~10 mg/h	10~20 min	较高或频繁的剂量与母体低血压、头痛和胎儿心率异常相关。不良反应可能比其他药剂更常见
硝苯地平(速释片)	口服 10~20 mg,如有需要则 20 min 后重复口服 10~20 mg;每 2~6 h 口服 10~20 mg;每日最大剂量为 180 mg	5~10 min	可能观察到反射性心动过速和头痛

5. 2021 年,昆士兰临床指南《高血压和妊娠》推荐 降压治疗使轻度至中度高血压进展为重度高血压的风险减半(20 项试验,2558 名孕妇;RR 0.49;95% CI 0.40~0.60),但对其他结局(例如子痫前期、围产期死亡率)没有明显影响。过度降压可能导致胎盘血流灌注减少,可能会损害胎儿的健康。药物治疗适应证及目标血压参考 2018 年 ISSHP 相关指南。收缩压持续大于 140 mmHg 和(或)舒张压持续大于 90 mmHg,或有子痫前期的相关体征和症状,需考虑药物治疗。如果血压大于 160/110 mmHg,建议进行药物治疗。

关于妊娠期轻度至中度高血压的最佳目标血压没有明确的证据。如果存在合并症,更低的目标血压可能更合适。建议目标血压:收缩压 110~140 mmHg,舒张压 85 mmHg。

口服降压药治疗妊娠期高血压可降低发生严重高血压的风险。妊娠期禁止使用血管紧张素转换酶抑制剂和血管紧张素受体阻滞剂(表 7-7)。

表 7-7 口服降压药治疗

药物	初始剂量	维持剂量	每日最大剂量
甲基多巴	125~250 mg BD	250~500 mg 每日 2~4 次	2 g
拉贝洛尔	100 mg BD	200~400 mg 每日 2~4 次	2.4 g
肼屈嗪	25 mg BD	25~100 mg BD	200 mg
硝苯地平(缓释片)	20~30 mg/d	60~120 mg	120 mg

续表

药物	初始剂量	维持剂量	每日最大剂量
哌唑嗪	0.5 mg BD	1 mg TDS	20 mg
可乐定	50~100 μg BD	150~300 μg BD	600 μg

重度高血压是一种医疗紧急情况,需要立即评估并及时治疗。妊娠期高血压疾病孕妇可能没有表现出异常,从而可能会导致治疗延迟。多学科方法确保持续监测和评估干预措施可能改善妊娠结局。

急性控制的首选降压药尚未确定,初始治疗可以使用多种药物中的一种。持续性或难治性严重高血压可能需要反复给药,同时给予长效口服药物将实现更持久的降压效果。

对于药物治疗适应证,参考了 2014 年 SOMANZ 相关指南、2018 年 ISSHP 相关指南:收缩压≥160 mmHg 和(或)舒张压≥110 mmHg。当收缩压≥170 mmHg 时,无论舒张压是否大于或等于 110 mmHg,都是医疗紧急情况,需要紧急治疗。目标血压:收缩压 130~150 mmHg,舒张压 80~90 mmHg。旨在逐步持续降低血压,因此不影响胎儿的血流。严格控制血压,每 15~30 min 监测一次血压直到稳定;对孕产妇和胎儿的状况进行全面的评估,建议持续监测胎儿心率。

不推荐的药物:硫酸镁(尽管可用于预防子痫)、大剂量二氮嗪、尼莫地平、氯丙嗪。只有在其他治疗失败且即将分娩时,才建议注射硝普钠或三硝酸甘油酯。治疗急性重度高血压的降压药见表 7-8。

表 7-8　治疗急性重度高血压的降压药

药物	剂量	途径	备注
硝苯地平	10~20 mg(速释片)	口服	起效:30~45 min。 重复:45 min 后。 最大剂量:80 mg/d
肼屈嗪	5~10 mg,如果存在胎儿损害,使用 5 mg	静脉推注超过 3 min	起效:20 min。 重复:每 20~40 min。 最大剂量(累积):30 mg/d
	初始剂量 10~20 mg/h 维持剂量 5~10 mg/h	连续静脉输注	间断注射优于输注
拉贝洛尔	初始剂量:20 mg。 重复剂量:40~80 mg	静脉推注超过 2 min	起效:5 min。 重复:每 10~20 min
	20~160 mg/h	连续静脉输注	300 mg/d
二氮嗪	15~45 mg	静脉快速推注	开始时间:3~5 min。 重复时间:5 min。 最大剂量(累积):150 mg。 监测血糖水平

6. 2020 年中华医学会妇产科学分会妊娠期高血压疾病学组《妊娠期高血压疾病诊治指南(2020)》推荐　收缩压≥160 mmHg 和(或)舒张压≥110 mmHg 的高血压孕妇应进行降压治

疗;对于收缩压≥140 mmHg 和(或)舒张压≥90 mmHg 的高血压孕妇,建议降压治疗。目标血压:当孕妇未并发器官功能损伤时,酌情将收缩压控制在 130~155 mmHg,舒张压控制在 80~105 mmHg;孕妇并发器官功能损伤,则收缩压应控制在 130~139 mmHg,舒张压应控制在 80~89 mmHg;血压不可低于 130/80 mmHg,以保证子宫胎盘血流灌注。

三、糖皮质激素促胎肺成熟

2014 年 SOGC 临床实践指南《妊娠期高血压疾病的诊断、评估和管理(执行摘要)》推荐:子痫前期患者妊娠 34⁺⁶ 周以前,应考虑使用糖皮质激素促胎肺成熟。妊娠期高血压患者妊娠 34⁺⁶ 周以前,若没有蛋白尿或不良情况,仅考虑在未来 7 天内分娩时才建议使用糖皮质激素促胎肺成熟。对于妊娠 34⁺⁶ 周以前的妇女,在产前糖皮质激素治疗 7 天或更久后仍存在较高的早产风险,可考虑糖皮质激素的挽救剂量。对于妊娠 38⁺⁶ 周以前通过选择性剖宫产分娩的妇女,可考虑使用产前糖皮质类固醇,以降低呼吸系统疾病发病率及 NICU 入住率。当妊娠 34⁺⁶ 周以前给药时,糖皮质激素可加速胎儿肺成熟并降低新生儿死亡率和发病率。在 33 周至 34⁺⁶ 周给予糖皮质激素的随机对照试验表明新生儿呼吸窘迫综合征发病率降低。

2018 年 ISSHP 相关指南:产前应在妊娠 24~34 周给予糖皮质激素促胎肺成熟,但如果采用选择性剖宫产分娩,可给予至 38 周;不建议多个类固醇疗程。

四、硫酸镁治疗和预防子痫前期及子痫

硫酸镁是治疗子痫的一线药物,也是重度子痫前期患者预防子痫发作的关键用药。已经有几个随机试验验证了不同药物预防子痫的有效性。大多数研究将硫酸镁与其他抗惊厥药或安慰剂进行比较。在所有的研究中,均报道硫酸镁在预防子痫方面优于其他药物。Lucas 等报道硫酸镁在预防妊娠期高血压和子痫前期患者子痫发作方面优于苯妥英钠。Belfort 等研究了 1650 例重度子痫前期患者,将硫酸镁和尼莫地平预防子痫的效果进行比较,尼莫地平组的子痫发生率约是硫酸镁组的 3 倍。规模最大的对照研究是硫酸镁预防子痫。随机给予来自 33 个国家的超过 1 万名重度子痫前期患者硫酸镁和安慰剂治疗。硫酸镁组子痫的发生率比安慰剂组低了 58%。Smyth 等对硫酸镁组的新生儿进行了随访,约 18 个月时,硫酸镁组与安慰剂组的儿童行为无差异。

硫酸镁几乎普遍采用静脉注射。在大多数医疗机构,肌内注射已被摒弃。值得关注的是,硫酸镁溶液虽然制备成本低廉,但在发展中国家并非所有地方都能轻易获得,甚至有时有硫酸镁溶液,但并不具备注射的技术。在来自印度的两项研究中,两种给药途径在子痫妇女中预防反复抽搐和孕产妇死亡的疗效方面几乎相同。

硫酸镁控制子痫再次发作的效果优于地西泮、苯巴比妥和冬眠合剂等镇静药物;除非存在硫酸镁应用禁忌证或者硫酸镁治疗效果不佳,否则不推荐使用苯巴比妥和苯二氮䓬类药物(如地西泮)用于子痫的预防或治疗。我国和有些国家对于未达重度的子痫前期都主张应用硫酸镁,并酌情依据病情调整。以往美国妇产科医师学会颁发的指南不主张对于子痫前期应用硫酸镁,而在 2019 年的指南中有所修改,提出了对于不伴严重临床特征的子痫前期是否使用硫酸镁调整为要由临床医师做决策或所处医疗机构确定。虽然说得有些模糊,但还是能看出从"不用"修改成"可用"。这样的修改可以给予临床医师更多的机动灵活性。可见非重度子痫前期应用硫酸镁应该以临床为本,从临床的变动性考虑问题。中国在《妊娠期高血压疾病诊治指南(2015 版)》就强调了对于非重度子痫前期可以考虑使用硫酸镁;而在中国相关指南 2020

版更加强调临床分析,摒弃只看诊断标准的固定局限模式,提倡结合患者具体复杂状况的临床辩证思维模式,继续强调对于非重度子痫前期患者也可酌情考虑应用硫酸镁。对于非重度子痫前期患者,硫酸镁的应用是最需要临床判断和灵活决策的。

(一)硫酸镁的药理学和毒理学

镁(Mg^{2+})是细胞内重要的阳离子,主要存在于细胞内液,细胞外液仅占 5%。Mg^{2+} 参与多种酶活性的调节,在神经冲动传递和神经肌肉应激性维持等方面发挥重要的作用。注射硫酸镁能抑制中枢及外周神经系统,使骨骼肌、心肌、血管平滑肌松弛,从而发挥肌松及降压作用。作用机制可能是由于 Mg^{2+} 与 Ca^{2+} 化学性质相似,可特异性地竞争 Ca^{2+} 结合位点,拮抗 Ca^{2+} 的作用。如运动神经末梢乙酰胆碱的释放过程需 Ca^{2+} 参与,而 Mg^{2+} 竞争拮抗 Ca^{2+} 的这种作用,干扰乙酰胆碱的释放,使神经肌肉接头处乙酰胆碱减少,导致骨骼肌松弛。同时 Mg^{2+} 也可作用于中枢神经系统,引起感觉及意识丧失。

应用的硫酸镁是 $MgSO_4 \cdot 7H_2O$,而不是单纯的 $MgSO_4$。胃肠外途径使用的硫酸镁几乎完全通过肾脏排泄清除,肾小球滤过率正常或轻微下降时,镁离子中毒并不常见。充足的排尿量通常与肾小球滤过率相关。也就是说,镁的排泄与尿量无关,单位时间尿量本身并不能用于评估肾功能。必须测定血清肌酐清除率以发现肾小球滤过率是否降低。

将血浆镁水平维持在 4~7 mEq/L,4.8~8.4 mg/dL,或者 2.0~3.5 mmol/L,子痫抽搐几乎可以被预防或终止。虽然实验室通常报告总镁水平,但是游离镁或离子镁才是抑制神经元兴奋性的活性部分。有研究发现总水平和电离水平之间的相关性很差。这两种测量方法哪种提供了更好的监测手段,对此需要进一步的研究来确定。

非肥胖女性在静脉注射 4 g 负荷剂量后,肌内注射硫酸镁 10 g,然后每 4 h 肌内注射硫酸镁 5 g(共 12 h),与每小时 2 g(共 12 h)静脉滴注的硫酸镁水平相似。一项研究报告了帕克兰医院肥胖患者应用硫酸镁治疗的观察结果:超过 60% 的患者体重指数(BMI)大于 30 kg/m²,以 2 g/h 速度静脉滴注 4 h 后,硫酸镁的水平达不到治疗水平,肥胖女性需要 3 g/h 才能维持有效的血浆水平。即便如此,目前大部分情况下不建议常规监测镁水平。当血浆镁水平达到 10 mEq/L(12 mg/dL)时,可能由于箭毒样作用出现膝反射消失。膝反射消失提示镁中毒。当血浆镁离子水平高于 10 mEq/L 时,呼吸受到抑制,达到或超过 12 mEq/L 时会出现呼吸肌麻痹和呼吸停止。静脉注射葡萄糖酸钙或氯化钙 1 g,同时停用硫酸镁,通常可逆转轻度至中度呼吸抑制。无论何时使用硫酸镁,都要备有葡萄糖酸钙或氯化钙。不幸的是,中毒浓度如果处于稳态,经静脉给予钙的效果持续时间很短。出现严重呼吸抑制和呼吸暂停时,及时给予气管插管和机械通气可以挽救生命。高浓度的镁对心肌的直接毒性作用是罕见的。似乎与镁有关的心功能障碍是因为呼吸停止和缺氧。在适当的通气下,即使血浆镁水平非常高,心脏活动也是良好的。

因为镁几乎完全通过肾脏排泄而清除,如果肾小球滤过率下降,血浆镁水平将升高。无论肾功能如何,初始 4 g 负荷剂量的硫酸镁都是安全的。不要错误地认为肾功能下降就需要降低负荷剂量,维持标准负荷剂量很重要。这是因为在体内分布后,负荷剂量可以达到所需的治疗水平,静脉维持量可以维持血药浓度。因此,肾小球滤过率下降时仅需改变静脉维持硫酸镁的输注速度。可通过测定血肌酐水平来评估肾功能。当血肌酐水平>1.0 mg/mL 时,就应根据血浆镁离子的水平调整输注速度。对于严重肾功能不全的患者,只需负荷剂量的硫酸镁即可达到稳定的治疗水平。

（二）硫酸镁的子宫效应

在离体和在体实验中，较高的血浆镁浓度都会抑制子宫收缩。在给予负荷剂量时及之后的短时间内，肌肉活性会有一过性降低，但无证据表明，按上述给药方法所达到的血浆镁浓度可以抑制子宫收缩。给予标准剂量硫酸镁并不会增加产时出血量。硫酸镁抑制子宫收缩的机制是剂量依赖性的，至少需要 8 mEq/L 的血浆镁浓度才能抑制子宫收缩。

（三）硫酸镁的胎儿与新生儿效应

胃肠外给予的硫酸镁，可立即通过胎盘，使胎儿血浆浓度达到平衡，但羊水中浓度却不高。羊水中镁浓度随着母体输注时间延长而增加。目前的证据支持硫酸镁对胎儿心率模式特别是基线变异具有微小却重要的影响。Hallak 比较了输注硫酸镁和输注盐水，研究表明硫酸镁与小的、无明显临床意义的基线变异减少相关。类似地，在一项回顾性研究中，Duffy 报道了正常范围内的胎心基线下降，变异幅度减小，以及偶发的延长减速，但没有出现不良结局。

总的来说，孕妇应用镁治疗对围产儿是安全的。一项研究分析了 1507 名母体使用硫酸镁的早产儿，新生儿复苏率与脐血中镁离子水平之间没有相关性。尽管如此，仍有一些新生儿不良事件与镁的使用相关。帕克兰医院一项对于 6654 名母体使用硫酸镁的新生儿（大多为足月儿）的研究发现，6% 新生儿有肌张力减退，此外，有镁暴露的新生儿的 1 min 和 5 min Apgar 评分更低，气管插管率更高，新生儿转入 NICU 率更高。

（四）硫酸镁对孕产妇的安全性和有效性

多国子痫试验合作组（1995）的研究涉及 1687 名子痫妇女，将她们随机分为不同的抗惊厥药物方案组。453 名女性被随机分配使用硫酸镁，452 名女性被随机分配使用地西泮。在第二个队列中，388 名女性被随机分配使用硫酸镁，387 名女性被随机分配使用苯妥英钠。总的来说，与使用其他抗惊厥药物的妇女相比，使用硫酸镁治疗的妇女复发抽搐的概率更低（9.7% vs. 23%）。重要的是，使用硫酸镁的妇女死亡率为 3.1%，显著低于其他药物的 4.9%。

Smith 对镁的安全性和毒性进行了总结，在 9500 多名接受治疗的女性中，膝腱反射消失的总体发生率为 1.6%，呼吸抑制的总体发生率为 1.3%，少于 0.2% 的患者需要使用葡萄糖酸钙注射治疗，只有一名产妇死于镁中毒。

（五）不同指南对硫酸镁预防及治疗子痫前期的推荐

2014 年 SOGC 相关指南推荐硫酸镁用于子痫的一线治疗，建议重度子痫前期患者使用硫酸镁预防子痫。硫酸镁应使用标准剂量，通常为 4 g 静脉负荷剂量，然后是 1 g/h。不建议常规监测血浆镁水平。苯妥英钠和苯二氮䓬类药物不应用于子痫预防或治疗，除非存在硫酸镁的禁忌证或无效。在患有慢性高血压或妊娠期高血压的女性中，当妊娠时间≤31^{+6}周（上限至 33^{+6} 周），24 h 内有早产风险时，应考虑使用硫酸镁进行胎儿神经保护。如果有孕妇和（或）胎儿的紧急分娩指征，则不应为了使用硫酸镁保护胎儿神经系统而延迟分娩。

2018 年 ISSHP 相关指南推荐：用于脑保护的硫酸镁应在妊娠 32 周前给予。在资源匮乏的情况下，所有子痫前期的妇女都应使用硫酸镁预防子痫，通常负荷剂量为 4 g 静脉注射或 10 g 肌内注射，然后每 4 h 肌内注射 5 g 或静脉输注 1 g/h，直到产后至少 24 h。在其他中心，如果孕妇患有严重高血压（≥160/110 mmHg）和蛋白尿，或有子痫的先兆体征，如严重头痛、反复视力盲点或阵挛，则应接受硫酸镁治疗。该证据源于 2002 年 Magpie 试验，研究证实硫酸镁可使子痫发生率降低 50%。2010 年 Duley 等的研究也支持这一结论。同时，ISSHP 推荐在中低收入国家，应给予所有子痫前期患者硫酸镁治疗，但在高收入国家选择性使用硫酸镁更为合理。

2020 年 ACOG《妊娠期高血压和子痫前期指南 2020 版》指出：大量证据证明硫酸镁对预防伴有严重特征的子痫前期及子痫的抽搐发作有效。Magpie 的研究是一项随机的安慰剂对照试验，有 10110 名参与者（三分之二来自发展中国家），通过硫酸镁治疗，参与者的子痫发作率总体降低了一半以上。随后，包括 Magpie 的研究和其他五项研究在内的系统综述中，硫酸镁与安慰剂相比，使子痫的风险降低了一半以上（RR 0.41，95％ CI 0.29～0.58），降低了胎盘早剥的风险（RR 0.64，95％ CI 0.50～0.83），降低了孕产妇死亡风险，尽管不显著（RR 0.54，95％ CI 0.26～1.10）。孕产妇发病率和围产期死亡率无差异。四分之一的妇女报告了硫酸镁的副作用，主要是潮热，使用硫酸镁后剖宫产率增加了 5％。对于不伴严重特征的妊娠期高血压或子痫前期孕产妇预防性使用硫酸镁预防子痫发作目前尚无共识。两项小型随机试验将不伴严重特征的子痫前期孕产妇分为安慰剂组和硫酸镁组，在安慰剂组中没有报告子痫病例，进展为伴严重特征的子痫前期孕产妇比例没有显著差异。然而，由于样本量小，这些研究的结果不能用于临床指导。未采用硫酸镁预防的具有严重特征的子痫前期子痫发作率为不伴有严重特征的子痫前期的 4 倍（4/200vs.1/200）。经计算，为预防 1 例无症状的子痫需治疗 129 例，而在有症状的病例（严重头痛、视物模糊、畏光、反射亢进、上腹疼痛）中，需要治疗 36 例来预防 1 例子痫。利弊比证据不太支持对不伴有严重特征的子痫前期患者常规使用硫酸镁预防子痫。对于不伴有严重特征的子痫前期患者是否使用硫酸镁预防子痫发作，应由医生或机构决定，考虑患者的价值或偏好，以及权衡每种策略独特的风险与利益。虽然常规预防对资源丰富的患者的利弊比不那么高，但建议硫酸镁用于预防和治疗伴有严重特征的妊娠期高血压和子痫前期患者的子痫发作或子痫。硫酸镁比苯妥英钠、地西泮或尼莫地平（临床神经学中用于减少脑血管痉挛的钙通道阻滞剂）在减少子痫方面更有效，应考虑作为产时和产后预防子痫的首选药物。苯二氮䓬类药和苯妥英钠只有在抗癫痫治疗的背景下，或存在硫酸镁禁忌证或不可用时（重症肌无力、低钙血症、中重度肾功能衰竭、心肌缺血、心脏传导阻滞或心肌炎）时才适用。关于硫酸镁的理想用量，目前还缺乏数据。即使是文献中引用的 4.8～9.6 mg/dL（4～8 mEq/L）的治疗范围也值得怀疑。血镁水平与毒性有一定关系，较高的输注率有可能增加毒性，临床上有效预防子痫的准确镁水平尚未确定。即使使用治疗水平的镁也会发生子痫，而一些试验使用 1 g/h 的输注速度，通常血镁水平达不到治疗水平，但能够显著降低子痫或复发性惊厥的发生率。更复杂的是，与产后相比，在产前达到稳定的镁水平要慢得多。更大体积的分布量和更高的体重指数也会影响达到足够的循环水平所需的剂量和持续时间。据报道，在体重指数高（尤其是大于 35 kg/m^2）的患者中，当静脉注射负荷剂量 4.5 g 继而以 1.8 g/h 的速度输注时，产前镁水平可能在 18 h 后都无法达到治疗效果。然而，在对使用硫酸镁抑制宫缩的随机研究的系统综述中，超过 2 g/h 的输液速度与围产期死亡率的增加有关。这些数据可能支持美国通常首选的方案（静脉注射 4～6 g 负荷剂量超过 20 min，维持剂量为 1～2 g/h）。对于需要剖宫产（临产前）的孕妇，理想情况下应在手术前开始输注，并在手术期间以及术后 24 h 继续输注。对于阴道分娩的产妇，产后输液应持续 24 h。如果建立静脉通路有困难，可采用肌内注射，最初负荷剂量为 10 g（每个臀部注射 5 g），随后每 4 h 注射 5 g。肌内注射疼痛时，可以将硫酸镁与 1 mL 2％的利多卡因溶液混合。肌内注射的副作用发生率也较高。硫酸镁的不良影响（呼吸抑制和心搏骤停）主要来自其作为一种平滑肌松弛剂的作用。当血清镁水平为 8.4 mg/dL（7 mEq/L）时，深腱反射消失，12 mg/dL（10 mEq/L）时出现呼吸抑制，30 mg/dL（25 mEq/L）时出现心搏骤停。因此，只要存在深部肌腱反射，就可以避免更严重的毒性。硫酸镁几乎完全从尿液中排出，测量排尿量应作为临床监测的一部分，此外还应监测呼吸状态和肌腱反射。如果肾功能受损,血清镁水平将迅速升高,这将使患者面临严重不良反应的风险。对于轻度肾功能衰竭(血清肌酐 1.0~1.5 mg/dL)或少尿(每小时尿量小于 30 mL,持续 4 h 以上)的患者,给予负荷剂量 4~6 g 后,维持剂量仅为 1 g/h。使用较低的负荷剂量,如 4 g,可能与输注后至少 4 h 的亚治疗水平有关。对于肾功能不全的患者,每 4 h 进行 1 次血清镁含量的实验室检测。如果血清镁含量超过 9.6 mg/dL(8 mEq/L),应停止注射,每隔 2 h 测定血清镁含量。当血清镁水平下降到 8.4 mg/dL(7 mEq/L)时,可以较低的速度重新开始输液。血清镁水平与不良反应和毒性的发生有关。即将发生呼吸抑制的患者可能需要气管插管和使用 10% 葡萄糖酸钙溶液 10 mL 静脉注射超过 3 min 紧急纠正,并静脉注射呋塞米以加速尿排泄率。

2021 年昆士兰临床指南《高血压和妊娠》推荐:硫酸镁是预防和治疗子痫的首选解痉药物。硫酸镁可使子痫前期妇女发展为子痫的概率减少 58%。如果子痫前期明显伴有中枢神经系统功能障碍,建议在产前、产时和产后前 24 h 使用硫酸镁。这些症状或体征并不能可靠地预测子痫的发作。硫酸镁的适应证:子痫;重度子痫前期:收缩压≥170 mmHg 或舒张压≥110 mmHg,至少有 3+的蛋白尿;两次收缩压≥150 mmHg 或舒张压≥100 mmHg,至少有两种"即将子痫"症状或症状,蛋白尿至少 2+;至少有一种中枢神经系统症状的子痫前期。

(六)硫酸镁应用方案

(1)子痫抽搐:静脉用药负荷剂量为 4~6 g,溶于 10% 葡萄糖溶液 20 mL,静脉推注 15~20 min,或溶于 5% 葡萄糖溶液 100 mL 快速静脉滴注,继而以 1~2 g/h 的速度静脉滴注维持。或者夜间睡前停用静脉给药,改用肌内注射,用法为 25% 硫酸镁 20 mL+2% 利多卡因 2 mL 臀部深部肌内注射。24 h 硫酸镁总量为 25~30 g。

(2)预防子痫发作:适用于重度子痫前期和子痫发作后,负荷剂量为 2.5~5.0 g,维持剂量与控制子痫处理相同。用药时间根据病情需要调整,一般每天静脉滴注 6~12 h,24 h 总量不超过 25 g。

(3)子痫复发抽搐:可以追加静脉负荷剂量用药 2~4 g,静脉推注 2~3 min,继而以 1~2 g/h 的速度静脉滴注维持。

(4)若为产后新发现高血压合并头痛或视物模糊,建议启用硫酸镁预防产后子痫前期-子痫。

(5)控制子痫抽搐 24 h 后需要再评估病情,病情不稳定者需要继续使用硫酸镁预防复发抽搐。

注意事项:血清镁离子的有效治疗浓度为 1.8~3.0 mmol/L,超过 3.5 mmol/L 可能出现中毒症状。使用硫酸镁的必备条件:①膝腱反射存在;②呼吸频率≥16 次/分;③尿量≥25 mL/h(600 mL/d);④备有 10% 葡萄糖酸钙。镁离子中毒时停用硫酸镁并缓慢(5~10 min)静脉推注 10% 葡萄糖酸钙 10 mL。如孕产妇同时合并肾功能障碍、心功能受损或心肌病、重症肌无力等,或为体重较轻者,则硫酸镁应慎用或减量使用。若条件许可,用药期间可监测孕产妇的血清镁浓度。

五、扩容治疗

子痫前期常伴随血液浓缩,试图增加血容量似乎是合理的。有研究者尝试注射各种液体来扩容,如淀粉聚合物、浓缩白蛋白,或两者合用。然而,早期观察性研究发现扩容治疗后出现了严重并发症,尤其是肺水肿。阿姆斯特丹的一项随机对照研究纳入了 216 名 24~34 周的重度子痫前期患者。该研究包括了子痫前期并发 HELLP 综合征、子痫或胎儿生长受限。对所有患者均给予硫酸镁以预防子痫,给予倍他米松促胎肺成熟,给予色胺酮控制重度高血压,生理盐水只用于输送药物。对随机分入扩容组的患者,给予 1 天 2 次、每次 6% 的羟乙基淀粉250 mL,静脉滴注超过 4 h。两组间母儿预后指标无显著差异。值得注意的是,期待治疗带来了严重的母体并发症和显著增加的围产期死亡率。

典型子痫前期-子痫患者的细胞外液在血管内、外分布不均衡,细胞外液通常过多,所以液体治疗更应谨慎。大量输液会加重血管外液体的分布不均,从而明显增加肺水肿和脑水肿的风险。子痫前期孕产妇需要限制补液量以避免肺水肿。除非有严重的液体丢失(如呕吐、腹泻、分娩失血)使血液明显浓缩、血容量相对不足或高凝状态者,通常不推荐扩容治疗。国际上各个学术组织对于利尿剂的推荐也较为一致。

2014 年 SOGC 临床实践指南《妊娠期高血压疾病的诊断、评估和管理(执行摘要)》推荐:患有子痫前期的妇女应尽量减少静脉注射和口服液体的摄入,以避免肺水肿。子痫前期妇女,不建议血浆扩容。

2014 年 SOMANZ《妊娠期高血压疾病管理指南》推荐:随着子痫前期妇女血管通透性的增加,在产前或产后给予大量静脉输液可能会导致肺水肿并加重外周水肿。低白蛋白血症进一步加重了这种趋势。当有出血如胎盘早剥时,需要输注适当的血液制品。产后少尿在子痫前期中常见,必须注意避免过度治疗。产后 24 h 以上持续少尿,血浆肌酐水平升高提示产后肾功能衰竭。没有证据表明血浆扩容能够预防这种罕见的并发症。

2018 年 ISSHP 相关指南推荐指出:子痫前期产时总液体摄入量应限制在 60～80 mL/h,以避免发生肺水肿的风险。

2019 年英国国家卫生与临床优化研究所(National Institute for Health and Care Excellence,NICE)相关指南《妊娠期高血压诊断与管理》指出:对于重度子痫前期孕产妇,除非肼屈嗪是产前降压药,否则不建议血浆扩容。对于重度子痫前期孕产妇,除非有其他持续的液体流失(如出血),否则将输液速度限制在 80 mL/h。

2021 年昆士兰相关指南指出:对于子痫前期孕产妇,出生前或出生后大量静脉输液可能导致肺水肿或加重外周水肿的风险。仅在静脉注射肼屈嗪、局部麻醉、立即分娩或怀疑少尿患者血容量不足时,才考虑额外输液。在产后初期,少尿(在该人群中定义为低于 80 mL/4 h 或 500 mL/24 h)是常见的和生理性的,除非血清或血浆肌酐水平升高,否则不需要液体治疗。如果没有明显的液体不足,没有其他并发症(如产后出血),在出生后 24 h 内将静脉注射晶体限制在 1500 mL。

六、镇静药物

应用镇静药物的目的是缓解孕产妇的精神紧张、焦虑症状,改善睡眠。当应用硫酸镁无效或有禁忌证时,可使用镇静药物来预防并控制子痫。应个体化酌情应用。

1. 地西泮 为长效苯二氮䓬类药,具有较强的镇静、抗惊厥、肌肉松弛作用,对胎儿及新生儿的影响较小。苯二氮䓬类为中枢神经系统抑制药,可引起中枢神经系统不同部位的抑制,随着用量的加大,临床表现可自轻度的镇静到催眠甚至昏迷。作用部位与机制尚未完全阐明,研究者认为其可以加强或易化 γ-氨基丁酸(GABA)的抑制性神经递质的作用,GABA 在苯二氮䓬受体相互作用下,主要在中枢神经各个部位,起突触前和突触后的抑制作用。地西泮为苯二氮䓬受体的激动剂,苯二氮䓬受体为功能性超分子功能单位,又称为苯二氮䓬-

GABA 受体-亲氯离子复合物的组成部分。受体复合物位于神经细胞膜,调节细胞的放电,主要起氯通道的阈阀(gating)功能。GABA 受体激活导致氯通道开放,使氯离子通过神经细胞膜流动,引起突触后神经元的超极化,抑制神经元的放电,这个抑制转译为降低神经元兴奋性,减少下一步去极化兴奋性递质。苯二氮䓬类增加氯通道开放的频率,可能通过增强 GABA 与其受体的结合或易化 GABA 受体与氯离子通道的联系来实现。苯二氮䓬类还作用在 GABA 依赖性受体。抗焦虑、镇静催眠作用,通过刺激上行性网状激活系统内的 GABA 受体,提高 GABA 在中枢神经系统的抑制水平,增强脑干网状结构受刺激后的皮层和边缘性觉醒反应的抑制和阻断来实现。分子药理学研究提示,减少或拮抗 GABA 的合成,地西泮的镇静催眠作用降低,如增加其浓度则能加强苯二氮䓬类药的催眠作用。抗惊厥作用,可能通过增强突触前抑制,抑制皮质-丘脑和边缘系统的致痫灶引起癫痫活动的扩散来实现,但不能消除病灶的异常活动。骨骼肌松弛作用,主要通过抑制脊髓多突触传出通路和单突触传出通路来实现。地西泮增强抑制性神经递质作用或阻断兴奋性突触传递而抑制多突触和单突触反射。苯二氮䓬类也可能直接抑制运动神经和肌肉功能。

地西泮用法:2.5~5.0 mg 口服,2~3 次/天或睡前服用;必要时地西泮 10 mg 肌内注射或静脉缓慢推入(>2 min)。1 h 内用药超过 30 mg 可能发生呼吸抑制,24 h 总量不超过 100 mg。

地西泮常见的不良反应有嗜睡、头昏、乏力等,大剂量应用时可出现共济失调、震颤。罕见的不良反应有皮疹、白细胞减少等。个别患者用药后会出现兴奋、多语、睡眠障碍,甚至幻觉,停药后症状可很快消失。临床应用中还应该注意到肝肾功能损害者药物清除半衰期延长;伴有低蛋白血症时,患者易嗜睡、难醒。如患者伴有肝肾功能损害或低蛋白血症,在应用时应延长用药间隔或减少剂量。地西泮与降压药和利尿降压药合用,可使药物降压作用增强,应当注意避免血压下降过快、血压过低。妊娠后期用药可能影响新生儿中枢神经活动;在分娩前及分娩时用药可能导致新生儿肌张力减弱;药物可分泌入乳汁,哺乳期妇女应避免使用。

2. 苯巴比妥 为镇静催眠药、抗惊厥药,是长效巴比妥类的典型代表,对中枢神经的抑制作用随着剂量加大,表现为镇静、催眠、抗惊厥及抗癫痫。大剂量对心血管系统、呼吸系统有明显的抑制作用。过量可麻痹延髓呼吸中枢致死。体外电生理实验见苯巴比妥使神经细胞的氯离子通道开放,细胞过极化,拟似 γ-氨基丁酸(GABA)的作用。治疗浓度的苯巴比妥可降低谷氨酸的兴奋作用,加强 γ-氨基丁酸的抑制作用,抑制中枢神经系统单突触和多突触传递,抑制痫灶的高频放电及其向周围扩散;可减少胃液分泌,降低胃张力;通过诱导葡萄糖醛酸转移酶结合胆红素从而降低胆红素的浓度;可产生依赖性,包括精神依赖和身体依赖。

镇静时口服剂量为 30 mg,3 次/天。控制子痫时肌内注射 0.1 g。由于该药可致胎儿呼吸抑制,分娩前 6 h 慎用。

不良反应常有嗜睡、眩晕、头痛、乏力、精神不振等延续效应。偶见皮疹、剥脱性皮炎、中毒性肝炎、黄疸等。也可见巨幼红细胞贫血、关节疼痛、骨软化。存在肝、肾功能不全,呼吸功能障碍以及对巴比妥类药物过敏者禁用。

3. 冬眠合剂 冬眠合剂由氯丙嗪(50 mg)、哌替啶(100 mg)和异丙嗪(50 mg)3 种药物组成,可抑制中枢神经系统,有助于解痉、降压、控制子痫抽搐。通常以 1/3~1/2 的剂量肌内注射,或以半量加入 5% 葡萄糖溶液 250 mL 静脉滴注。

氯丙嗪常见不良反应有口干、上腹不适、食欲缺乏、乏力及嗜睡;可引起体位性低血压、心悸或心电图改变;可出现锥体外系反应,如震颤、僵直、流涎、运动迟缓、静坐不能、急性肌张力障碍。由于氯丙嗪可使血压急剧下降,导致肾及胎盘血流量降低,而且对母胎肝脏有一定损害,故仅应用于硫酸镁治疗效果不佳者。用药后引起体位性低血压时应卧床。使用氯丙嗪期间应停止哺乳。

七、利尿剂

强效的袢利尿剂可进一步损害胎盘灌注,直接影响包括血容量降低。与正常妊娠相比,子痫前期患者的血容量本身就已减少,因此,子痫前期孕产妇不主张常规应用利尿剂,仅当孕产妇出现全身性水肿、肺水肿、脑水肿、肾功能不全、急性心力衰竭时,可酌情使用呋塞米等快速利尿剂。甘露醇主要用于脑水肿,甘油果糖适用于肾功能有损害的孕产妇。严重的低蛋白血症伴腹腔积液、胸腔积液或心包积液者,应补充白蛋白或血浆,同时注意配合应用利尿剂及严密监测病情变化。

1. 呋塞米 呋塞米为强效利尿剂,其作用机制如下。对水和电解质排泄的作用:能增加水、钠、氯、钾、钙、镁、磷等的排泄。与噻嗪类利尿剂不同,呋塞米等袢利尿剂存在明显的剂量-效应关系。随着剂量加大,利尿效果明显增强,且药物剂量范围较大。呋塞米主要通过抑制肾小管髓袢厚壁段对氯化钠的主动重吸收,使管腔 Na^+、Cl^- 浓度升高,而髓质间液 Na^+、Cl^- 浓度降低,从而使渗透压梯度差降低,肾小管浓缩功能下降,导致水、Na^+、Cl^- 排泄增多。因为 Na^+ 重吸收减少,远端小管 Na^+ 浓度升高,促进 Na^+-K^+ 和 Na^+-H^+ 交换增加,K^+ 和 H^+ 排出增多。至于呋塞米抑制肾小管髓袢升支厚壁段重吸收 Cl^- 的机制,过去曾认为该部位存在氯泵,目前研究表明该部位基底膜外侧存在与 Na^+-K^+ ATP 酶有关的 Na^+、Cl^- 配对转运系统,呋塞米通过抑制该系统功能而减少 Na^+、Cl^- 的重吸收。另外,呋塞米可能尚能抑制近端小管和远端小管对 Na^+、Cl^- 的重吸收,促进远端小管分泌 K^+。呋塞米通过抑制亨氏袢对 Ca^{2+}、Mg^{2+} 的重吸收而增加 Ca^{2+}、Mg^{2+} 排泄。短期用药能增加尿酸排泄,而长期用药则可引起高尿酸血症。对血流动力学的影响:呋塞米能抑制前列腺素分解酶的活性,使前列腺素 E2 含量升高,从而具有扩张血管作用。扩张肾血管,降低肾血管阻力,使肾血流量尤其是肾皮质深部血流量增加,在呋塞米的利尿作用中具有重要意义,也是其用于预防急性肾功能衰竭的理论基础。另外,与其他利尿剂不同,袢利尿剂在肾小管液流量增加的同时肾小球滤过率不下降,可能与流经致密斑的氯减少,从而减弱或阻断了球-管平衡有关。呋塞米能扩张肺部容量静脉,降低肺毛细血管通透性,加上其利尿作用,使回心血量减少,左心室舒张末期压力降低,有助于急性左心衰竭的治疗。

呋塞米用法:治疗水肿性疾病,紧急情况或不能口服者,可静脉注射,开始 20～40 mg,必要时每 2 h 追加剂量,直到出现满意疗效。

2. 甘露醇 甘露醇为单糖,在体内不被代谢,经肾小球滤过后在肾小管内甚少被重吸收,起到渗透利尿作用。甘露醇提高血浆渗透压,导致组织内(包括眼、脑、脑脊液等)水分进入血管内,从而减轻组织水肿,降低眼内压、颅内压和脑脊液容量及其压力。

甘露醇治疗脑水肿、颅内高压用法:按体重 0.25～2 g/kg,配制为 15%～25% 浓度,于 30～60 min 内静脉滴注。当患者衰弱时,剂量应减小至 0.5 g/kg。严密随访肾功能。

3. 不同学术组织对于利尿剂的推荐

(1)2014 年 SOGC 临床实践指南《妊娠期高血压疾病的诊断、评估和管理(执行摘要)》推荐:对于持续性少尿的治疗,不推荐使用呋塞米。

(2)2014 年 SOMANZ 相关指南:鉴于大多数子痫前期妇女的血浆容量减少,在没有肺水肿的情况下不应使用利尿剂。

（3）2021年昆士兰相关指南：子痫前期通常不推荐使用利尿剂,除非有容量负荷过重或肺水肿。

（欧阳银　郑文佩）

第四节　期待治疗与终止妊娠

后续的管理将取决于评估的结果和孕周。分娩的决策必须平衡母体和胎儿风险。

2020年ACOG《妊娠期高血压和子痫前期指南2020版》指出：继续观察适用于未足月妊娠期高血压或不伴有严重特征的子痫前期患者。在未足月妊娠期高血压或不伴有严重特征的子痫前期人群中没有随机对照试验,但回顾性数据表明,在没有产检异常、早产、未足月胎膜破裂或阴道出血时,为了改善新生儿结局,建议继续妊娠至37～38周分娩。晚期早产期待治疗的风险包括发生重度高血压、子痫、HELLP综合征、胎盘早剥、胎儿生长受限和死胎。然而,这些风险很小,并与37～38周前分娩导致的新生儿重症监护病房的入院率增加、新生儿呼吸道并发症率增加和新生儿死亡率增加相抵消。在HYPITAT试验中,妊娠36周后不伴严重特征的妊娠期高血压和子痫前期的妇女被分为期待治疗组和引产组。引产显著降低了孕产妇不良结局的综合发生率,包括新发的重度子痫前期、HELLP综合征、子痫、肺水肿或胎盘早剥（RR 0.71,95% CI 0.59～0.86）。此外,新生儿并发症或剖宫产率没有差异。

对不伴严重特征的妊娠期高血压或子痫前期患者的持续监测包括一系列超声检查以确定胎儿生长情况、每周产前检测、密切监测血压和每周监测子痫的实验室指标。这些检测的频率可以根据临床发现和患者的症状进行调整。在蛋白尿的初始记录和子痫前期的诊断建立之后,不再需要对蛋白尿进行额外定量。虽然蛋白尿的数值预计会随着期待治疗时间的推移而增加,但这种变化并不能预测围产结局,也不应影响子痫前期的管理。应建议孕产妇立即报告任何持续的、有关的或不常见的症状。不伴严重特征的妊娠期高血压孕产妇进展为重度子痫前期通常需要1～3周,而不伴严重特征的子痫前期患者进展为重度子痫前期可能仅需要数天。

重度子痫前期对母儿可以产生急性和长期的并发症。母体并发症包括肺水肿、心肌梗死、卒中、急性呼吸窘迫综合征、凝血功能障碍、肾功能衰竭和视网膜损伤。这些并发症更有可能发生在既往已有的疾病上。重度子痫前期的临床病程以母体和胎儿病情逐渐恶化为特征。因此,对于34周后诊断的重度妊娠期高血压或重度子痫前期,在母体稳定、临产或胎膜早破后推荐终止妊娠。在晚期早产时不应为了促胎肺成熟而延误终止妊娠的时机。

在不足34～35周的重度子痫前期,母胎病情稳定时,可以考虑期待治疗。两项关于未足月重度子痫前期终止妊娠与期待治疗的随机对照试验证明：期待治疗时分娩孕周更大,新生儿结局更好。有限的随机数据与观察证据一致,表明对早期重度子痫前期进行期待治疗可延长妊娠1～2周,母体风险低,可改善新生儿结局。相反,在拉丁美洲的一项多中心随机对照试验中,作者发现对妊娠28～34周的重度子痫前期患者进行期待治疗对新生儿没有任何好处。这些不同的结果可能反映了医疗资源不足地区新生儿重症监护的局限性。

密切的母体和胎儿临床监测是必要的,并应连续进行实验室检测（包括血小板的全血细胞计数、肝酶和血清肌酐）。妊娠 34～35 周前重度子痫前期的期待治疗是基于对合适人选的严格选择标准，最好在有适合产妇和新生儿护理资源的环境下完成。由于期待治疗的目的是在牺牲产妇风险的情况下为新生儿提供益处，因此，在新生儿无法存活时，不建议进行期待治疗。在期待治疗期间的任何时候，若母胎情况恶化，均建议终止妊娠。

如果小于 35 周时分娩，推荐使用糖皮质激素促进胎肺成熟。然而，为了促胎肺成熟而延迟分娩可能并不总是明智的。母体或胎儿的恶化可能会妨碍糖皮质激素的疗程。以前，胎儿生长受限被认为是终止妊娠的指征。在胎儿参数（如羊水量、多普勒检查、胎心监护）正常的情况下，在没有上述其他孕产妇和胎儿标准的情况下，继续期待治疗可能是合理的。

（师博涵　郑文佩）

第五节　子痫的治疗

子痫并发全身强直痉挛显著增加母胎风险。美国的一项研究描述了 1977—1988 年的 399 例子痫孕产妇结局，主要的孕产妇并发症包括胎盘早剥（10%）、神经功能缺损（7%）、吸入性肺炎（7%）、肺水肿（5%）、心搏骤停（4%）、急性肾功能衰竭（4%）、死亡（1%）。欧洲同样也报道了大量的子痫母体和围产期发病率及死亡率。斯堪的纳维亚的一项研究描述了 232 例子痫，尽管仅有 1 例母体死亡，三分之一孕产妇存在并发症（包括 HELLP 综合征、肾功能衰竭、肺水肿、肺栓塞和卒中）。英国产科监测系统报告了 214 例子痫中，没有母体死亡，有 5 例脑出血。在荷兰，Zwart 报道了 222 例子痫孕产妇中有 3 例母体死亡。在发达国家，子痫孕产妇母体死亡率约 1%，子痫孕产妇死亡率是这些国家的总孕产妇死亡率的 1000 倍。

传统上，头痛、视觉障碍或意识水平改变被认为是即将子痫的症状。然而，目前还没有可靠的临床标志物可以预测子痫，相反，神经系统症状和（或）体征的存在很少与子痫发作相关。子痫发作可发生在产前、产时或产后，通常在产后 24 h 内，但偶尔会较晚。子痫发作前可能没有高血压和蛋白尿，并非所有女性都会出现头痛、视觉障碍或上腹痛等前驱症状。绝大部分子痫抽搐发生在子痫前期。子痫在妊娠晚期最常见，多见于足月后。近些年，产后子痫发病率有所上升。这可能与产前保健访视、早期发现子痫前期、预防性使用硫酸镁相关。重要的是，对于产后 48 h 以上发生的抽搐或局灶性神经功能损伤、长时间昏迷或不典型子痫的患者，应考虑其他诊断。

子痫抽搐可能非常激烈。在抽搐时，必须注意保护患者，尤其注意保持气道通畅。肌肉的剧烈活动可能导致孕产妇跌至床下，若不加以保护，患者可能发生舌咬伤。在这个阶段，肌肉交替收缩和放松，可能持续大约 1 min。渐渐地，肌肉运动幅度变小，频率降低，最后停止。抽搐过后，患者处于发作后状态。但在某些情况下，随后会出现持续时间不等的昏迷。当抽搐频率降低时，患者通常在每次发作后恢复一定程度的意识。这时半清醒状态的患者可能有易激惹表现。在非常严重的病例中，患者可能在抽搐间期昏迷，直至死亡。在极少数情况下，抽搐后可能会一直昏迷。通常来说，子痫患者死亡前多有频繁的抽搐发作。在极少情况下，患者持续抽搐，需要深度镇静甚至全身麻醉来消除缺氧性脑病。

由于高碳酸血症、乳酸酸中毒、短暂的缺氧，子痫抽搐后呼吸频率通常增加，可达到每分钟 50 次以上。严重者可存在发绀。高热是病情严重的征象，可能是脑出血的结果。患者常有蛋白尿,但不是必然发生。患者可能有明显的少尿,偶尔出现无尿。可能有血红蛋白尿,但血红蛋白血症很少见。孕产妇通常有明显的面部和四肢水肿,但也可无严重的水肿。

与重度子痫前期一样,产后尿量增加通常是病情改善的早期迹象。如有肾功能不全,应监测血清肌酐水平。蛋白尿和水肿通常在产后一周内消失。在大多数情况下,血压会在产后数天到两周内恢复正常。产后高血压持续的时间越长越严重,产妇患慢性血管疾病的可能性就越大。

在产前子痫中,在抽搐发生后不久可能自然临产,产程进展可能很迅速。如果在分娩过程中发生抽搐,宫缩的频率和强度可能会增加,产程可能会缩短。因抽搐导致母体低氧血症和乳酸血症,抽搐后可能出现胎心减速。胎儿心动过缓通常在 3～5 min 内恢复,如果持续超过 10 min,需考虑其他原因如胎盘早剥或急产。

肺水肿可能在子痫抽搐后短时间或数小时后出现。这通常是因为抽搐期间同时呕吐,导致胃内容物吸入性肺炎。在一些妇女中,肺水肿可由严重高血压和大量静脉输液导致后负荷增加引起的心力衰竭引起。这种由心力衰竭引起的肺水肿在肥胖的女性和以前未被重视的慢性高血压患者中更为常见。

有时,孕产妇在抽搐发作时或发作后短时间内猝死。这种情况最常见的原因是大面积脑出血。非致命的脑出血可引起偏瘫。患有慢性高血压的高龄孕产妇更容易出现脑出血。

大约 10% 的孕产妇子痫发作后会出现一定程度的失明。重度子痫前期患者失明通常是由于视网膜脱落。相反,子痫失明几乎都是因枕叶水肿所致。不管是脑或视网膜的病变,视力预后均良好,通常在产后 1～2 周内完全恢复。

约有 5% 的子痫患者在抽搐发作后意识发生明显改变,包括持续昏迷。这是由于广泛的脑水肿,若发生小脑幕切迹疝,可导致死亡。少数情况下,子痫后患者出现精神异常,甚至躁狂。这可能持续数天至 2 周。如果孕前无精神疾病,则预后良好。在帕克兰医院治疗的少数子痫后精神病患者中,抗精神病药物是有效的。

一、鉴别诊断

抽搐发作与分娩间隔时间越长,就应该更仔细地考虑其他诊断。脑静脉血栓形成尤其可能发生在产褥期的头几天。子痫不是妊娠期抽搐最常见的原因,鉴别诊断包括癫痫和其他必须仔细考虑的医学问题,特别是当缺乏重度子痫前期的典型特征时。子痫通常被过度诊断,而非漏诊。存在癫痫、脑炎、脑膜炎、脑肿瘤、脑囊虫病、羊水栓塞、体位性穿刺后头痛、脑动脉瘤破裂等情况时,在妊娠后期和产褥期都可能出现抽搐。然而,在其他原因被排除之前,所有抽搐孕产妇都应考虑为子痫。

二、子痫的管理

(1)一般急诊处理:子痫发作时应预防孕产妇坠地外伤、唇舌咬伤,须保持气道通畅,给予面罩吸氧,维持呼吸、循环功能稳定,密切观察生命体征、尿量(留置导尿管监测)等。避免声、光等一切不良刺激。

(2)控制抽搐及预防再抽搐:硫酸镁对于控制子痫患者抽搐及预防再抽搐是非常有效的,为首选药物。硫酸镁的用法及注意事项参见前文。如果抽搐再次发作,另外静脉注射 2～4 g 硫酸镁,持续 10 min 以上。通常经静脉注射硫酸镁负荷剂量,但肌内注射同样有效。应监测血压、呼吸频率、尿量、氧饱和度和深部肌腱反射。应在最后一次抽搐发作后静脉注射硫酸镁,持续 24 h。除非肾功能受损,否则不需要常规测定血清镁水平。当孕产妇存在硫酸镁应用禁忌证或硫酸镁治疗无效时,可考虑应用地西泮、苯巴比妥或冬眠合剂控制抽搐。在使用镇静药物时若发生误吸,及时给予气管插管和机械通气。

(3)降低颅压:可以 20% 甘露醇 250 mL 快速静滴以降低颅压。

(4)控制血压:脑血管意外是子痫孕产妇死亡的最常见原因。当持续收缩压≥160 mmHg、舒张压≥110 mmHg 时要积极降压以预防心脑血管并发症,具体参见前文。注意监测子痫之后的胎盘早剥、肺水肿等并发症。发生肺水肿时,及时给予气管插管和机械通气。

(5)适时终止妊娠:子痫孕产妇抽搐控制后即可考虑终止妊娠。

(6)子痫前期-子痫发生的病因性治疗:控制子痫后,注意查找病因,如存在自身免疫性疾病(系统性红斑狼疮、干燥综合征、系统性硬化病或抗磷脂综合征等),注意积极的免疫性激素治疗和抗凝治疗,如存在甲状腺功能亢进,给予抗甲状腺功能治疗等。

(欧阳银　郑文佩)

第六节　终　止　妊　娠

妊娠期高血压疾病病情复杂,起病不一,对母婴结局影响甚大,为进一步为母婴安全保驾护航,世界各地产科团体制订了一系列诊疗指南及专家共识,根据病情制订个体化方案。参考近几年各个国家妊娠期高血压疾病诊疗指南及专家共识,对患有妊娠期高血压疾病时针对终止妊娠部分相关知识的总结如下。

一、按孕周管理

(一)小于 34 周的管理

若妊娠期高血压或子痫前期发生于 34 周之前,在不伴严重并发症时主要以期待治疗为主,目的在于减少因小孕周分娩导致的早产并发症及后遗症。目前能决定最佳分娩时机的有力证据有限,终止妊娠时需对孕妇进行个体化医疗护理,同时考虑到孕产妇和胎儿可能存在的相对风险。对孕周<34 周的妊娠期高血压疾病孕妇,权衡继续妊娠与孕妇疾病进展的相对获益和风险,适时终止妊娠。

法国 2016 年《法国高血压学会/法国心脏病学会专家共识声明》推荐:妊娠 24 周之前出现重度子痫前期时,考虑到母体健康风险,且新生儿没有后遗症的产后存活概率非常低,建议考虑终止妊娠;如果在妊娠 24～34 周期间发生严重或非严重的子痫前期,可考虑继续妊娠,但大多数情况下需要密切的医疗监测。当出现以下情况时,建议积极终止妊娠:①母体并发症(子痫、急性肺水肿、胎盘后血肿、肾功能衰竭、使用两种或三种不同降压药治疗后仍无法控制的严重高血压)的风险;②胎儿并发症(反复发生的胎儿心律失常或严重的胎儿多普勒波形异常)的风险。然而,在妊娠 24～26 周之间,如果有胎儿生长受限的证据,期待治疗是有争议的。如果以孕产妇为关注重点,则应提前终止妊娠以减轻母体损伤可能。超过 26 周的妊娠,最基本的需求是能够进行新生儿复苏。如果在妊娠 34 周之前有分娩的迹象,考虑到母婴安全,通常需实施剖宫产终止妊娠。

2020 年中华医学会妇产科学分会妊娠期高血压疾病学组《妊娠期高血压疾病诊治指南

(2020)》推荐:重度妊娠期高血压及重度子痫前期:①妊娠不足26周的孕妇经治疗病情危重者建议终止妊娠;②妊娠26周至不满28周的孕妇根据母儿情况及当地医院母婴诊治能力决定是否可行期待治疗;③妊娠28~34周,若病情不稳定,经积极治疗病情仍加重,应终止妊娠;如病情稳定,可以考虑期待治疗,并建议转至具备早产儿救治能力的医疗机构。

2021年昆士兰临床指南《高血压和妊娠》推荐:尽早进行多学科会诊;孕妇入院时通知麻醉医师;分娩前需稳定孕妇病情,同时考虑胎儿状况,包括控制子痫或必要时预防子痫,控制重度高血压,纠正凝血功能,分娩时关注液体状态。分娩方式:推荐阴道分娩,除非有其他产科手术指征;计划阴道分娩时推荐促宫颈成熟以增加阴道分娩的成功率。

（二）大于34周的管理

2019年英国国家卫生与临床优化研究所（NICE）相关指南《妊娠期高血压诊断与管理》推荐:①对于未接受降压治疗的血压低于160/110 mmHg的慢性高血压孕妇,<37周时不建议计划性早产,除非有其他医学指征;②对于未接受降压治疗且血压低于160/110 mmHg的慢性高血压孕妇,分娩时机及母儿终止妊娠的指征应由孕妇及高级妇产科医师商定;③假如必须计划性早产时,同时有符合NICE关于早产分娩指南的指征,需提供一个疗程的产前糖皮质激素和硫酸镁治疗。

2020年中华医学会妇产科学分会妊娠期高血压疾病学组《妊娠期高血压疾病诊治指南(2020)》推荐:①妊娠期高血压、病情未达重度的子痫前期孕妇可期待治疗至妊娠37周终止妊娠。②重度妊娠期高血压或重度子痫前期:a.妊娠>34周的孕妇,存在威胁母儿的严重并发症和危及生命者,应考虑终止妊娠。b.妊娠>34周的孕妇,虽孕妇病情稳定,存在胎儿生长受限并伴有脐血流异常及羊水过少者考虑终止妊娠。c.妊娠>34周,仅仅表现为胎儿生长受限而无胎盘脐血流改变也无羊水过少者,需要在严密监测母儿的情况下才能考虑期待治疗。d.妊娠>34周的孕妇,如仅仅尿蛋白>2 g/24 h,而无其他重度子痫前期特征,可以实施严密监测下的期待治疗,尿蛋白>2 g/24 h不是单纯决定终止妊娠的指标。e.子痫:控制病情后即可考虑终止妊娠。

2020年ACOG《妊娠期高血压和子痫前期指南2020版》推荐:大于或等于34周诊断为妊娠期高血压或伴发严重症状的子痫前期时,在产妇稳定后或临产或临产前胎膜破裂后,建议分娩;晚期早产不应因类固醇的使用而推迟分娩。

2021年昆士兰临床指南《高血压和妊娠》推荐:①34~36周:计划性早产增加了呼吸窘迫综合征发病率和新生儿重症监护率;除非临床状况恶化,否则先考虑期待治疗;同时咨询更高服务水平的医疗机构;②大于或等于37周:不良妊娠结局风险较低的孕妇可考虑期待治疗;计划分娩需考虑资源需求及母婴服务水平;重度子痫前期需立即终止妊娠,除非在现有情况下能够保持稳定。

二、根据孕妇及胎儿病情严重程度终止妊娠

妊娠期高血压或子痫前期对母体及胎儿的危害取决于其终末靶器官损害的严重程度及胎儿宫内状况,综合母体及胎儿的情况,各个国家及世界健康组织参考历年的诊疗现状及临床试验研究等,个体化地提出相应建议。

2014年SOGC临床实践指南《妊娠期高血压疾病的诊断、评估和管理(执行摘要)》推荐:对重度子痫前期的妇女来说,产科医生的咨询(必要时电话咨询)是强制性的。所有重度子痫

前期的妇女都应立即分娩(通过阴道或剖宫产),无论孕周如何。非重度子痫前期的女性妊娠 24^{+0} 周时,咨询作为一种选择,应包括有关几天内分娩的信息。对于妊娠 $24^{+0} \sim 33^{+6}$ 周的非重度子痫前期妇女,应考虑期待治疗,但只能在可治疗极早产儿的围产医学中心进行。对于妊娠 $34^{+0} \sim 36^{+6}$ 周的非重度子痫前期妇女,没有足够的证据来支持孕妇管理的好处或风险。对于妊娠 37^{+0} 周的子痫前期妇女,建议立即分娩。对于妊娠 $24^{+0} \sim 34^{+6}$ 周期间伴有溶血、肝酶水平升高、血小板减少综合征的非重度子痫前期妇女,如果母体实验室检测结果暂时好转,可考虑推迟分娩时间,以便给予产前皮质类固醇以加速胎儿肺成熟。所有妊娠 35^{+0} 周出现溶血、肝酶水平升高、低血小板综合征的妇女都应考虑立即分娩。

2014 年澳大利亚和新西兰产科医学学会(SOMANZ)《妊娠期高血压疾病管理指南》推荐:所有重度子痫前期妇女都需接受产科咨询。子痫前期妇女出现极早产(<32 周)时,需安排专科会诊,因为新生儿在产后需重症监护。同时应尽一切努力将可能早产的子痫前期孕妇在产前转移到有适当母婴护理设施的机构。胎儿死亡率及发病率与分娩孕周密切相关。已有子痫前期的孕妇延长孕周对母体无益,但在妊娠早期改善胎儿预后是可取的。当子痫前期发生于胎儿无生机孕前(<24 周),延长孕周伴发严重母体并发症的概率为 65%~71%,而围产儿死亡率高达 80% 以上。所以临床医生的职责在于建议终止妊娠,尤其是在资源匮乏的地区。

在子痫前期出现于 34 周之前的病例中,如果母体及胎儿状况允许,延迟 24~48 h 分娩以便给予糖皮质激素促胎肺成熟,另外产前使用硫酸镁可起到保护胎儿神经作用。不幸的是 40% 以上的孕妇妊娠 34 周前出现子痫前期时无法进行期待治疗。大量实验表明,25%~41% 子痫前期孕妇在期待治疗过程中伴发严重并发症,如 HELLP 综合征、胎盘早剥、急性肺水肿和子痫,且平均延长时限小于 12 天。孕周越小,平均延长时限越短,尽管在严密监护下,继续妊娠仍有胎儿窘迫和胎死宫内的风险。并发 HELLP 综合征的孕妇,期待治疗是有害的,孕妇死亡率大约为 6.3%,同时伴有胎盘早剥风险增加。

与单胎正常妊娠相比,慢性高血压合并妊娠的围产期死亡风险是前者的 3 倍。妊娠 39 周的风险可能最高,这表明必须对这些孕妇进行适当的监护直至妊娠结束。

2016 年《FSH/FSC 专家共识声明》推荐:如果妊娠 34 周后发生重度子痫前期,建议孕妇尽早分娩。对于中度子痫前期,胎儿状况允许时,建议在妊娠 37 周内采取保守治疗。妊娠超过 37 周,建议采用引产。若发病时考虑引产,需具备以下情况:①母体合并症(子痫、急性肺水肿、胎盘后血肿、肾功能衰竭、两种或三种不同降压药治疗后无法控制的高血压);②胎儿并发症(反复胎儿心律失常、严重的胎儿多普勒波形异常);③34 周后重度子痫前期,建议终止妊娠;④中度子痫前期,胎儿状况允许时建议期待治疗至 37 周;⑤37 周后建议引产终止妊娠。妊娠 34 周后,与早产有关的死亡和产后后遗症的风险很低。对于重度子痫前期孕妇,不再有期待治疗的指征时,进行引产或剖宫产取决于胎儿生长受限的证据,对胎儿生存能力的评估,以及可能存在的阴道分娩禁忌证。对于中度子痫前期孕妇,期待治疗被推荐到妊娠 36 周,并且在这个时间点后仍然可能继续。超过 37 周的妊娠,建议尽早引产。综上所述,对于有子痫前期的妇女来说,决定是否继续妊娠主要取决于四个因素:①孕周:在法国,妊娠 24 周开始管理新生儿生存能力。妊娠 24~34 周出生的新生儿无后遗症生存率稳步上升。在妊娠 24~26 周,新生儿管理是一个有争议的问题;出生体重和父母的意愿必须考虑在内。②胎儿估计体重:500 g 是新生儿管理的阈值体重。无后遗症的存活率也与出生体重相关。③子痫前期严重程度:子痫前期的某些并发症(使用两种或三种降压药治疗后仍无法控制的高血压、急性肺水肿、肾功能衰竭、弥散性血管内凝血、HELLP 综合征、子痫、胎盘后血肿)是分娩的指征。

④胎儿生存能力:使用多普勒超声评估胎儿动态指标。

2018年新西兰临床实践指南——《妊娠期高血压和先兆子痫的诊断和治疗指南》推荐在决定分娩时机时,应考虑血压水平及其治疗用药情况、与选择分娩方式有关的潜在并发症、母儿的健康、其他产科并发症或合并症以及孕妇的意愿。

(1)既往慢性高血压孕妇:①37周前:不建议分娩,除非有其他产科或胎儿指征支持;②37周后:对于不良妊娠结局风险低的孕妇,考虑期待治疗至37周后,同时加强监测。

(2)妊娠期高血压孕妇:①37周前:建议期待治疗,不建议分娩,除非有其他产科或胎儿指征支持;②37周后到40周之前:可考虑分娩,孕妇及产科团队应协商分娩时间。

(3)对于稳定且无严重症状的子痫前期妇女:①妊娠37周前(如36^{+6}周):采用期待疗法;若无其他产科指征(如胎膜早破、早产或阴道出血、病情恶化)或胎儿指征支持,则不建议分娩;通常以住院监测方式处理该情况。②妊娠37周后则建议分娩,因37周继续妊娠无明显益处,同时还会增加病情恶化的风险,故应该与该孕妇及产科团队商议后决定分娩时间及方式。

(4)当患重度子痫前期或不稳定的子痫前期、子痫时则需要考虑:①胎儿处于围生期前或有生存能力前,在可能的情况下,在三级医疗环境中监测病情,并与孕妇详细讨论;②妊娠34周前在可提供母婴监护和母婴重症监护资源的二级或三级医疗环境中待产,如有分娩指征,给予糖皮质激素促胎肺成熟及硫酸镁以保护胎儿神经(如果妊娠<30周);③妊娠34周后则建议在一个有合理母婴护理资源的医疗中心,稳定母体病情后分娩。

(5)当妊娠合并HELLP综合征时,对于任何孕周的孕妇都建议当母亲病情稳定后,若时间允许,完成一个疗程的糖皮质激素治疗(妊娠≤34^{+6}周)促胎肺成熟和硫酸镁治疗(妊娠<30周)以保护神经后再分娩。

2018年国际妊娠期高血压研究学会(ISSHP)相关指南推荐:当孕妇患慢性高血压时,终止妊娠的指征与子痫前期相似;若无此指征,可期待至39周。

妊娠期高血压孕妇在血压可控、胎儿状况良好、子痫前期病情无进展的情况下可推迟至39^{+6}周终止妊娠。

子痫前期孕妇终止妊娠需结合孕周、母体及胎儿的宫内状况:①37周时子痫前期孕妇可考虑终止妊娠;②34～37周的子痫前期孕妇应进行期待治疗;③<34周的子痫前期孕妇应在专业母胎医学中心进行期待治疗;④子痫前期出现于胎儿无生机之前的孕妇(一般为24周之前)应终止妊娠;⑤出现以下急症时应立即终止妊娠:使用3种或以上大剂量降压药治疗但血压不可控制时;母体血氧饱和度<90%;肝功能、肌酐水平、溶血或血小板计数进行性恶化时;持续性出现神经精神症状如难治性头痛、反复出现的视觉障碍或子痫;胎盘早剥;脐动脉多普勒超声提示舒张末期血流反向或死胎。

在确诊子痫前期且母体条件允许继续妊娠的情况下,建议从妊娠26周开始直至分娩,对胎儿生长状况、羊水量和脐动脉多普勒进行连续评估。如果发生脐动脉舒张期血流缺失,应考虑不迟于妊娠34周分娩。如果发生脐动脉舒张期血流反向,应考虑不迟于妊娠30周分娩。

2019年《欧洲心脏病学会/欧洲高血压学会意见书:围产期高血压的管理》指出引产与改善孕妇结局有关,对于妊娠37周时有妊娠期高血压或轻度子痫前期的孕妇应建议引产;最佳分娩时间取决于胎儿健康状况、孕周和高血压疾病类型。虽然没有严重症状的子痫前期孕妇可以进行期待治疗,但子痫发生时为避免不良妊娠结局,需要在孕妇病情稳定后不久终止妊娠。孕期有高血压疾病的孕妇可考虑阴道分娩,除非有其他产科剖宫产指征。所有重度子痫前期妇女都应及时分娩,无论是通过阴道分娩还是剖宫产,不管孕周如何。大多数国家的法律规定,当母亲的生命受到威胁时,可以终止妊娠。

2020 年中国《妊娠期高血压疾病诊治指南》推荐与病情相关的终止妊娠指征:①出现子痫前期的严重并发症:子痫前期的严重并发症包括不可控制的重度高血压、高血压脑病和脑血管意外、可逆性后部脑病综合征、子痫、心力衰竭、肺水肿、完全性和部分性 HELLP 综合征、DIC、胎盘早剥和胎死宫内。重要的是进行病情程度的分析和个体化的评估,从而既不失终止妊娠时机又要争取促胎肺成熟的时间,孕妇因素和胎盘-胎儿因素的整体评估是终止妊娠的决定性因素,尤其需要个体化处置。②当存在孕妇器官系统受累时,评定孕妇器官系统受累程度和发生严重并发症的紧迫性以及胎儿安危情况,综合考虑终止妊娠的时机,例如血小板计数<$100×10^9$/L、转氨酶水平轻度升高、肌酐水平轻度升高、羊水过少、脐血流反向或伴胎儿生长受限等,可在稳定病情和严密监护之下尽量争取促胎肺成熟后终止妊娠。③对已经发生胎死宫内者,可在稳定病情后终止妊娠。总之,孕妇因素和胎盘-胎儿因素的整体评估是终止妊娠的决定性因素,尤其需要个体化处置。④蛋白尿及其程度虽不作为终止妊娠的单一指征,却是综合性评估的重要指标之一,需注意结合母儿整体状况的评估。如评估孕妇低蛋白血症、伴发腹腔积液和(或)胸腔积液的严重程度及心肺功能,评估孕妇伴发存在的基础疾病(如系统性红斑狼疮、肾病等)病况,尤其是对于高血压伴蛋白尿的子痫前期孕妇更要注意结合存在的肾功能受损和其他器官受累情况综合分析,以确定终止妊娠的时机。

2021 年《昆士兰高血压和妊娠临床指南》指出终止妊娠的指征如下:①胎儿状况不稳定;②严重的 FGR;③孕周≥37 周;④子痫;⑤胎盘早剥;⑥急性肺水肿;⑦足量降压治疗控制欠佳的高血压;⑧血小板计数下降、肝功能或肾功能恶化;⑨持续性的神经症状;⑩持续性上腹部疼痛,恶心、呕吐,同时伴肝功能检查异常。

终止妊娠时需考虑:①终止妊娠时机取决于母儿的风险评估。②需要一个多学科团队进行持续的咨询以及取得孕妇的同意。③对服用 β 受体阻滞剂孕妇的新生儿,在出生后需监测新生儿血糖水平。④虽然优化最佳出生时间是治疗的目标,但还需要考虑:积极干预与期待治疗对母体及胎儿的影响(尤其是孕周);糖皮质激素促进胎肺成熟。⑤患高血压和轻度子痫前期的孕妇 37 周开始引产可减少母体不良妊娠结局(尤其是减少严重的高血压发生)而不增加剖宫产率。

存在妊娠轻中度高血压时,对不良妊娠结局风险较低的孕妇,可期待治疗至 37 周;分娩时机则考虑在 37 周之后;子痫前期孕妇分娩时机取决于疾病的严重程度以及目前孕周;延长孕周无益于孕妇,但通过延长孕周,可改善胎儿结局及预后;并发 HELLP 综合征时期待治疗是有害的,有 6.3% 的孕妇死亡率并增加了胎盘早剥风险,建议尽快分娩。

(欧阳银 郑文佩)

第七节 产后护理

1. 2014 年 SOGC 相关指南推荐

(1)产后 6 周护理:在产后高峰期,应在产后第 3~6 天测量血压。应评估产后高血压妇女的子痫前期。应考虑在产后继续进行降压治疗,特别是对患有产前子痫前期和早产的产妇。对于严重的产后高血压必须采用降压治疗,以维持收缩压<160 mmHg,舒张压<110 mmHg。

对于没有合并症的女性,应考虑采用降压治疗来治疗非重度产后高血压,以保持血压<140/90 mmHg。患有孕前糖尿病的女性应该接受治疗以保持血压<130/80 mmHg。通常可用于母乳喂养的降压药包括:硝苯地平缓释剂、拉贝洛尔、甲基多巴、卡托普利和依那普利。应该确认子痫前期的终末器官功能障碍已经解决。有子痫前期的产妇应考虑产后预防血栓,特别是在存在其他危险因素的情况下。

（2）产后6周以上护理:有严重子痫前期病史的妇女(特别是那些在妊娠34周前出现或分娩的妇女)应检查是否已有高血压和基础肾病。对于以下女性,应考虑转诊内科或进行肾病咨询:产后高血压很难控制;有子痫前期并在产后3~6个月妇女有持续蛋白尿、肾小球滤过率下降(<60 mL/min)或肾病的其他迹象(如尿沉积物异常)。应鼓励超重的妇女获得健康的体重指数,以降低未来妊娠和长期健康的风险。既往有高血压或持续性产后高血压的妇女应至少在产后6周进行以下检查:尿检,血清钠、钾和肌酐,空腹血糖,空腹血脂谱和标准12导联心电图。所有患有妊娠期高血压疾病的妇女都应该追求健康的饮食和生活方式。妊娠期高血压通常在产后6周后消退,而严重子痫前期的高血压可能需要3~6个月。

2. 2018年ISSHP相关指南推荐　子痫前期患者产后3天内仍有可能发生子痫。因此,产后每4 h测量血压和观察临床表现至少3天。产后6天内继续降压治疗,之后逐渐减量直至撤药。ISSHP不推荐子痫前期患者产后使用非甾体抗炎药。

（刘冰馨　郑文佩）

第八节　远期预后

对妊娠期间经历过高血压疾病的妇女进行的长期随访研究显示,与未患高血压疾病的妇女相比,前者患长期心血管疾病的风险增加,随后妊娠期高血压疾病的患病率更高。

一、心脑血管疾病发病率

任何类型的妊娠期高血压都是之后心血管疾病发病和死亡风险增高的基础。冰岛的一项病例对照研究中,Arnadottir等分析了1931—1947年间分娩的325名妊娠期高血压孕妇。平均随访时间为50年,60%患有与妊娠相关的高血压的女性已经死亡,而无妊娠相关高血压的女性,死亡率为53%。与629例血压正常孕妇对照组相比,妊娠期高血压的女性发病率明显增加,缺血性心脏病的患病率是24% vs. 15%,卒中的患病率为9.5% vs. 6.5%。Lykke引用了对丹麦780000多名登记的初产妇的研究结果:经过平均约15年的随访,妊娠期高血压患者的慢性高血压发病率显著增加了5.2倍,轻度子痫前期患者的慢性高血压发病率增加了3.5倍,重度子痫前期患者的慢性高血压增加了6.4倍。两次高血压妊娠后,慢性高血压发病率增加了5.9倍。重要的是,妊娠期高血压疾病的患者2型糖尿病的发病风险也增高了。

Bellamy等对子痫前期女性心血管疾病的长期风险进行了系统回顾和Meta分析,发现她们晚年患高血压、缺血性心脏病、卒中、静脉血栓栓塞风险增加和以上所有原因造成的死亡率增加。正如一些研究者所强调的,其他影响因素的协同作用或共患疾病,与妊娠期高血压的这些远期不良预后有关。这些疾病包括但不限于代谢综合征、糖尿病、肥胖、脂质代谢异常和动脉粥样硬化。

二、肾脏预后

子痫前期也是出现继发性肾病的一个基础。在一项 40 年的针对挪威出生人群和终末期肾病关系的研究中,尽管绝对肾功能衰竭的风险很小,但子痫前期仍使患病风险增加了 4 倍,复发性子痫前期的女性患病风险更大。在另一项长期随访研究中,Spaan 等比较了曾患有子痫前期的妇女和分娩时血压正常的妇女。在分娩后的 20 年,与对照组相比,子痫前期组慢性高血压的发病率显著升高(55% 和 7%),子痫前期患者外周血管和肾血管阻力增加,肾血流量下降。

三、中枢神经系统预后

荷兰的一个研究小组报告了几项对重度子痫前期和子痫妇女的长期随访研究。研究人员发现,子痫抽搐时出现的脑白质损伤将长期存在。尤为重要的是,在发病平均 7 年后进行头颅磁共振成像,40% 既往子痫的妇女有更多和更大的聚集性脑白质病灶,而正常血压对照组只有 17%,研究人员后来也在子痫前期妇女中观察到这些白质病灶。

四、不同学术组织相关指南推荐

2018 年 ISSHP 相关指南推荐:慢性高血压、妊娠期高血压和子痫前期女性均具有远期心血管及代谢疾病风险。妊娠期高血压和子痫前期患者患远期高血压、代谢综合征、心血管疾病、卒中、糖尿病、静脉血栓栓塞疾病和慢性肾病的风险增加。有子痫前期病史女性再次妊娠发生子痫前期的风险为 15%,发生妊娠期高血压的风险为 15%。因此,ISSHP 建议所有妊娠期高血压疾病患者产后 3 个月应进行血压、尿常规及其他实验室检查,产后 12 个月内应恢复到孕前体重,并通过健康的生活方式进行体重管理。所有妊娠期高血压疾病产妇均应终生随访,每年进行 1 次健康体检。

2019 年 NICE 相关指南推荐:患妊娠期高血压疾病的妇女,在未来妊娠中复发的总风险约为五分之一。患妊娠期高血压疾病的妇女,与晚年患高血压和心血管疾病的风险增加有关。产后(出生后 6~8 周)复查提示无蛋白尿和无高血压的有子痫前期病史的妇女,虽然患终末期肾病的相对风险增加,但绝对风险较低,不需要进一步随访。

2020 年美国妇产科医师学会(ACOG)《妊娠期高血压和子痫前期指南 2020 版》:有子痫前期病史的女性在随后的几年里患心血管疾病的风险继续增加。一些系统综述和 Meta 分析已经将子痫前期与心血管疾病(高血压、心肌梗死、充血性心力衰竭)、脑血管事件(卒中)、外周动脉疾病和晚年心血管疾病死亡的风险增加联系起来,估计与未受子痫前期影响的妇女相比,这一风险增加了 1 倍。Meta 回归分析显示子痫前期或子痫的严重程度与心脏病风险之间存在分级关系(轻度:RR 2.00,95% CI 1.83~2.19。中度:RR 2.99,95% CI 2.51~3.58。重度:RR 5.36,95% CI 3.96~7.27)。更近期的证据表明,妊娠期间所有的高血压疾病都与后来的心血管疾病有关,其心血管疾病发病率约增加 1 倍,高血压发病率增加 5 倍。

有子痫前期病史的女性患心血管疾病风险增加的机制尚不清楚,但与动脉粥样硬化有关的内皮功能障碍在有子痫前期病史的女性患病多年后仍然存在。一项关于妊娠前后心血管危险因素的研究表明,子痫前期以后高血压风险增加的近一半可以用妊娠前的危险因素来解释。然而,也有可能是妊娠期间心血管系统受到的应激触发了一种生物学反应,尽管存在遗传倾向或危险因素,但这种反应在其他情况下不会发生。目前尚不清楚妊娠期与子痫前期相关的心血管变化是否会导致心血管重构,增加日后患心血管疾病的风险,或者子痫前期是否为心血管疾病潜在风险增加的一种表现。例如,一种常见的基因-环境风险因素相互作用,如高脂血症、肥胖、糖尿病或肾脏疾病使妇女易于在妊娠期间患上子痫前期,并在以后的生活中患上心血管疾病。因此,需要更密切的长期随访及生活方式的改变,以更好地管理心血管疾病的风险因素(例如健康的体重、锻炼、饮食、戒烟)。

2021年昆士兰相关指南指出:在妊娠合并妊娠期高血压疾病后,妇女在未来妊娠期高血压和子痫前期的妊娠中发生心血管疾病的风险增加,以及长期心血管疾病的风险增加。

出院后的血压监测应考虑:最好在出院后7~10天内进行首次血压检查(如有症状则较早),以确定是否需要进一步的评估或治疗。考虑对每周服用降压药的妇女进行随访,以监测其依从性并有助于减少药物剂量。建议在12周后进行全面的随访,以确保高血压疾病相关变化的解决,并确定需要进一步的调查和管理。提供以下建议:降低未来再次妊娠的风险;病情管理(例如使用阿司匹林预防子痫前期);实施避孕方案。

后续筛查:为有早期子痫前期或抗磷脂综合征的妇女提供易感因素(包括已有高血压、潜在肾脏疾病和抗磷脂综合征)的筛查。建议全科医生监测所有诊断为妊娠期高血压疾病的妇女的传统心血管风险标志物(如每年的血压、血脂和血糖水平)。提供孕前和早孕期咨询,以讨论危险因素和预防性治疗方法(如补充钙,使用低剂量阿司匹林)。

生活方式建议:对于健康的未来妊娠,建议妇女保持健康的生活方式和避免吸烟。鼓励超重和肥胖的妇女达到健康的BMI,以保持长期健康。

心理支持:提供有关妊娠和分娩经验的产后咨询,包括正式的产后检查,以在必要时讨论妊娠事件。

(冯婷婷 郑文佩)

参考文献

[1] Lowe S A, Bowyer L, Lust K, et al. The SOMANZ guidelines for the management of hypertensive disorders of pregnancy 2014[J]. Aust N Z J Obstet Gynaecol, 2015, 55(5):e1-e29.

[2] American College of Obstetricians and Gynecologists. Gestational hypertension and preeclampsia:ACOG practice bulletin, Number 222[J]. Obstet Gynecol, 2020, 135(6):e237-e260.

[3] Brown M A, Magee L A, Kenny L C, et al. The hypertensive disorders of pregnancy:ISSHP classification, diagnosis, and management recommendations for international practice[J]. Hypertension, 2018, 72(1):24-43.

[4] 杨孜,张为远.管控妊娠期高血压产科医师不该局限在自我意识范畴内谈管控妊娠期高血压认知重点[J].中华妇产科杂志,2021,56(11):753-759.

[5] World Health Organization. WHO recommendations:drug treatment for severe hypertension in pregnancy[M]. Geneva:World Health Organization, 2018.

[6] Magee L A, Singer J, von Dadelszen P, CHIPS study group. Less-tight versus tight control of hypertension in pregnancy[J]. N Engl J Med, 2015, 372(24):2367-2368.

[7] Magee L A, von Dadelszen P, Singer J, et al. The CHIPS randomized controlled trial

(control of hypertension in pregnancy study）：is severe hypertension just an elevated blood pressure？[J]. Hypertension,2016,68(5):1153-1159.

[8] American College of Obstetricians and Gynecologists. ACOG committee opinion No. 767：emergent therapy for acute-onset, severe hypertension during pregnancy and the postpartum period[J]. Obstet Gynecol,2019,133(2):e174-e180.

[9] 中华医学会妇产科学分会妊娠期高血压疾病学组. 妊娠期高血压疾病诊治指南（2020）[J]. 中华妇产科杂志,2020,55(4):227-238.

[10] Altman D,Carroli G,Duley L,et al. Do women with pre-eclampsia,and their babies, benefit from magnesium sulphate？ The Magpie Trial：a randomised placebo-controlled trial[J]. Lancet,2002,359(9321):1877-1890.

[11] 杨孜. 重视妊娠期高血压疾病的规范化诊断与处理[J]. 实用妇产科杂志,2020,36(12): 881-885.

[12] 杨宝峰,陈建国. 药理学[M].9 版. 北京：人民卫生出版社,2018.

[13] Graham N M,Gimovsky A C,Roman A,et al. Blood loss at cesarean delivery in women on magnesium sulfate for preeclampsia[J]. J Matern Fetal Neonatal Med, 2016,29(11):1817-1821.

[14] Okusanya B O,Oladapo O T,Long Q,et al. Clinical pharmacokinetic properties of magnesium sulphate in women with pre-eclampsia and eclampsia[J]. BJOG,2016,123 (3):356-366.

[15] National Institute for Health and Care Excellence. Hypertension in pregnancy： diagnosis and management（NICE guideline NG133）[Z]. London：National Institute for Health and Care Excellence,2019.

[16] Balogun O A,Sibai B M. Counseling,management,and outcome in women with severe preeclampsia at 23 to 28 weeks' gestation[J]. Clin Obstet Gynecol,2017,60(1): 183-189.

[17] Mounier-Vehier Claire,Amar Jacques,Boivin Jean-Marc,et al. Hypertension and pregnancy：expert consensus statement from the french society of hypertension,an affiliate of the french society of cardiology[J]. Fundam Clin Pharmacol,2017,31: 83-103.

[18] Ministry of Health. Diagnosis and treatment of hypertension and pre-eclampsia in pregnancy in New Zealand：a clincial practice guideline[Z]. Wellington：Ministry of Health,2018.

[19] Harper L M,Biggio J R,Anderson S,et al. Gestational age of delivery in pregnancies complicated by chronic hypertension[J]. Obstet Gynecol,2016,127(6):1101-1109.

[20] Cífková R,Johnson M R,Kahan T,et al. Peripartum management of hypertension：a position paper of the ESC council on hypertension and the european society of hypertension[J]. Eur Heart J Cardiovasc Pharmacother,2020,6(6):384-393.

[21] Behrens I,Basit S,et al. Risk of post-pregnancy hypertension in women with a history of hypertensive disorders of pregnancy：nationwide cohort study[J]. BMJ,2017, 358:j3078.

[22] Stuart J J, Tanz L J, Missmer S A, et al. Hypertensive disorders of pregnancy and maternal cardiovascular disease risk factor development: an observational cohort study [J]. Ann Intern Med, 2018, 169(4): 224-232.

[23] Grandi S M, Vallée-Pouliot K, Reynier P, et al. Hypertensive disorders in pregnancy and the risk of subsequent cardiovascular disease [J]. Paediatr Perinat Epidemiol, 2017, 31(5): 412-421.

第八章
妊娠期高血压
疾病的预防

　　预防子痫前期的策略在过去的 30 年里得到了广泛的研究。迄今为止，还没有任何干预措施被证明能明确有效地消除子痫前期的风险。对于低风险人群，预防妊娠期高血压疾病尚无有效措施。对于高风险人群，采取预防措施可能有效。预防措施包括改变膳食和生活方式、使用阿司匹林和抗氧化剂等。

第一节　改变膳食和生活方式

一、食疗

　　临床上曾广泛应用"食疗"治疗子痫前期，低盐饮食即为最早用于预防子痫前期的手段。但 1998 年的随机试验证实，低盐饮食（$C_{(Na^+)}$＜50 mmol/d）无益于预防子痫前期。2014 年加拿大妇产科医师学会临床实践指南《妊娠期高血压疾病的诊断、评估和管理（执行摘要）》、2019年英国国家健康与临床优化研究所相关指南《妊娠期高血压诊断与管理》及 2021 年昆士兰临床指南《高血压和妊娠》均不推荐妊娠期间限制食盐。

二、运动

　　孕期规律锻炼或可降低子痫前期的风险。一项系统回顾性研究发现，运动可以降低子痫前期的风险。然而，一项对于 677 例先兆早产、无高血压的孕妇住院卧床休息的回顾性研究显示，与正常活动的无高血压孕妇相比，卧床休息可显著降低子痫前期的风险。两个小型随机试验显示 106 例子痫前期高风险孕妇，每天预防性卧床休息 4～6 h 可显著降低子痫前期发病率。所以，能降低子痫前期风险的究竟是规律运动，还是卧床休息？目前缺乏大量随机对照试验研究，因此后续还需要更多研究来证实。

　　2016 年 Barakat 等进行的一项 RCT 表明，每周 3 次、每次 50～55 min 的有氧运动可以有效降低妊娠期高血压、子痫前期和巨大儿的发生率，同时减少孕期增重。2018 年国际妊娠期高血压研究学会（ISSHP）相关指南参考了此研究，推荐孕期运动和体重管理可以减少妊娠期高血压的发生。

三、钙剂

钙是自然界中分布广泛的元素之一,按元素在人体的构成比,钙的排位仅次于氧、碳、氢和氮,列第五位,是人体含量最多的矿物元素。低钙摄入可能通过刺激甲状旁腺激素或肾素释放而引起高血压,从而增加血管平滑肌细胞中的钙水平并导致血管收缩。钙的一种可能的作用方式是减少甲状旁腺激素释放和降低细胞内钙水平,从而降低平滑肌的收缩力。钙也可能通过增加镁水平对平滑肌功能产生间接影响。多项研究观察了补充钙剂与妊娠期高血压疾病风险之间的关系,并得出相对一致的研究结果,即补充钙剂可使临床获益。我国 2019 年由北京协和医院牵头发表的 1 项对 99535 名孕妇的横断面调查研究显示,孕期每日补充钙剂 600 mg可能是妊娠期高血压疾病的潜在保护因子。

2014 年加拿大妇产科医师学会(SOGC)临床实践指南《妊娠期高血压疾病的诊断、评估和管理(执行摘要)》推荐:对于钙摄入量低(<600 mg/d)的女性,建议口服补钙至少 1 g/d。

2014 年澳大利亚和新西兰产科医学学会(SOMANZ)《妊娠期高血压疾病管理指南》推荐:应向中度至高度子痫前期风险的女性提供钙补充剂(1.5 g/d),特别是那些膳食钙摄入量低的女性。

2018 年 ISSHP 相关指南推荐钙摄入量不足(<600 mg/d)的人群应该给予 1.2~2.5 g/d钙剂预防子痫前期。该证据源于 1997 年 Levine 等的研究(证实了钙摄入不足人群每天补充钙剂可以预防子痫前期)。

2018 年世界卫生组织(WHO)关于孕期补钙以预防子痫前期及并发症的建议推荐:对于膳食钙摄入量低的人群,建议孕妇每天补充钙(1.5~2.0 g 口服元素钙),以降低子痫前期的风险。分次服用钙剂可提高接受性,建议的钙补充方案为每天 1.5~2 g,总剂量分为 3 剂,最好在用餐时服用。该证据源于一项 Cochrane 系统综述,其纳入了 27 项调查常规(每日)补钙用于预防子痫前期和相关问题效果的试验。

2019 年国际妇产科联合会(FIGO)关于子痫前期的倡议《妊娠早期筛查和预防的实用指南》同样参考了 Cochrane 系统综述,其推荐:对于低钙摄入量(<800 mg/d)的女性,无论是钙替代(≤1 g/d)或钙补充(1.5~2 g/d)都可能降低早发型和晚发型子痫前期的负担。

2019 年欧洲心脏病学会(ESC)对围产期高血压的管理意见同样参考了 Cochrane 系统综述:补充高剂量钙剂(≥1 g/d)可能会降低子痫前期风险,尤其对低钙饮食的孕妇。

而基于 2019 年发表于 *Lancet* 的研究,WHO 的妊娠期间补钙预防子痫及其并发症(2020)推荐意见中更新:妊娠前(备孕期)补充钙以降低子痫前期风险的证据仍不确定,在补钙依从性高于 80% 的人群中可能有临床获益,仍需开展更多研究进行证实。

中华医学会妇产科学分会妊娠期高血压疾病学组的《妊娠期高血压疾病诊治指南(2020)》建议对于低钙摄入量(<600 mg/d)人群,推荐口服钙补充量至少为 1 g/d 以预防子痫前期。

2021 年昆士兰临床指南《高血压和妊娠》参考了 2018 年 ISSHP 相关指南,推荐每日补钙1.2~2.5 g。

由此可见,针对钙摄入不足孕妇补钙预防子痫前期,是各指南共识性的推荐。

(韩宇新　陈秋晴)

第二节 阿 司 匹 林

阿司匹林是一种环氧化酶抑制剂,同时可以抑制血栓素 A_2（TXA_2）以及前列腺素 I_2（PGI_2）的合成,具有舒张血管、抑制血小板聚集、抗血栓形成等作用,因此阿司匹林可用于降低血压、减少靶器官的损害、改善器官缺血。

国外的阿司匹林通常有两种剂型,即成人阿司匹林和小剂量阿司匹林（旧称 baby aspirin）。在不同国家,成人阿司匹林的剂量略有不同,如英国的成人阿司匹林剂量是 300 mg,美国的成人阿司匹林剂量是 325 mg。小剂量阿司匹林剂量为成人的 1/4,所以英国的小剂量阿司匹林剂量是 75 mg,美国的小剂量阿司匹林剂量是 81.25 mg。

一、小剂量阿司匹林预防子痫前期的主要循证医学证据

（一）小剂量阿司匹林预防子痫前期的随机对照研究（randomized controlled trial,RCT）

提出妊娠期使用阿司匹林可能对子痫前期产生预防作用的研究最早可以追溯到 1978 年,Goodlin 等进行了一个病例报道,该患者在前两次妊娠中出现严重的子痫前期和胎儿生长受限,在此次妊娠中,从妊娠 22 周开始每天服用阿司匹林（每次 600 mg,每天 3 次）,最终于 34 周分娩一名男婴,出生体重 1410 g,现健康存活。

在第一项探讨小剂量阿司匹林预防胎盘相关妊娠并发症的 RCT 中,Beaufils 等将 102 例有子痫前期或者胎儿生长受限风险的患者随机分为两组,研究组（48 例）从妊娠 3 个月开始每天给予 300 mg 的双嘧达莫和 150 mg 阿司匹林;对照组（45 例）不进行特殊干预。两组患者妊娠期高血压疾病发生率无差异（19/48 vs. 22/45）;但子痫前期（0 vs. 6/45）、胎儿或新生儿死亡（0 vs. 5/45）以及严重的胎儿生长受限（0 vs. 4/45）在研究组的发生率更低。

在这之后的数十年间,人们进行了大量有关小剂量阿司匹林预防子痫前期的 RCT,但由于纳入的风险人群、开始使用小剂量阿司匹林的孕周、小剂量阿司匹林的使用剂量等多种因素的影响,得出了并不完全一致的结论。

Schiff 等进行的前瞻性随机双盲安慰剂对照研究中,纳入了 791 例存在子痫前期高危因素的患者（初产妇、双胎妊娠、既往妊娠存在子痫前期）,在妊娠 28～29 周通过翻身试验进一步判断发生子痫前期的风险。69 例患者翻身试验阳性,65 例纳入此项研究,其中 34 例每天接受 100 mg 阿司匹林,31 例接受安慰剂对照。结果显示阿司匹林组妊娠期高血压疾病的发生风险降低（11.8% vs. 35.5%,$P=0.024$）;子痫前期的发生风险降低（2.9% vs. 22.6%,$P=0.019$）。

意大利的一项前瞻性研究纳入了子痫前期及胎儿生长受限的中风险人群,包括:年龄小于 18 岁或大于 40 岁,轻度或中度高血压（舒张压 90～110 mmHg）,肾功能和血压正常的肾病患者,有妊娠期高血压或者胎儿生长受限病史以及双胎妊娠。主要的观察指标是此次妊娠是否会出现妊娠期高血压疾病或者胎儿生长受限。将纳入的患者随机分为两组,583 例在妊娠 16～32 周开始,每天口服 50 mg 阿司匹林直至分娩前,523 例妊娠期不进行特殊治疗,结果显示两组之间妊娠期高血压疾病的发生风险没有显著差异（15.2% vs. 19.3%）。这项发表于

20世纪90年代的研究首次指出,对于子痫前期中风险人群,使用小剂量阿司匹林可能没有明显的获益,但是在研究中使用的阿司匹林剂量较低、开始治疗的时间较晚等,也可能是导致出现阴性结果的原因。在此项研究中,通过亚组分析,研究者首次提出了在妊娠20周之前开始小剂量阿司匹林治疗,其预防效果可能更为理想。同期发表的另一项研究,探讨了对健康初产妇使用小剂量阿司匹林预防子痫前期的效果。该研究在妊娠13～26周之间前瞻性纳入3135例正常妊娠的初产妇,1570例每天接受60 mg阿司匹林,1565例接受安慰剂治疗,发现小剂量阿司匹林组子痫前期的发生率更低(69/1485(4.6%)vs.94/1500(6.3%),RR 0.7,95%CI 0.6～1,P=0.05);而两组之间妊娠期高血压疾病、胎儿生长受限、产后出血、新生儿出血性疾病的发生率没有显著差异。亚组分析显示,在收缩压120～134 mmHg亚组中,小剂量阿司匹林获益最大(5.6% vs. 11.9%,P=0.01)。该研究指出,健康初产妇不应作为妊娠期使用小剂量阿司匹林预防子痫前期的潜在人群。

在1994年公布的CLASP(collaborative low-dose aspirin study in pregnancy)研究中,于妊娠12～32周(62%在妊娠20周之前纳入)前瞻性纳入了9364例存在子痫前期高危因素的女性,研究组每天口服60 mg阿司匹林,发现阿司匹林可以使子痫前期的发生风险降低12%(6.7% vs. 7.6%),但这一差异没有统计学意义;在20周之前开始治疗的人群,预防效果更好(子痫前期风险降低22%)。在此项研究中,研究者发现,预防性使用小剂量阿司匹林可以推迟早发型子痫前期的发病时间,并且对早发型子痫前期的高危人群的预防价值更大,因此推荐:不应该常规使用小剂量阿司匹林预防子痫前期,只建议对风险很高、可能发生早产的子痫前期孕产妇,在妊娠中期开始预防性使用小剂量阿司匹林。在此项研究的基础上,另一项前瞻性随机双盲安慰剂对照研究针对子痫前期的高危人群探讨了小剂量阿司匹林对子痫前期预防的有效性,共纳入2539例患者,包括471例孕前需要胰岛素治疗的糖尿病患者、774例慢性高血压患者、688例多胎妊娠患者以及606例存在子痫前期病史的患者。纳入孕周为13～26周。治疗组每天口服60 mg阿司匹林。整体来看,阿司匹林组子痫前期发生率为18%,对照组20%。亚组分析中,各组子痫前期发生率分别如下:糖尿病组,18% vs. 22%;慢性高血压组,26% vs. 25%;多胎妊娠组,12% vs. 16%;子痫前期病史组,17% vs. 19%。各组之间孕产妇死亡、早产、小于胎龄儿发生率没有差异。在此研究中,作者提出小样本研究和大样本研究之间研究结果的差异问题,认为小样本研究存在发表偏倚(阳性结果更容易发表)。从大样本研究来看,小剂量阿司匹林只能降低约10%的子痫前期发生风险,这一差异或许有统计学意义,但是临床意义不大,因为每100例患者服用小剂量阿司匹林才能预防1例子痫前期。此外,通过上述研究我们可以看到,使用小剂量阿司匹林只能对存在早发型子痫前期高风险的人群起到推迟子痫前期发病时间的作用,但单纯通过基础疾病及不良妊娠的历史,很难准确界定这一高风险群体。

（二）小剂量阿司匹林预防子痫前期相关Meta分析

2007年,Askie等进行了一项关于抗血小板药物预防子痫前期的Meta分析,对24项单独使用阿司匹林预防子痫前期的RCT进行了总结,以探讨小剂量阿司匹林在降低子痫前期发生率中的作用,发现小剂量阿司匹林可以使子痫前期的发生率降低约10%(RR 0.9,95%CI 0.84～0.97)。此项Meta分析纳入的研究中,绝大部分研究使用的阿司匹林剂量小于100 mg,59%的研究开始使用阿司匹林的时间在20周之后。近年来的一系列Meta分析得出如下结论:①妊娠16周之前开始使用小剂量阿司匹林可更好地预防子痫前期。②小剂量阿司匹林预防子痫前期主要的作用在于降低重度以及早产子痫前期的发生率(RR 0.11,95%CI 0.04～

0.33），对足月子痫前期没有明显的预防作用（RR 0.98，95％CI 0.42～2.33）。③在16周之前开始使用小剂量阿司匹林，其预防作用也存在剂量依赖性：大于100 mg/d预防效果更好。

（三）ASPRE(aspirin for evidence-based pre-eclampsia prevention)研究

在既往关于子痫前期高危人群选择、阿司匹林使用剂量及时间等数据积累的基础上，结合Meta分析相关结论，研究者设计了ASPRE研究，并于2017年发布了其研究结果。在此项前瞻性多中心随机双盲安慰剂对照研究中，使用整合数学模型（包括母体基础疾病、病史、生物物理标记（平均动脉压、子宫动脉血流）、生化指标（妊娠相关血浆蛋白A、PLGF））计算子痫前期的风险值，高于1/100者为高危人群，进而纳入研究。最终，来自全球13个中心的1776例患者被纳入研究。将研究对象随机分为阿司匹林组及安慰剂组，以确定妊娠11～13周孕妇服用低剂量阿司匹林是否降低子痫前期发生率和严重程度。研究组孕妇每天睡前接受150 mg阿司匹林，对照组使用安慰剂。结果发现，研究组早产子痫前期的发生率下降62％（1.6％ vs. 4.3％，OR＝0.38，95％CI 0.20～0.74，P＝0.004），但足月子痫前期的发生率无明显降低。对数据进行亚组分析发现，小剂量阿司匹林在慢性高血压合并妊娠的患者中，并未得到明显的获益。根据ASPRE的研究结果，为了避免1例子痫前期，需要38例高危孕产妇于妊娠期口服150 mg阿司匹林。

二、部分学术组织对小剂量阿司匹林预防子痫前期的相关建议

目前多项RCT已经证实，对于合并子痫前期高危因素孕妇，阿司匹林可以用于预防子痫前期的发生、发展。因此，多个国家已经将小剂量阿司匹林预防高危孕妇子痫前期列入指南，推荐剂量为每天口服50～160 mg。

2014年加拿大妇产科医师学会(SOGC)临床实践指南《妊娠期高血压疾病的诊断、评估和管理（执行摘要）》推荐：建议在确认妊娠后但16周前开始睡前服用小剂量阿司匹林(75～162 mg/d)并考虑持续至分娩来预防高危女性的子痫前期。

2014年美国预防服务工作组（United States Preventive Services Task Force，USPSTF）发表指南推荐子痫前期高危孕妇应自12周开始口服小剂量阿司匹林(81 mg/d)预防子痫前期。指南指出，目前有足够的证据表明小剂量阿司匹林作为子痫前期的预防用药并不会增加胎盘早剥、产后出血和胎儿损害（如颅内出血、先天畸形）的风险。同时，USPSTF相关指南还指出，目前有充分证据表明在有子痫前期高危因素的孕妇中使用小剂量阿司匹林进行预防性治疗，并不会增加围产儿死亡风险。因此其认为：口服小剂量阿司匹林预防子痫前期对高危孕妇的危害不大，安全性可。

2014年USPSTF相关指南推荐：具备以下高危因素中的1项或1项以上（①子痫前期病史，尤其是伴有不良结局；②多胎妊娠；③慢性高血压；④1型或者2型糖尿病；⑤肾病；⑥自身免疫性疾病(SLE、抗磷脂综合征)）时推荐采用小剂量阿司匹林治疗。合并以下中危因素中的1项或1项以上（①初产妇；②肥胖(BMI>30 kg/m²)；③子痫前期家族史（如母亲或姐妹有子痫前期病史）；④社会人口学特征（如非洲籍美国人、生活在社会经济状况差的地区）；⑤年龄≥35岁；⑥个人史（低出生体重或者小胎龄儿、有不良妊娠结局史或者妊娠时间间隔超过10年））,可以考虑采用小剂量阿司匹林治疗。对于低危因素（曾有不算复杂的足月分娩史），不推荐采用小剂量阿司匹林治疗。

2014年USPSTF相关指南纳入的RCT中，预防子痫前期、早产和胎儿生长受限风险推荐的口服阿司匹林剂量为60～150 mg/d，最常用剂量为100 mg/d。然而，由于最大的研究

（MFMU 和 CLASP）使用 60 mg/d 的阿司匹林，因此不同剂量类别的样本量分布不均匀，使分析混淆。该指南通过分层对比研究发现，尚无证据表明口服 60～150 mg/d 小剂量阿司匹林有不同效果，而且也未发现口服阿司匹林剂量与预防作用具有量效关系。目前尚无研究评估每日口服 81 mg 阿司匹林的效果，只是由于美国上市的小剂量阿司匹林规格为 81 mg，所以 USPSTF 推荐在美国预防子痫前期口服小剂量阿司匹林的剂量为每日 81 mg。

2014 年 USPSTF 相关指南纳入的 RCT 中，15 项为子痫前期高危孕妇孕 12～28 周口服小剂量阿司匹林以预防子痫前期，8 项为孕 16 周前口服阿司匹林以预防子痫前期。这些研究并未表明，孕 12～28 周口服小剂量阿司匹林较孕 16 周前开始服用的效果更好。因此，该指南推荐对子痫前期高危孕妇启动小剂量阿司匹林预防的时机为孕 12～28 周。

2018 年 ISSHP 相关指南推荐：对子痫前期高风险人群（子痫前期病史、慢性高血压、孕前糖尿病、孕妇 BMI＞30 kg/m² 、抗磷脂综合征和采用辅助生殖技术的孕妇）16 周前给予小剂量阿司匹林（75～162 mg/d）预防子痫前期。该推荐证据源于 ASPRE 研究。

2019 年国际妇产科联合会（FIGO）关于子痫前期的倡议《妊娠早期筛查和预防的实用指南》推荐：在妊娠早期进行早产型子痫前期筛查后，子痫前期高风险孕妇应在妊娠 11～14⁺⁶ 周开始服用阿司匹林（每晚 150 mg）来预防子痫前期，直到妊娠 36 周、分娩时或诊断为子痫前期。

2019 年英国国家卫生与临床优化研究所（NICE）相关指南《妊娠期高血压诊断与管理》推荐，存在 1 项子痫前期高危因素（前次妊娠并发高血压疾病、慢性肾病、自身免疫性疾病、糖尿病、慢性高血压）或 2 项及以上中危因素（初产妇、年龄超过 40 岁、两次妊娠间隔超过 10 年、BMI＞30 kg/m²、子痫前期家族史、多胎妊娠）的女性，从妊娠 12 周开始口服小剂量阿司匹林（75～150 mg/d）直至分娩。

2020 年美国妇产科医师学会（ACOG）《妊娠期高血压和子痫前期指南 2020 版》推荐：具有 1 项及以上高危因素（前次妊娠并发子痫前期、多胎妊娠、慢性肾病、自身免疫性疾病、糖尿病、慢性高血压）或 2 项及以上中危因素（初产妇、年龄超过 35 岁、BMI＞30 kg/m²、子痫前期家族史、特殊社会人口特征）的女性，建议在 12～28 周间（最好在 16 周前）开始应用小剂量阿司匹林（81 mg/d）预防子痫前期，并持续至分娩。

我国《妊娠期高血压疾病诊治指南（2020）》推荐，对存在子痫前期复发风险，如存在子痫前期史，尤其是较早发生子痫前期史或重度子痫前期史孕妇，对有胎盘疾病史如胎儿生长受限、胎盘早剥病史，存在肾病及高凝状况等子痫前期高危因素的患者，在妊娠早中期（12～16 周）开始每天服用小剂量阿司匹林（50～150 mg），依据个体因素决定用药时间，预防性应用可维持到妊娠 26～28 周。

2021 年昆士兰（Queensland）临床指南《高血压和妊娠》指出：子痫前期的风险因素包括子痫前期病史、青少年妊娠（10～19 岁）、系统性红斑狼疮、慢性高血压、辅助生殖技术、糖尿病、子痫前期家族史、双胎妊娠、孕前 BMI＞30 kg/m²、抗磷脂综合征、初产妇、肾病、母体先天性心脏缺陷、母体焦虑或抑郁、妊娠间隔时间＞10 年。该指南推荐子痫前期中至高风险孕妇在孕 16 周前每晚口服阿司匹林 100～150 mg 至孕 36 周以后。

通过对上述指南的回顾可以发现，不同学术组织对采用小剂量阿司匹林预防子痫前期已达成国际共识，但剂量、起始及终止孕周各有不同，应兼顾药物预防的量效依赖效应与不良反应，以及当地药物方案的可用性。不同学术组织对小剂量阿司匹林预防子痫前期的建议见表 8-1。

表 8-1　不同学术组织对小剂量阿司匹林预防子痫前期的建议

学术组织	子痫前期高危因素	小剂量阿司匹林的剂量	用药起始孕周	用药终止孕周
2014 SOGC	年龄≥40 岁、子痫前期家族史(母亲或姐妹有子痫前期病史)、早发性心血管疾病家族史、子痫前期病史、抗磷脂综合征、高血压、肾病、糖尿病、遗传性血小板减少症、多胎妊娠、肥胖、妊娠间隔时间>10 年等	75～162 mg/d	16 周前	分娩
2014 USPSTF	子痫前期病史,尤其是伴有不良结局;多胎妊娠;慢性高血压;1 型或者 2 型糖尿病;肾病;自身免疫性疾病(SLE、抗磷脂综合征)	81 mg/d	12～28 周	未提及。此指南所参考的 RCT:分娩时,分娩前,35 周,诊断为子痫前期
2018 ISSHP	子痫前期病史、慢性高血压、孕前糖尿病、孕妇 BMI>30 kg/m² 、抗磷脂综合征和采用辅助生殖技术的孕妇	75～162 mg/d	16 周前	未提及
2019 FIGO	高龄;初产妇;子痫前期病史;妊娠间隔过短或过长;使用辅助生殖技术;子痫前期家族史;肥胖;慢性高血压;自身免疫性疾病;妊娠合并糖尿病等	150 mg/d	11～14⁺⁶ 周	36 周,分娩,或诊断为子痫前期
2019 NICE	高危因素:既往妊娠期高血压疾病病史;慢性肾病;自身免疫性疾病(红斑狼疮或抗磷脂综合征等);1 型或 2 型糖尿病;慢性高血压 中危因素:首次妊娠;年龄>40 岁;妊娠间隔时间>10 年;首次就诊时 BMI>35 kg/m²;子痫前期家族史;多胎妊娠 1 项子痫前期高危因素或 2 项及以上中危因素	75～150 mg/d	12 周	分娩
2020 ACOG	高危因素:前次妊娠并发子痫前期、多胎妊娠、慢性肾病、自身免疫性疾病、糖尿病、慢性高血压 中危因素:初产妇、年龄超过 35 岁、BMI>30 kg/m²、子痫前期家族史、特殊社会人口特征 1 项及以上高危因素或 2 项及以上中危因素	81 mg/d	12～28 周,最好在 16 周前	分娩

续表

学术组织	子痫前期高危因素	小剂量阿司匹林的剂量	用药起始孕周	用药终止孕周
2020 中华医学会妇产科学分会妊娠期高血压疾病学组	子痫前期（尤其是早发型子痫前期或重度子痫前期）史，胎盘疾病（胎儿生长受限、胎盘早剥）史，肾病、高凝等	50～150 mg/d	12～16 周	依据个体因素
2021 Queensland	子痫前期病史、青少年妊娠（10～19 岁）、系统性红斑狼疮、慢性高血压、辅助生殖技术、糖尿病、子痫前期家族史、双胎妊娠、孕前 BMI＞30 kg/m²、抗磷脂综合征、初产妇、肾病、母体先天性心脏缺陷、母体焦虑或抑郁、妊娠间隔时间＞10 年 中度至重度子痫前期高危妇女	100～150 mg/d	最好16 周前	≥36 周

（李诗雨 郑文佩）

第三节 抗氧化剂及其他

子痫前期的主要发病机制之一为氧化剂及抗氧化剂活性失衡，而天然抗氧化剂（维生素 C、维生素 D、维生素 E）或可减少氧化反应。然而，系统回顾和 Meta 分析表明，孕期补充维生素 C 和维生素 E 不能预防子痫前期。因此，不建议使用维生素 C 和维生素 E 进行预防性抗氧化治疗。2020 年美国妇产科医师学会《妊娠期高血压和子痫前期指南 2020 版》指出，目前研究不足以证明补充维生素 C 和 E、鱼油、大蒜补充剂、维生素 D、叶酸或钠限制对于降低子痫前期风险的有效性。

3-羟基-3-甲基戊二酰辅酶 A 还原酶竞争性抑制剂是他汀类药物，3-羟基-3-甲基戊二酰辅酶 A 还原酶是胆固醇合成过程中的限速酶。他汀类药物可抑制胆固醇合成，提高肝细胞膜表面的低密度脂蛋白受体表达水平，使血液循环中的低密度脂蛋白向肝内转移，促进其降解，具有调节血脂水平、稳定粥样斑块的作用。普伐他汀是 3-羟基-3-甲基戊二酰辅酶 A 还原酶最弱的抑制剂，具有独特的理化性质和药物代谢动力学作用。与其他同类药物相比，普伐他汀具有亲水性和良好的肝脏选择性，不易渗透性通过胎盘。一系列的细胞、动物实验及少量临床研究发现，普伐他汀可通过调节血管生成、上调血红素氧合酶的表达以及刺激一氧化氮的生成来防治子痫前期。普伐他汀防治子痫前期的安全性和有效性已经在动物实验、少量临床研究中得到证实，目前临床研究应用剂量主要是 10～40 mg/d，在 40 mg/d 的干预下，可以观察到普伐他汀防治子痫前期的有效性，且未观察到药物相关不良事件。但目前的临床研究样本量较小，且缺乏对孕妇及胎儿长期预后影响的相关研究,因此尚需更大样本、高质量的临床研究以探究普伐他汀的有效性、不良反应及其对母胎远期预后的影响。

二甲双胍可以抑制低氧诱导因子1,其降低了可溶性血管内皮生长因子受体-1(sFlt-1)和可溶性内皮因子(sEng)的活性,因此二甲双胍可能可以预防子痫前期。在一项比较二甲双胍治疗($n=611$)、安慰剂和对照组($n=609$)的5项随机对照试验的Meta分析中,未发现子痫前期风险的差异(联合/合并风险比为0.86;95% CI,$0.33\sim2.26$;$P=0.76$;$I^2=66\%$)。因为在这项Meta分析中,子痫前期是大多数研究的次要结果,所以二甲双胍的效果需要通过一项将评估降低子痫前期发病率设计为主要目标的研究来评估。使用二甲双胍、西地那非和他汀类药物预防子痫前期仍处于研究阶段。因缺乏有效临床证据,2020年美国妇产科医师学会《妊娠期高血压和子痫前期指南2020版》否定了二甲双胍、西地那非和他汀类药物对子痫前期的预防价值。

(温美婷 郑文佩)

参考文献

[1] Brown M A,Magee L A,Kenny L C,et al. Hypertensive disorders of pregnancy:ISSHP classification,diagnosis, and management recommendations for international practice [J]. Hypertension,2018,72(1):24-43.

[2] 中国营养学会.中国居民膳食营养素参考摄入量(2013版)[M].北京:科学出版社,2014.

[3] Zhuang C,Gao J,Liu J,et al. Risk factors and potential protective factors of pregnancy-induced hypertension in China:a cross-sectional study[J]. J Clin Hypertens (Greenwich),2019,21(5):618-623.

[4] World Health Organization. WHO recommendation:Calcium supplementation during pregnancy for the prevention of pre-eclampsia and its complications[M]. Geneva:World Health Organization,2018.

[5] Poon L C,Shennan A,Hyett J A,et al. The international federation of gynecology and obstetrics(FIGO)initiative on pre-eclampsia:a pragmatic guide for first-trimester screening and prevention[J]. Int J Gynaecol Obstet,2019,145(Suppl 1):1-33.

[6] Cifková R,Johnson M R,Kahan T,et al. Peripartum management of hypertension:a position paper of the ESC council on hypertension and the european society of hypertension[J]. Eur Heart J Cardiovasc Pharmacother,2020,6(6):384-393.

[7] World Health Organization. WHO recommendation on Calcium supplementation before pregnancy for the prevention of pre-eclampsia and its complications[M]. Geneva:World Health Organization,2020.

[8] 中华医学会妇产科学分会妊娠期高血压疾病学组.妊娠期高血压疾病诊治指南(2020)[J].中华妇产科杂志,2020,55(4):227-238.

[9] Rolnik D L,Wright D,Poon L C,et al. Aspirin versus placebo in pregnancies at high risk for preterm preeclampsia[J]. N Engl J Med,2017,377(7):613-622.

[10] LeFevre M L;U. S. preventive services task force. Low-dose aspirin use for the prevention of morbidity and mortality from preeclampsia:U. S. Preventive Services

Task Force recommendation statement[J]. Ann Intern Med,2014,161(11):819-826.

[11] 赫英东,陈倩.阿司匹林预防子痫前期的局限性和临床应用选择[J].中国实用妇科与产科杂志,2021,37(5):519-522.

[12] National Institute for Health and Care Excellence. Hypertension in pregnancy: diagnosis and management(NICE guideline NG133)[Z]. London:National Institute for Health and Care Excellence,2019.

[13] American College of Obstetricians and Gynecologists. Gestational hypertension and preeclampsia:ACOG practice bulletin,Number 222[J]. Obstet Gynecol,2020,135(6): e237-e260.

[14] 刘宏宇,唐梦洁,张磊磊,等.普伐他汀防治子痫前期的有效性及安全性的研究进展[J]. 中华围产医学杂志,2021,24(11):862-867.

第九章
HELLP 综合征

第一节　流行病学

HELLP 综合征(hemolysis,elevated liver enzymes and low platelets syndrome,HELLP syndrome)是一种罕见而严重的妊娠期并发症,以溶血、肝酶水平升高、血小板减少为特点。血小板减少通常最先出现,随后发生肝酶水平升高及溶血。传统的观点认为,HELLP 综合征是由重度子痫前期发展而来的,但越来越多的研究表明,HELLP 综合征可作为一种独立的疾病。有 $10\%\sim20\%$ 的患者发病时未诊断为子痫前期,只是单纯的血压升高,而且妊娠期和分娩时血压控制好,实验室检查正常。HELLP 综合征发病率为 $0.5\%\sim0.9\%$,且多发于妊娠 $27\sim37$ 周,其中产后占 $20\%\sim30\%$,且大部分发生于产后 48 h 内。与产前发病相比,产后出现 HELLP 综合征预后更差,出现肾功能衰竭和肺水肿风险显著增加。若再次妊娠,HELLP 综合征的复发率高达 $19\%\sim27\%$。另有研究表明,在首次妊娠合并高血压但未合并 HELLP 综合征的孕妇中,约 1% 的女性在再次妊娠时,可能发生发展为 HELLP 综合征。

高危因素:①遗传因素:若母亲或姐妹患有 HELLP 综合征,则孕妇患病风险增加。②年龄:患有 HELLP 综合征的女性通常比患有子痫前期的女性年龄大。③种族因素:白人女性比非裔美国女性更容易患 HELLP 综合征,这与子痫前期相反。④多胎妊娠:HELLP 综合征更易发生于双胎或多胎妊娠。这被认为与血小板减少症的发病率增高有关,血小板减少症经常发生在多胎妊娠中,这会增加孕妇患肝功能障碍的风险。⑤其他:患有抗磷脂综合征(APS)的女性发生重度子痫前期和 HELLP 综合征的风险增加,且主要发生于妊娠 $17\sim36$ 周之间。

(郑旸飞　虞金哲　王　玲)

第二节　病理生理

HELLP 综合征的发病机制尚不明确,目前认为与妊娠期高血压疾病相似,如血管痉挛、血管内皮损伤、血小板聚集与消耗、纤维蛋白原沉积、终末器官缺血等,但其发生发展的机制尚不明确。下文从症状入手对其病理生理机制进行分析。

1.溶血 红细胞迅速减少被认为是纤维蛋白沉积引起的细胞损伤进而导致红细胞裂解。与微血病性溶血性贫血机制相似。血涂片在显微镜下可看见变性红细胞、裂体细胞和染色红细胞,和某种调节缺陷相关。目前广泛使用的溶血标志物是乳酸脱氢酶水平和未结合胆红素水平。有研究表明,异常低的结合珠蛋白水平是一种更灵敏、更精确的溶血指标,但目前尚未推广该指标。

2.肝酶水平升高 肝酶水平升高可能反映溶血过程以及肝脏受累。溶血在很大程度上导致乳酸脱氢酶(LDH)水平升高,而增强的天冬氨酸氨基转移酶(AST)和丙氨酸转氨酶(ALT)水平主要是由于肝损伤所致。血浆谷胱甘肽 S-转移酶-a1(GST-a1)可提供比 AST 和 ALT 更敏感的急性肝损伤指标,并且在比较早期就可以被检测出来,然而该指标在常规诊疗流程中并不常用。肝酶升高的水平可反映肝脏功能障碍程度;此外,LDH 水平升高不仅表明细胞水平上的肝脏功能障碍,而且可作为红细胞损伤的标志物。与正常妊娠相比,HELLP 综合征患者组织纤溶酶原激活物和纤溶酶原激活物抑制剂-1(PAI-1)水平显著升高,表明血小板激活和纤溶酶原激活的改变参与了该病的发病机制。其他理论认为 HELLP 综合征可能是一种急性炎症,该理论可以解释肝细胞凋亡的假设。

3.血小板减少 妊娠期血小板减少症(血小板$<150\times10^9$/L)可能由妊娠期血小板减少症(59%)、免疫性血小板减少性紫癜(11%)、子痫前期(10%)或 HELLP 综合征(12%)等引起。血小板$<100\times10^9$/L 在子痫前期和妊娠期血小板减少症中相对罕见,在免疫性血小板减少性紫癜中频繁出现,而在 HELLP 综合征中是必备条件(根据 Sibai 定义)。HELLP 综合征中血小板减少是由于某种损伤逐渐导致微血管损伤和血管内血小板聚集,引发连锁反应级联,血小板消耗增加,血小板被激活并黏附在受损的血管内皮细胞上,导致血小板更新增加,寿命缩短,而其最初的诱发因素仍然存在争议。

(杨 港 虞金哲)

第三节 临床表现

HELLP 综合征的临床表现不具有特异性,通常表现为全身不适、右上腹疼痛、体重骤增、脉压增大,30%~60%的患者出现对乙酰氨基酚无法缓解的头痛,20%的患者视物模糊,少数孕妇可有恶心、呕吐等消化系统表现。80%的患者有高血压和蛋白尿,超过 50%的患者在发病前体重增加和水肿。产后发生 HELLP 综合征的患者在分娩前或者产时通常有高血压和蛋白尿。HELLP 综合征的症状往往夜间加重,白天缓解。若凝血功能障碍严重,可出现血尿、消化道出血。

(虞金哲 王 玲)

第四节 诊 断

1.实验室指标 Tennessee 分类和 Mississippi 分类。

(1)Tennessee 分类:①溶血:外周血涂片见球形红细胞、破碎红细胞等异形细胞;总胆红素≥20.5 μmol/L;乳酸脱氢酶(LDH)>600 U/L。②肝酶水平升高:谷丙转氨酶(ALT)或谷草转氨酶(AST)≥70 U/L。③血小板减少:血小板计数<100×10⁹/L。

(2)Mississippi 分类:除 LDH>600 U/L 外,主要根据血小板计数分类。①Ⅰ型:血小板计数≤50×10⁹/L。②Ⅱ型:50×10⁹/L<血小板计数≤100×10⁹/L。③Ⅲ型:100×10⁹/L<血小板计数≤150×10⁹/L。LDH 水平升高是诊断 HELLP 综合征患者微血管内溶血的敏感指标,常在血清间接胆红素水平升高和血红蛋白降低前出现。D-二聚体、半乳糖凝集素-1(gal-1)、反应细胞损伤的标记物如 cfDNA、血管生成标志物等可以反映子痫前期的严重程度;PP13、ADAMTS13 是近几年发现的 HELLP 综合征的新敏感指标,尚未在临床广泛应用,研究显示 PP13 与 fII 和 PAPP-A 结合使用可显著提高 HELLP 综合征筛选的敏感性。

2.影像学指标 影像学检查常用于合并脏器损伤的诊断。

(1)超声:肝内血肿患者临床表现常常为上腹痛,但无特异性,而在超声下可见肝内低回声区,且肝血流减少。

(2)MRI:MRI 可识别急性肝损伤,表现为弥散加权成像时出现肝内信号异常扩散的区域。

(3)CT:CT 更容易描述肝包膜下血肿、肝梗死、肝破裂等,可作为不稳定 HELLP 综合征的首选检查方法。

(4)静脉碘油造影:可显示肝内清晰、完整的低密度区域,可用于产后 HELLP 综合征的评估。

(5)其他:有研究指出利用 B 超测量子宫动脉血流指数可预测 HELLP 综合征,但缺乏大样本临床研究证实。另有研究利用声脉冲辐射力成像技术(ARFI)对子痫前期、HELLP 综合征产妇产后首日的肝脏弹性进行量化检测,发现重度子痫前期、HELLP 综合征产妇肝脏硬度增加,推测 ARFI 评分增加可能提示妊娠期高血压孕妇发展为重度子痫前期、HELLP 综合征的概率增加。

(郭小丽　虞金哲　王　玲)

第五节　鉴 别 诊 断

HELLP 综合征应与溶血性尿毒症综合征、妊娠急性脂肪肝、血栓性血小板减少性紫癜,还有一些免疫相关疾病,如系统性红斑狼疮、抗磷脂综合征相鉴别。

1.溶血性尿毒症综合征 溶血性尿毒症综合征主要表现为急性肾功能衰竭、微血管病性溶血贫血和血小板减少三联征,患者通常表现为水肿、高血压、出血或严重的肾功能衰竭,且终止妊娠不能缓解病情。80%的溶血性尿毒症综合征发生于产后,通常发生于产后48 h 至产后10 周,产后需要较长时间的血液透析来治疗肾功能衰竭(约 1 个月),有些患者甚至需要长期血液透析治疗,而 HELLP 综合征患者很少发生肾功能衰竭,发生肾功能衰竭后肾功能很快恢复,即使需要血液透析治疗,也不需要很长时间。

2.妊娠急性脂肪肝 妊娠急性脂肪肝通常发生在孕 30～38 周之间,通常发病前 1～2 周有全身不适、厌食、恶心、呕吐,发病时有腹痛、头痛、黄疸,通常无高血压和蛋白尿,实验室检查有白细胞增多,血肌酐、尿酸、肝酶(ALP、ALT、AST)、胆红素水平升高,凝血酶原时间延长,肝脏超声检查可显示肝脏回声明显增强。

3.血栓性血小板减少性紫癜 主要损害神经系统,常发生于妊娠中期,特点是血小板显著减少、肌酐水平显著升高而转氨酶正常。

4.抗磷脂综合征 特点是动脉或静脉血栓形成,有或无妊娠发病,并伴有抗磷脂抗体持续阳性,可作为一种原发病出现,也可在 HELLP 综合征的发病中以并发症存在,妊娠发病者常于妊娠早期流产,反复发生,于妊娠晚期发病者常因子痫前期或胎盘功能不全在妊娠 34 周之前早产,其临床表现可为血小板减少的表现、网状青斑、皮肤溃疡、心脏瓣膜病和短暂性脑缺血发作,患者有反复发生的血栓形成及流产史时,临床医生应注意,其诊断标准包括临床和实验室标准,诊断时至少使用一个标准,临床标准包括客观证实的静脉、动脉或小血管血栓形成,实验室标准是持续存在的抗磷脂抗体,临床表现和实验室检查有助于与 HELLP 综合征鉴别。

5.并发症 HELLP 综合征常见的并发症有 DIC、急性肾功能衰竭和胎盘早剥,其次有严重的腹腔积液、肺水肿、伤口出血或感染、子痫、脑水肿,比较少见的有肝包膜下血肿、肝破裂、肝坏死和反复发生的血栓形成,视网膜脱落、脑梗死、脑出血、胰腺和结肠脓肿则较为罕见。

HELLP 综合征最常见的孕产妇并发症是 DIC,HELLP 综合征定义严格时,HELLP 综合征女性的 DIC 发生率约为 15%,而单纯重度子痫前期女性发生 DIC 的概率很低。HELLP 综合征发生于产前还是产后并不影响其发生 DIC 的概率。HELLP 综合征与胎盘早剥的强烈关联性表明凝血物质的消耗可能是该综合征中 DIC 的重要机制。在出现 HELLP 综合征并发 DIC 的女性中,快速分娩是阻止疾病进展的关键。通常在产后 24~48 h 内开始自然恢复,目前有完善的大量输血的支持治疗方案,包括新鲜冷冻血浆(FFP)、冷沉淀、浓缩血小板和浓缩红细胞或全血,应尽快根据产妇的临床表现决定输注方案。对于血流动力学不稳定和大量出血的女性,应立即实施急性输血方案,无需等待凝血试验;对于病情较轻微且需要止血支持的患者,可以使用血栓弹力图等即时检测,以微调所需的血液制品并避免可能无法耐受大量输血的 HELLP 综合征患者接受大量输血。对大量输血方案无反应的 HELLP 综合征女性的另一种治疗方法是使用重组因子Ⅶa。这种治疗已用于肝破裂和大量出血并伴有 HELLP 综合征的妇女多年。然而,其副作用包括血栓栓塞并发症和心肌梗死,因此目前仅为二线疗法。

另一种可能具有破坏性的并发症是肝出血,它可能导致肝破裂,这种并发症会显著增加母婴的发病率和死亡率。在大多数这些病例中,右肝叶最常受到影响,高达 75%。出血的来源可能是肝内,由于肝梗死,导致形成血肿,并可能在腹膜后积聚;然而,在自控性肝破裂的情况下,可能表现为包膜下或肝周血肿。与子痫前期更常发生在初产妇中不同,自发性肝破裂通常发生在多产中,当然,这种情况也可能发生在第一次妊娠中。HELLP 综合征的大多数肝脏相关并发症发生在妊娠晚期或妊娠中晚期,而在产后即刻报告的病例很少。

肝破裂后不受控制的出血是一种危急的临床状况,并且与孕产妇和胎儿的死亡率增加有关。肝破裂是 HELLP 综合征最严重的后果。大多数情况下,它发生在妊娠中期或妊娠晚期的后期,但也有报道其在产后立即发生。在这种情况下,如果保守或微创治疗失败,紧急手术可能是唯一的治疗选择。较为重要的是,HELLP 综合征患者的肝破裂风险在产后或紧急取出胎儿后不会降低,但可能会在产后 24~48 h 出现 HELLP 综合征完全消退。

(吴诗瑶　虞金哲)

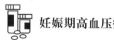

第六节　处　　理

HELLP 综合征处理原则是稳定孕妇,及时分娩。

一、终止妊娠

(1)终止妊娠的时机:HELLP 综合征的预防重在积极治疗妊娠期高血压疾病,及时终止妊娠,阻断病情进展。对发生于 34 周以后的 HELLP 综合征或是胎肺已经成熟、胎儿窘迫、先兆肝破裂及病情恶化者建议立即终止妊娠,而对发生于 34 周以前的 HELLP 综合征却没有达成共识。有研究显示,对发生于 34 周以前的 HELLP 综合征,若母体和胎儿状况稳定,可期待治疗至 48 h 以上再终止妊娠,以降低产后出血、ARDS 等风险,同时争取时间使用糖皮质激素促胎肺成熟。在三级保健单位密切的母婴监测下,小于 34 周的 HELLP 综合征孕妇可考虑期待管理,但应充分权衡因妊娠时间延长有限而可能带来的好处与增加的母婴并发症风险,一旦产妇病情恶化,应立即行剖宫产终止妊娠。小于 27 周的患者的治疗一般是在保守治疗 48 h 后终止妊娠,此时是否用糖皮质激素? 其疗效如何? 不能确定。静脉注射硫酸镁作为预防子痫发作的措施被认为是必不可少的,如果需要,患者应接受适当的降压药治疗,如肼苯哒嗪、硝苯地平或拉贝洛尔,以便稳定血压并防止进一步的心血管和肾脏并发症。

(2)终止妊娠的分娩方式:若无其他产科合并症,可选择阴道试产。HELLP 综合征不是剖宫产指征,但可以适当放宽剖宫产指征。

(3)麻醉方式的选择:应考虑母体和胎儿情况的个体化,且必须考虑血小板减少的存在(产前纠正血小板减少很重要)。剖宫产应选用局部浸润麻醉或全身麻醉。全身麻醉风险较局部浸润麻醉高,血小板计数 $<100\times10^9/L$ 时选择局部浸润麻醉,但血小板计数 $<75\times10^9/L$ 时硬膜外麻醉是禁忌,应考虑全身麻醉。首选应用起效快、作用时间短的瑞芬太尼麻醉,以便为高危患者提供心血管的稳定性。当局部浸润麻醉没有禁忌且母亲的血流动力学稳定时,应考虑应用局部浸润麻醉代替全身麻醉。当患者只有中度非进行性血小板减少时,脊髓麻醉是进行剖宫产的首选;阴道分娩应选用局部浸润麻醉,而硬膜外麻醉和阴部神经阻滞有局部出血风险,应禁用。

二、治疗

(1)糖皮质激素的使用:产前静脉注射皮质类固醇仍然是治疗 HELLP 综合征的一种有争议的方法,其唯一明确的作用是提高血小板计数,且就提升血小板计数方面,地塞米松的效果优于倍他米松。产前注射地塞米松可能对减少孕产妇死亡率、发病率、减慢疾病进展及改善预后有一定帮助,但并无严谨有效的前瞻性研究证实其作用。因此,地塞米松治疗 HELLP 综合征仍是医疗机构的一种个体化方案。妊娠期每 12 h 静脉滴注地塞米松 10 mg,产后应继续应用 3 次,以免出现血小板水平再次降低、肝功能恶化、少尿等。

(2)血液制品的应用:血小板是治疗 HELLP 综合征最常用的血制品,以血小板低于 $20\times10^9/L$ 或持续性、自发性出血为输注指征。预防性输注常用于产时或手术时,以减少产时、产后出血,改善凝血功能。如果患者发生弥散性血管内凝血,应输注新鲜冰冻血浆补充凝血因子;产后持续性溶血则需要输入红细胞;对大量输血无效的患者,可以用重组因子Ⅶa,但仍存在争议。

(3)血浆置换:血浆置换使 HELLP 综合征患者病情得到缓解的成功案例较多,这可能与新鲜冰冻血浆去除了毒素、免疫复合物、血小板聚集抑制因子的危害,同时降低了血液黏稠度、补充缺乏的血浆因子等有关。产后 24~48 h 内血小板计数和 AST 数值未有改善且有急性肾损伤、神经损伤或呼吸窘迫综合征的患者有进展为血栓性微血管病(TMA)的风险。此类患者对 HELLP 综合征的经典治疗无反应,应在产后 24~72 h 内进行血浆置换。在合并肾功能衰竭的情况下,血液透析是金标准的治疗方法。当血小板计数达到 100×10^9/L 且生命体征稳定时,可停止血浆置换。但因为血浆置换是一种有创操作,风险较高,如过敏反应,大量免疫球蛋白的丢失,术中置管增加穿刺部位的出血风险,以及潜在的换血增加罹患传染病的风险,故应慎用。

(4)其他治疗:重组血栓调节蛋白可减轻血管内皮损伤,普伐他汀降低 sFlt-1 水平而改善血管内皮功能,是近期发现的针对发病机制的预防和治疗 HELLP 综合征的新方法。重要脏器(包括肾脏、心脏等)损伤的针对性治疗常需众多学科协助提高成功率。

(虞金哲 王 玲)

第七节 预 后

HELLP 综合征的预后与其病情进展情况、孕周和有无合并症、并发症有关。一般来说,产后发生的 HELLP 综合征预后更差。孕产妇死亡率为 1%~25%,脑出血、休克可导致孕产妇很快死亡,而发生肝破裂的 HELLP 综合征孕产妇的死亡率为 18%~86%。新生儿结局的差异取决于终止妊娠时间,分娩时的低胎龄是主要问题,而不是 HELLP 综合征本身。患有 HELLP 综合征的母亲所生的婴儿可能会出现血小板减少症和神经系统并发症,但大多数新生儿具有正常的长期发育。早产、胎盘功能不全、胎盘早剥的围产儿死亡率很高,尤其是小于 32 周的围产儿死亡率很高,肝破裂的孕产妇的围产儿死亡率可高达 80%。

(虞金哲)

参考文献

[1] Pop-Trajković S,Antić V,Kopitović V,et al. Postpartum HELLP syndrome—the case of lost battle[J]. Ups J Med Sci,2013,118(1):51-53.

[2] Sibai B M,Ramadan M K,Acute renal failure in pregnancies complicated by hemolysis, elevated liver enzymes,and low platelets[J]. Am J Obstet Gynecol,1993,168(6 Pt 1): 1682-1687;discussion 1687-1690.

[3] Isler C M,Rinehart B K,Terrone D A,et al. The importance of parity to major maternal morbidity in the eclamptic mother with HELLP syndrome[J]. Hypertens Pregnancy, 2003,22(3):287-294.

[4] Wallace K,Harris S,Addison A,et al. HELLP syndrome:pathophysiology and current therapies[J]. Curr Pharm Biotechnol,2018,19(10):816-826.

[5]　Travnikova M,Gumulec J,Koristek Z,et al. HELLP syndrome requiring therapeutic plasma exchange due to progression to multiple organ dysfunction syndrome with predominant encephalopathy,respiratory and renal insufficiency[J]. Ceska Gynekol 82 (3):202-205.

[6]　van Runnard Heimel P J,Franx A,Schobben A F,et al. Corticosteroids,pregnancy,and HELLP syndrome:a review[J]. Obstet Gynecol Surv,2005,60(1)57-70;quiz 73-74.

[7]　Prakash J,Niwas S S,Parekh A,et al. Acute kidney injury in late pregnancy in developing countries[J]. Ren Fail,2010,32(3):309-313.

[8]　Sibai B M,Imitators of severe pre-eclampsia[J]. Semin Perinatol ,2009,33(3):196-205.

[9]　Yeon S E,Kim S J,Kim J H,et al. A case report of the nutrition support for a patient with HELLP Syndrome[J]. Clin Nutr Res,2017,6(2):136-144.

[10]　Rimaitis K,Grauslyte L,Zavackiene A,et al. Diagnosis of HELLP syndrome:a 10-year survey in a perinatology centre[J]. Int J Environ Res Public Health,2019,16(1).

[11]　De Villiers C P, Hedley P L, Placing S, et al. Placental protein-13 (PP13) in combination with PAPP-A and free leptin index(fLI)in first trimester maternal serum screening for severe and early preeclampsia[J]. Clin Chem Lab Med,2017,56(1): 65-74.

[12]　Yoshida Y,Matsumoto M,Yagi H,et al. Severe reduction of free-form ADAMTS13, unbound to von Willebrand factor,in plasma of patients with HELLP syndrome[J]. Blood Adv,2017,1(20):1628-1631.

[13]　Maged A M,ElNassery N,Fouad M,et al. Third-trimester uterine artery Doppler measurement and maternal postpartum outcome among patients with severe pre-eclampsia[J]. Int J Gynaecol Obstet,2015,131(1):49-53.

[14]　Oliveira N,Poon L C,Nicolaides K H,et al. First trimester prediction of HELLP syndrome[J]. Prenat Diagn,2016,36(1):29-33.

[15]　Cetin O,Karaman E,Arslan H,et al. Evaluation of maternal liver elasticity by acoustic radiation force impulse elastosonography in hypertensive disorders of pregnancy:a preliminary descriptive study[J]. The journal of maternal-fetal & neonatal medicine: the official journal of the European Association of Perinatal Medicine,the Federation of Asia and Oceania Perinatal Societies,the International Society of Perinatal Obstet, 2017,30(19):2281-2286.

[16]　Berry E L,Iqbal S N,HELLP syndrome at 17 weeks gestation:a rare and catastrophic phenomenon[J]. J Clin Gynecol Obstet,2014,3(4):147-150.

[17]　Vaught A J, Gavriilaki E, Hueppchen N, et al. Direct evidence of complement activation in HELLP syndrome:a link to atypical hemolytic uremic syndrome[J]. Exp Hematol,2016,44(5):390-398.

[18]　Sibai B M,Ramadan M K,Usta I,et al. Maternal morbidity and mortality in 442 pregnancies with hemolysis, elevated liver enzymes, and low platelets (HELLP syndrome)[J]. Am J Obstet Gynecol,1993,169(4):1000-1006.

[19]　Haram K, Svendsen E, Abildgaard U, The HELLP syndrome: clinical issues and

management. A Review[J]. BMC Pregnancy Childbirth,2009,9:8.

[20] Mihu D,Costin N,Mihu C M,et al. HELLP syndrome-a multisystemic disorder[J]. J Gastrointestin Liver Dis,2007,16(4):419-424.

[21] Sibai B M. Diagnosis, controversies, and management of the syndrome of hemolysis, elevated liver enzymes, and low platelet count[J]. Obstetrics and gynecology,2004, 103(5 Pt 1):981-991.

[22] Haram K,Mortensen J H,Mastrolia S A,et al. Disseminated intravascular coagulation in the HELLP syndrome:how much do we really know? [J]. The journal of maternal-fetal & neonatal medicine:the official journal of the European Association of Perinatal Medicine, the Federation of Asia and Oceania Perinatal Societies, the International Society of Perinatal Obstet ricians,2017,30(7):779-788.

第十章
妊娠期高血压疾病与胎儿生长受限

第一节 定义与概述

　　妊娠期高血压疾病（HDP）和胎儿生长受限（fetal growth restriction，FGR）都是妊娠期间常见的、严重危害母婴健康的并发症，且两者同时发生的概率远高于单独发病的概率。因此，对于 HDP 和 FGR 的早期诊断、早期干预尤为重要，可延缓病情发展，减少并发症发生，尽量避免不良围产结局的发生。目前对于妊娠期高血压疾病的定义已较为完善，而对于胎儿生长受限的定义仍有争议。

　　我国 2019 版 FGR 专家共识提出 FGR 定义：受母体、胎儿、胎盘等病理因素影响，胎儿生长未达到其应有的遗传潜能，多表现为胎儿超声估测体重或腹围低于相应胎龄第 10 百分位数。其定义应与小于胎龄胎儿区别；小于胎龄儿的定义：超声估测体重或腹围低于同胎龄应有体重或腹围第 10 百分位数以下的胎儿。并非所有 SGA 均为病理性的生长受限。SGA 还包含了部分健康小样儿。建立种族特异性生长标准，能够提高产前筛查 SGA 的敏感性。

　　美国、法国以及爱尔兰的 FGR 指南均仅将 EFW 作为 FGR 的诊断依据，然而英国、加拿大和新西兰的指南以及我国专家共识将 AC 作为 FGR 的诊断标准之一。多项研究发现，使用 AC<同孕周第 10 百分位数或 EFW<同孕周第 10 百分位数诊断 FGR 的准确度、特异度均相似，二者都存在 10% 的固定假阳性率，并且 AC<同孕周第 5 百分位数的诊断特异度甚至高于 EFW<同孕周第 5 百分位数（97% vs. 95%），此外 AC 似乎具有更高的敏感度（78% vs. 54%）。因此，SMFM 建议将 EFW 或 AC 作为 FGR 的诊断依据。我国 2019 版专家共识主要依据英国和加拿大相关指南推荐，将 FGR 定义为受母体、胎儿、胎盘等病理因素影响，胎儿生长未达到其应有的遗传潜能，多表现为 EFW 或 AC 低于对应孕周第 10 百分位数。另外，也有推荐将一些生物参数，如脐动脉、静脉导管多普勒血流异常表现等作为 FGR 的诊断依据之一，虽然研究发现脐动脉多普勒血流异常对 FGR 不良围产结局有一定预测价值，但证据有限，尚未达成共识。

（冯婷婷　虞金哲）

第二节 流 行 病 学

目前,关于 HDP 和 FGR 的研究数量繁多、与时俱进,但对于两者关联性的研究尚不完备。我国 FGR 的发生率为 6.39%,是围生儿死亡的第二大原因。一项包含 11667 例孕妇的大样本临床研究发现,在孕 34 周以前发生的 FGR 中,有 60% 存在子宫动脉搏动指数>第 90 百分位数,提示 FGR 的病因与胎盘灌注不良引起的胎盘功能异常相关。母体血管病变引起的子宫胎盘灌注不良占 FGR 病因的 25%~30%。任何增加母体血管病变或影响子宫胎盘灌注的妊娠合并症(如孕前发绀型心脏病、慢性肾病、慢性高血压、糖尿病、甲状腺疾病、系统性红斑狼疮、抗磷脂综合征等)或并发症(如子痫前期、妊娠期肝内胆汁淤积症)等,均有可能导致 FGR 的发生。因此,对疑似 FGR 人群,应仔细评估母体病史。

与 FGR 相关的母体危险因素包括母体年龄≥40 岁、初产妇、体重指数<20 kg/m² 或>25 kg/m²、2 次妊娠间隔时间过短、药物滥用、吸烟、子宫畸形、每天高强度运动等。

不良妊娠史包括 FGR 妊娠史、子痫前期史、胎盘早剥史和死胎死产史等。

妊娠合并症和并发症包括糖尿病合并血管病变、肾功能中重度受损(尤其是合并高血压时)、APS、慢性高血压、严重的慢性贫血、严重的早孕期出血史等。

(虞金哲)

第三节 病 理 生 理

胎盘相关胎儿生长受限主要是由于妊娠早期供应胎盘的子宫螺旋动脉重塑不足。由此产生的灌注不良导致胎盘组织内的细胞应激,导致选择性抑制蛋白质合成和细胞增殖。这些影响在更严重的情况下可加重梗死和纤维蛋白沉积。因此,母胎交换绒毛的体积和表面积减少。印迹和非印迹基因表达出现广泛的失调,影响胎盘运输、内分泌、代谢和免疫功能。继发改变包括胎盘干绒毛内胎儿动脉周围平滑肌细胞的去分化,与舒张末期脐动脉血流缺失或反向相关,并与出生体重减少相关。对于许多形态变化,主要是胎盘内血管病变,可以通过超声或磁共振成像扫描成像,跟踪其在体内的发展和进展。与单独生长受限患者相比,与生长受限相关的子痫前期患者的变化更为严重,表现为广泛的纤维蛋白沉积、显微镜下的绒毛发育缺陷、螺旋动脉粥样硬化和非传染性绒毛炎。较高水平的应激可能激活合胞滋养细胞内的促炎和凋亡通路,释放导致母体内皮细胞激活的因子。先天性脐带和胎盘形状异常是唯一与胎盘相关的条件,而不与子宫胎盘循环发育不良有关,它们对胎儿生长的影响有限。

正常妊娠中,大量的胎盘重塑发生在妊娠早期末或妊娠中期开始时,这与胎盘完全形成绒毛膜受血时母体动脉循环的开始有关。此时发生的事件可能会影响最终胎盘的大小,进而影响它的功能。这一概念得到了其他研究的支持,研究表明,不论是否伴有 HDP,妊娠中期开始的 FGR 孕妇的胎盘血容量更少,子宫血流阻力更高。

为了更好地解释 FGR 的病理生理,我们首先需要了解正常胎盘在孕期的变化。

胎盘早期发育及胎盘重构:胎盘最初的发育发生在子宫内膜的浅层内,到妊娠第 3 周结束时,整个绒毛膜囊上已经形成了绒毛。在正常妊娠中,妊娠20周以前,为适应妊娠时子宫流量的增加,子宫血管的弓状和径向动脉在雌激素、孕激素、人绒毛膜促性腺激素和其他由胎盘分泌的激素和因子的共同作用下扩张。子宫胎盘血管系统的较远端部分在绒毛外滋养细胞的影响下进行额外的广泛重构。这种重构包括动脉壁平滑肌细胞和弹性蛋白的丢失,以及纤维蛋白样物质的替代,最终成为惰性松弛的导管,不能发生血管收缩。大约在妊娠10周后,母体流向绒毛间隙的动脉循环才完全建立起来,间质滋养细胞与母体免疫系统相互作用,特别是子宫自然杀伤细胞。重塑有两个主要的作用:第一,扩张动脉的管腔降低了母体流入胎盘绒毛间隙的速度和脉动;第二,平滑肌的丧失降低了自发血管收缩的风险。螺旋动脉的重塑会延续到妊娠中期,甚至更久。

螺旋动脉重塑不足:绒毛外滋养细胞浸润不足和母体螺旋动脉重塑与很多产科综合征的病理生理学相关,包括因胎盘灌注不良导致的胎儿生长受限。螺旋动脉重塑不足的可能原因有很多,而实际原因因病例而异。孕期前几周营养不良可能导致绒毛外滋养细胞数量减少。螺旋动脉重塑不足的后果是严重的。首先,它会对母体血液进入胎盘绒毛间隙的速度产生不利影响。数学模型表明,正常膨胀使速度降低了一个数量级,从 2～3 m/s 减少到大约 10 cm/s,可以确保绒毛树的灌注均匀,并有足够的时间进行交换。病理性妊娠时,血液流入保持高速和脉动性,会对胎盘造成机械损伤。其次,交接处血管平滑肌的滞留很可能引起胎盘更大的间歇性灌注。对恒河猴进行的血管造影术研究表明,即使在正常妊娠期间,螺旋动脉的血液流动也是间歇性的,这种效应独立于子宫收缩,并认为是自发血管收缩的动脉参与所致。因此可以预料,该事件在未重建连接段的动脉中更常见,使胎盘暴露于复发的缺血-再灌注型损伤。最后,螺旋动脉重塑不足导致螺旋动脉发生急性动脉粥样硬化,泡沫细胞聚集,管腔狭窄。这些变化可见于连接段远端,可能是由缺血-再灌注损伤中经历的高剪切力引起的。母体可能有血脂异常。聚集的泡沫细胞的作用是严格限制血液流向胎盘。众多结局均可能导致严重的产科不良预后。

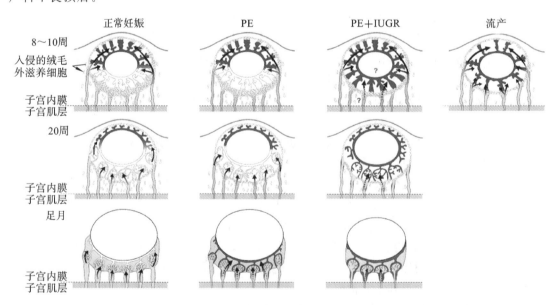

图 10-1　在正常妊娠、子痫前期(PE)、子痫前期伴宫内发育迟缓
(PE＋IUGR)和流产中,氧化应激程度与胎盘发育的关系

在正常妊娠、晚发型子痫前期(PE)、早发型子痫前期和流产中,氧化应激程度与胎盘发育的关系如下。在正常妊娠中,母体循环在胎盘周围的入侵开始导致局部氧化应激,绒毛退化,绒毛膜形成。流产时,绒毛外滋养细胞(EVT)严重缺失,导致螺旋动脉不完全堵塞,血流开始紊乱,氧化应激过度。在子痫前期中,氧化应激程度介于正常妊娠和流产二者之间,氧化应激在与胎儿生长受限(FGR)相关的早发型综合征中更为严重。

另有研究认为 HDP 合并 FGR 可能受血管内皮生长因子(vascular endothelial growth factor,VEGF)、胎盘生长因子(placental growth factor,PLGF)、可溶性血管内皮生长因子受体-1(sFlt-1)等多种细胞因子影响,与胎盘功能不全有关。

(1)VEGF:在早期胎盘发育过程中,VEGF 起着至关重要的作用,现有许多研究已经证明了这一点。含有 VEGF-A165 的腺病毒载体或预处理的亚型(VEGF-DDNDC),能增加正常孕妇和 FGR 患者的子宫血流量、促进胎儿生长;FGR 患者血清中的 CXC 类趋化因子配体 12(CXCL12)、CXC 类趋化因子受体 4(CXCR4)、VEGF 及 PLGF 的水平均较健康对照组下降,表明 CXCL12、CXCR4 介导的信号通路联合 VEGF、PLGF,在胎盘形成过程中起着重要作用。

(2)sFlt-1:作为一种抗血管生成因子,能下调 PLGF 水平和抑制 PLGF 活性,从而影响血管内皮细胞的增殖以及血管的新生。当胎盘缺氧时,合体滋养细胞会分泌 sFlt-1,结合血液中已活化的 VEGF 和 PLGF,阻止后两者与血管内皮细胞表面的受体结合,抑制血管生成。Jiang 等将外源性 sFlt-1 注入孕鼠体内,通过电子显微镜观察到 sFlt-1 处理的妊娠小鼠胎盘滋养细胞线粒体肿胀,这提示 sFlt-1 在滋养细胞氧化应激中起作用——促进滋养层细胞凋亡。

(3)细胞因子与 FGR 发病的关系:妊娠早期的缺氧环境促使缺氧诱导因子 1 α(hypoxia inducible factor-1 α,HIF-1 α)产生,并参与滋养层细胞向血管管壁渗透的过程,使血管直径变大,血液供应量增多,渗透能力更大,进而涉及蜕膜组织和螺旋动脉,使新生血管量增多。张展等提出,HIF-1 α 对 VEGF 的表达呈现先促进、后抑制的双向调节,对 sFlt-1 的表达则呈现促进调节。这就陷入了一个恶性循环,即 sFlt-1 抑制胎盘血管生成,引起滋养细胞缺氧,缺氧又引起 HIF-1 α 产生,导致 sFlt-1 进一步分泌,最终,孕妇体内 sFlt-1 的分泌量远多于 VEGF 的分泌量,胎盘血管形成障碍,高阻力、低灌注,使胎儿缺少生长发育必需的氧气及营养物质,FGR 随之发生。

HDP 和 FGR 的关联:现有研究已经基本证实 HDP 和 FGR 的发病存在关联,且与胎盘血管相关,但相关机制尚无定论。深部胎盘发育不良是子痫前期和 FGR 中首次被描述的,其特征是螺旋动脉段缺失或不完全重塑。Youssef 等研究发现,在 FGR 合并子痫前期时,患者脐血脑钠尿肽(brain natriuretic peptide,BNP)浓度最高,胎儿存在心功能障碍,但此时胎儿心脏形态计量学变化不明显,这提示胎盘功能不全在胎儿心脏重构中起着作用。Youssef 等还发现,无论有无子痫前期,生长受限的胎儿心脏结构和功能都会发生改变,并首次进一步证明在没有 FGR 的情况下,子痫前期也有类似的变化。在双胎妊娠的情况下,HDP 和 FGR 也有密切的关系,并且这种关联的大小与单胎中观察到的相似,但仅当使用基于双胎的出生体重参考值诊断 FGR 时才观察到这种关联。HDP 和 FGR 还影响胎儿及母体今后的健康。有子痫前期病史的妇女在以后的生活中患冠状动脉疾病(coronary artery disease,CAD)的风险将会增加,包括急性致命性心肌梗死,而没有急性冠状动脉综合征的进行性、预警性症状。Benschop 等发现,妊娠中期 PLGF 浓度较低的孕妇主动脉根部直径、左心房直径(left atrial diameter,

LAD)及左心室质量(left ventricular mass,LVM)更大,这些指标提示具有更高的心血管疾病风险。对 HDP 和 FGR 的发病机制的研究,尤其是关联性方面的研究,为寻找更好的治疗方式开拓了新思路。Robertson 等使用子痫前期的小鼠模型进行实验,发现血流量的减少导致 sFlt-1 水平升高,继而导致母体高血压和蛋白尿,而使用小干扰 RNA(siRNA)抑制胎盘 sFlt-1 的合成,以信使核糖核酸(mRNA)为目标进行降解,可能是一种有效的防止 FGR 的策略。有研究发现,重组 VEGF121 可以与高水平的 sFlt-1 结合,从而消除 sFlt-1 对血管内皮发育的有害影响,重塑血管,使其拥有更宽的直径和更薄的壁,这为预防 HDP 患者发生 FGR 提供了可能。

(虞金哲　任　为)

第四节　胎儿生长受限的诊断与分型

1.FGR 的诊断流程

(1)准确核实孕周,评估胎龄。根据孕妇月经史、辅助生殖技术的相关信息,以及早、中孕期的超声检查结果,综合判断是否存在纠正预产期的指征。准确核实孕周对于诊断 SGA 或 FGR 至关重要。

(2)超声评估胎儿生长。超声是产前诊断 SGA 或 FGR 的重要工具。早孕期采用超声测量胎儿头臀长是准确评估胎龄的重要手段。中孕期可以通过超声评估胎儿的各项生长指标(包括双顶径、头围、腹围及股骨长度等),基于不同孕周的生长状况,还可以估测胎儿体重,并通过动态的监测,了解胎儿的生长趋势。如产前超声发现胎儿 EFW 或腹围小于相应胎龄的第 10 百分位数,要考虑 SGA。

(3)寻找引起 SGA 的病理因素。一旦产前超声提示 SGA,需详细询问病史,检查母体合并症或并发症,筛查胎儿遗传因素或结构异常及感染与胎盘病理因素等。如发现存在相关的病理因素,则可以考虑临床诊断 FGR。

2.分型　FGR 经典的分型方法是依据头围和腹围的比例(HC/AC)分为对称型和非对称型。虽然该分型与 FGR 的病因相关,但随访研究发现这两类 FGR 的早产患儿的生长发育迟缓程度相似,并且研究尚未发现 HC/AC 是不良妊娠结局的独立预测因子。《2020 版美国母胎医学会专家共识:胎儿生长受限的诊断和管理》更推荐另一种分型方法,即依据超声诊断时的孕周分为早发型 FGR(妊娠 32 周以前)和晚发型 FGR(妊娠 32 周及以后)。研究认为,妊娠 32 周为最佳临界值,能最大程度地反映这两类 FGR 妊娠结局的差异性,因此更能指导 FGR 的临床管理。一般来讲,早发型 FGR 临床表现较为严重,并且更倾向于遵循已确定的胎儿多普勒血流的恶化模式,即从脐动脉和静脉导管的血流异常进展到生物物理参数的异常,而且常常与妊娠期高血压疾病相关,胎盘功能障碍的表现也更加显著。然而,晚发型 FGR 通常表现较为温和,常缺乏胎盘灌注不足的表现,并且脐动脉血流多表现正常。但是,对于 EFW<同孕周第 3 百分位数的严重 FGR,无论脐动脉和大脑中动脉多普勒血流情况如何,这类 FGR 的围产期不良结局均显著增加,此观点与我国专家共识一致。

中国人群不同孕周的胎儿估测体重参考标准见表 10-1。

表 10-1 中国人群不同孕周的胎儿估测体重参考标准 单位:g

孕周/周	主要百分位数						
	第 3	第 5	第 10	第 50	第 90	第 95	第 97
24	505	526	558	673	788	821	842
25	589	614	652	786	920	958	983
26	683	712	756	911	1067	1111	1139
27	787	820	870	1049	1228	1279	1312
28	899	937	995	1199	1404	1462	1500
29	1021	1063	1129	1361	1593	1659	1702
30	1150	1198	1273	1534	1796	1870	1918
31	1287	1341	1424	1717	2010	2093	2147
32	1430	1490	1583	1908	2233	2326	2385
33	1578	1644	1746	2105	2464	2566	2632
34	1729	1802	1913	2306	2700	2811	2884
35	1881	1960	2081	2509	2937	3058	3137
36	2032	2117	2248	2710	3172	3303	3388
37	2179	2271	2411	2907	3402	3543	3634
38	2321	2418	2568	3096	3624	3773	3870
39	2454	2557	2715	3274	3832	3990	4093
40	2577	2685	2851	3437	4023	4190	4297
41	2687	2799	2973	3584	4195	4368	4481

（虞金哲 任 为）

第五节 预防与监测

（一）预防

对于子痫前期高危孕妇,孕 16 周前预防性口服阿司匹林,除可预防子痫前期外,也可以预防 FGR。Roberge 等的 Meta 分析纳入了共计 20909 例子痫前期高危孕妇的 45 项随机对照研究。分析发现,孕 16 周前每天口服小剂量阿司匹林可以预防 FGR(RR 0.56,95%CI 0.44~0.70)。

ACOG 建议不能将预防 FGR 作为小剂量阿司匹林使用的单一指征。并且现有证据尚不足以表明低分子肝素能降低胎盘相关性孕期并发症的再发风险,故而 SMFM 不推荐仅为了预防再次发生 FGR 而使用低分子肝素。在我国专家共识中,对于 FGR 高危人群,低分子肝素不能有效预防 FGR 的发生。《柳叶刀》发表的一项 Meta 分析系统回顾了 8 项随机对照试验,包括有胎盘灌注不良史的 963 例高危孕妇(包括子痫前期病史、胎盘早剥史、SGA 生育史、孕 16

周后妊娠终止史,或2次孕12周后妊娠终止史)的随机对照研究,提示低分子肝素不能有效预防FGR。

　　现有证据均未表明孕期治疗,包括营养和膳食补充、卧床休息以及促进血管舒张和子宫胎盘灌注西地那非,可改善生长受限胎儿的生长状况和不良结局。研究者已经开展了一些小样本随机试验评估FGR的产前干预方法,包括给予母体营养补充、吸氧治疗、住院保胎以及改善胎盘血流的一些干预措施。一项研究针对107例FGR孕妇评估住院卧床休息的疗效,结果并未发现胎儿的生长有任何改善。另有3项关于94例FGR孕妇吸氧治疗的研究,其中有2项研究存在方法学问题(吸氧组的孕周大于对照组),因此即使研究结果提示吸氧与出生体重增加及围产儿死亡率降低存在正相关(RR 0.50,95%CI 0.32~0.81),但专家们仍一致认为,该证据尚不足以评估FGR孕妇吸氧治疗的益处和风险。总之,目前缺乏足够证据证明上述干预措施能够改善生长受限胎儿的生长情况。目前已发布的STRIDER-NZAus研究和UK-STRIDER研究均表明,孕期服用西地那非(25 mg,3次/天)对改善胎儿生长没有显著效果。Dutch-STRIDER研究的中期分析显示,西地那非组新生儿发生持续性肺动脉高压的比例显著增加(因果关系尚待确定),且新生儿的患病率和死亡率并未随治疗而降低,甚至出现了新生儿死亡增多的趋势(尽管差异无统计学意义)。同样,Canadian-STRIDER研究也因为无明显效果和安全问题而终止。虽然有研究者认为是由于STRIDER研究选择的西地那非剂量过低,才未显现治疗效果,但鉴于已经出现新生儿持续性肺动脉高压发生率增加的潜在危险信号,研究不应考虑增加剂量,而应当着重于验证西地那非的安全问题。由此专家们一致认为,不应当采用西地那非治疗FGR。

　　戒烟能预防FGR的发生。对2504例初产妇开展的随机队列研究比较了261例孕15周前戒烟和251例孕期继续吸烟孕妇的妊娠结局,结果提示后者FGR的发生风险增加,而前者FGR发生率与正常对照相似。

　　补充孕激素及钙剂等措施并不能预防FGR的发生。关于孕期营养(包括补充能量及蛋白质)对FGR的预防价值仍存在争议。平衡的能量或蛋白质补充可能改善胎儿生长,减少胎儿和新生儿死亡的风险,但目前尚缺乏高质量的研究。Cochrane系统评价数据库中针对13615例孕妇的4项研究提示,孕期补充钙剂(≥1 g/d)无法预防FGR(RR 1.05,95%CI 0.86~1.29)。对1445例孕妇的4项研究则提示,孕激素无法预防FGR。

　　(二)监测

　　FGR的孕期管理流程图见图10-2。

　　虽然FGR孕期管理的最佳方案尚未达成共识,但ACOG相关指南认为FGR的孕期管理应当以早期诊断、优化胎儿监护和适时终止妊娠为主要管理内容。对于FGR的孕期监护方法主要包括计数胎动、超声和电子胎心监护。超声是目前最理想的评估FGR的方法。评估内容包括胎儿生长趋势、多普勒血流、羊水量和生物物理评分等。

　　FGR超声监测频率:确诊初期,ACOG相关指南推荐FGR确诊初期每1~2周进行1次脐动脉多普勒超声检查以评估病情进展;如果经初步评估,脐动脉血流持续正常,可减少脐动脉血流的监测频率,如2~4周监测1次;如果伴有严重FGR或出现脐动脉血流异常,可考虑增加监测频率,如每隔2周监测1次。FGR一旦出现脐动脉舒张末期血流消失(AEDV),预示病情可能进一步恶化或者发展为舒张末期血流反向(REDV),因此建议每周进行2~3次脐动脉多普勒超声检查。我国专家共识推荐FGR脐动脉多普勒超声监测至少间隔2周,以降低FGR筛查的假阳性率。对脐动脉血流正常的生长受限胎儿每2周监测1次。对于脐动脉血

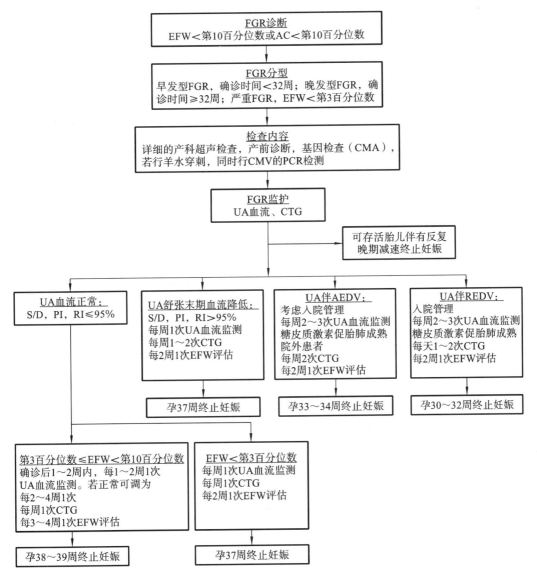

图 10-2 FGR 的孕期管理流程图

流异常的 FGR,目前尚无循证证据提供最佳的多普勒超声监测频率。RCOG 推荐对于短期内需继续妊娠的脐动脉搏动指数＞第 95 百分位数的生长受限胎儿,每周多普勒超声监测 2 次;对舒张末期血流缺失或反向者,每天监测 1 次。

Mongelli 等用数学模型评估了检查间隔时间对 FGR 筛查假阳性率的影响。初次扫描在孕 32 周进行,间隔 1、2、3 和 4 周的假阳性率分别为 30.8%、16.9%、8.1%和 3.2%。选择在孕 36 周进行首次扫描的假阳性率更高(分别为 34.4%、22.1%、12.7%和 6.9%)。因此,如果通过对比 2 次胎儿生长测量值以评估生长速度,至少应该间隔 2 周,以降低 FGR 筛查的假阳性率。一项前瞻性观察性研究发现,病情进展快速的 FGR 通常会在确诊后的前 2 周内出现多普勒血流的异常表现。因此,SMFM 认为 FGR 确诊初期应每 1～2 周进行 1 次脐动脉多普勒超声检查,此外,一旦确诊 FGR,SMFM 认为应至少每 3 周进行 1 次胎儿生长和体重的评估,如果伴有严重 FGR 或出现脐动脉血流异常,可考虑增加监测频率,如每隔 2 周监测 1 次。

FGR 多普勒血流监测的目的是预测胎儿酸中毒,以期在发生不可逆的胎儿器官损伤和胎儿死亡前及时分娩。一项包括了 5 项临床研究的 Meta 分析并未发现常规脐动脉多普勒检查对孕妇或胎儿有益;但是对可疑 FGR,在产前评估中增加脐动脉多普勒测量,可使围产儿死亡率下降 29%。因此推荐对生长受限胎儿进行脐动脉多普勒的评估。一项随机对照研究对疑似 FGR 且脐动脉血流正常的胎儿每周监测 2 次或每 2 周监测 1 次脐动脉血流,发现 2 种监测频率的围产儿发病率和死亡率差异无统计学意义,但增加监测频率会导致更多的产科干预,如引产和更早分娩。

如 FGR 孕妇自然临产,建议及早入院,进行持续电子胎心监护。一项 Cochrane 系统综述回顾评价了产前电子胎心监护的随机对照试验结果。基于 4 项针对高危妊娠的研究数据(共 1627 例胎儿),没有明确证据显示传统的产前电子胎心监护可降低围产儿死亡率(RR 2.05, 95%CI 0.95~4.42),但纳入的研究全部采用人工分析的传统电子胎心监护。与存在较高的内部和观察者间差异的传统电子胎心监护相比,基于计算机分析的电子胎心监护结果判读更为客观。在生长受限胎儿中,胎儿心率短变异是预测胎儿宫内健康状况最有效的预测指标。研究发现,产前 24 h 内短变异≤3 ms 与新生儿代谢性酸中毒和新生儿死亡密切相关,结合超声多普勒等其他检查手段可进一步降低单独应用电子胎心监护产生的假阳性率。生长受限胎儿在分娩时发生胎心减速的风险增加,紧急剖宫产风险也相应增加。有研究发现,脐动脉血流异常的生长受限胎儿,在分娩过程中疑似胎儿窘迫所导致的紧急剖宫产率为 17%~32%,而脐动脉血流正常的生长受限胎儿的紧急剖宫产率仅为 6%~9%。因此建议自然临产的 FGR 孕妇及早入院,以便持续进行电子胎心监护。ACOG 推荐,如生长受限不伴有 AEDV/REDV,应建议在合适孕周每周进行 1 次 CTG,但如伴有 AEDV/REDV 或其他并发症及危险因素,应建议增加 CTG 检查次数。

超声多普勒血流检测对 FGR 的评估内容主要包括脐动脉(PI)血流、大脑中动脉(MCA)血流、静脉导管(DV)血流等。

(1)脐动脉血流:众多证据已表明,针对 FGR 首选的胎儿监测指标应为脐动脉多普勒超声检查。一项前瞻性观察性研究发现,病情进展快速的 FGR 通常会在确诊后的前 2 周内出现多普勒血流的异常表现。因此,SMFM 认为 FGR 确诊初期应每 1~2 周进行 1 次脐动脉多普勒超声检查,如果经初步评估脐动脉血流持续正常,可减少脐动脉血流的监测频率,如每 2~4 周检查 1 次。此外,一旦确诊 FGR,SMFM 认为应至少每 3 周进行 1 次胎儿生长和体重的评估,并且如果伴有严重 FGR 或出现脐动脉血流异常,可考虑增加监测频率,如每隔 2 周评估 1 次。

一项大型研究发现,从发现 FGR 伴有脐动脉 PI>95%、AEDV 或 REDV 至终止妊娠的平均时间为 26 天、13 天和 4 天。另一项 Meta 分析比较了 31 项关于妊娠 34 周非生长受限胎儿死亡的研究,结果发现 FGR 伴有 AEDV 或 REDV 发生死胎的风险平均高达 3.59%(2.3%~5.6%)或 7.27%(4.6%~11.4%)。虽然尚无有效证据支持脐动脉监测的最佳频率,但《2020 版美国母胎医学会专家共识:胎儿生长受限的诊断和管理》指出,伴有 AEDV、REDV 的 FGR 应增加脐动脉血流监测频率,且如果确诊为 FGR,需每周进行 3 次及以上的胎儿监测,应考虑入院管理。

(2)大脑中动脉血流:大脑中动脉(MCA)多普勒血流测量能判断脑血管舒张情况,常用指标为 MCA-PI 或脑-胎盘血流比(CPR)。一项 Meta 分析比较了 35 项 FGR 研究后发现,MCA 血流异常在预测围产儿死亡率(LR 1.36(1.10~1.67))和不良围产结局(LR 2.77(1.93~3.96))方面的似然比均较低,经二次分析也发现 MCA 血流异常并没有为脐动脉血流评估分娩时机提供更多的有效信息。并且研究发现,对于晚发型FGR,若脐动脉血流正常,有15%～20%胎儿存在脑血管扩张表现。由此SMFM不推荐对于FGR常规监测MCA。我国专家共识持不同观点,认为在孕32周及以前的FGR中,如果脐动脉舒张末期血流正向,MCA搏动指数降低(<同孕周第5百分位数)对新生儿酸中毒有一定预测价值,可作为决定分娩时机的参考。

虽然PORTO研究发现CPR评估对预测围产儿不良结局的敏感度为66%,特异度为85%,但其他关于MCA和CPR的研究,质量均不高,且结果相差甚大。SMFM认为尚无足够证据表明FGR中CPR的准确性高于脐动脉血流。

(3)静脉导管血流:据报道,静脉导管(DV)a波反向时发生死胎的风险高达20%,但在FGR中,DV血流异常主要反映由右心室舒张末压升高和心肌顺应性降低所引起的中心静脉压升高,因此DV血流异常但脐动脉血流正常,提示该FGR的病因可能与胎儿心脏、血管或遗传异常有关,通常不反映重大胎盘疾病。TRUFFLE研究中因DV血流异常引起的终止妊娠仅占11%,大多数因其他母儿并发症终止妊娠。DV a波缺失或反向代表胎儿进入失代偿晚期,临床中较为少见。即使在脐动脉AEDV/REDV病例中,出现DV血流异常表现也仅占41%,并且在孕周≥32周时,CTG异常几乎总早于DV血流异常发生。因此,SMFM更加推荐脐动脉血流及CTG的监测,而非常规监测DV。

(4)子宫动脉血流:虽然已有预测模型综合了母体因素、生化标志物和子宫动脉血流的影响,能使FGR检出率>90%,但并未改善妊娠结局,且缺乏临床验证,目前应用价值有限。研究已表明子宫动脉血流不能为FGR的诊断和管理提供有效信息,故我国专家共识建议DV、MCA和子宫动脉的多普勒血流不作为早发型或晚发型FGR的常规监测内容。

对于妊娠期高血压疾病合并FGR的孕妇,除了关注FGR相关指标外,也应同时监测妊娠期高血压疾病相关指标如血压、尿蛋白、肝功能、血小板、心功能、肝脏超声等情况,若有异常,及时处理或终止妊娠。

(虞金哲 任 为)

第六节 终止妊娠时机

决定妊娠期高血压疾病合并胎儿生长受限孕妇终止妊娠的时机时必须综合考虑孕周、病因、类型、严重程度、监测指标和当地新生儿重症监护的技术水平等。

对于孕24周以前或EFW<500 g的胎儿,如果存在明确生长受限的表现,应建议到当地的产前诊断中心接受专业咨询和评估,排除胎儿遗传疾病等非胎盘血流相关性生长受限。如伴发胎儿多普勒血流异常,建议和孕妇仔细沟通胎儿的预后,明确孕妇对胎儿的态度(是否继续妊娠),帮助决定进一步诊疗计划。妊娠期高血压疾病孕妇病情稳定者可选择期待治疗,对于重度妊娠期高血压及重度子痫前期孕妇,经治疗病情危重者,建议终止妊娠。

对于孕24～28周或EFW500～1000 g的胎儿,在出现明确的脐动脉多普勒血流异常(舒张末期血流缺失或反向)时,如果孕妇和家属要求积极救治,则建议在具备一定的极低出生体重儿救治能力的医疗中心进行产前监护和分娩。在病情稳定的情况下,基层医院可以和转诊中心协调沟通,争取宫内转运的机会。对于重度妊娠期高血压及重度子痫前期孕妇,妊娠不足26周的孕妇经治疗病情危重者建议终止妊娠;对于妊娠26周至不满28周的孕妇,根据母儿情况及当地医院母婴诊治能力决定是否行期待治疗。目前对于 FGR 最有效的干预措施仍然是终止妊娠。因此,为了平衡早产和继续妊娠可能发生的胎儿器官损害或死亡的风险,确定合适的分娩时机至关重要。FGR 的最佳分娩时机取决于生长受限的潜在病因(如果已明确)、孕周以及胎儿的产前监测指标等。对于因胎儿病理因素(如遗传疾病或先天性感染)所导致的 FGR,即使延长孕周也不会改善 FGR 的围产结局;对排除胎儿病理因素的 FGR,在继续妊娠的过程中,评估胎儿宫内死亡风险超过新生儿死亡风险时,应考虑终止妊娠。生长受限胎儿的宫内死亡风险是同胎龄正常胎儿的 2 倍,而严重生长受限胎儿死亡风险更高。生长受限胎儿如果出现脐动脉舒张末期血流缺失或反向,其不良围产结局风险明显增加,同时,新生儿病率和死亡率也显著增加。因此认为,孕 24～28 周是早产相关并发症和新生儿死亡的高风险阶段。EFW500～1000 g 的生长受限胎儿,在出现脐动脉舒张末期血流缺失或反向等异常时,如果孕妇和家属选择积极救治,应当充分考虑 FGR 的不良围产结局,最好在产前咨询母胎医学专家,转诊到具备新生儿重症监护病房的医疗中心分娩。对于 FGR,在孕 34 周之前终止妊娠的,均应在具备新生儿救治能力的医疗中心分娩。对于 FGR,终止妊娠的时机由胎儿和母体因素共同决定,重点需要平衡早产和继续妊娠期间发生死胎的风险。极早产儿的存活率随着体重百分位数的降低而降低,而对于孕 24～29 周出生的生长受限胎儿,研究发现其新生儿死亡率比同孕周正常发育的新生儿增加了 2～4 倍。早发型 FGR 中因多普勒异常而终止妊娠的患儿,围产期存活率从孕 24 周的 13％增加到孕 25 周的 43％,孕 26 周达 58％～76％,新生儿不伴严重并发症的比例在孕 24 周为 0,孕 25 周为 13％,孕 26 周为 6％～31％。因此,SMFM 认为,对于早发型 FGR,若孕周≥26 周或 EFW≥500 g 才考虑终止妊娠,若孕周<26 周或 EFW<500 g,建议应当多学科合作,全面评估,慎重决定。

对于孕 28～32 周的 FGR,如脐动脉血流出现异常(舒张末期血流缺失或反向)同时合并静脉导管 a 波异常(缺失或反向),建议尽快完成糖皮质激素促胎肺成熟后,积极终止妊娠。如果是单纯脐动脉血流舒张末期反向,而没有其他胎儿窘迫的证据(如异常电子胎心监护图形、静脉导管 a 波异常等),可期待妊娠至不超过孕 32 周。

对于孕 32～34 周的 FGR,如存在单纯的脐动脉舒张末期血流缺失,而没有其他胎儿窘迫的证据(如异常电子胎心监护图形、生物物理评分<4 分、静脉导管 a 波异常等),可期待妊娠至不超过孕 34 周。对于预计在孕 34 周之前分娩的 FGR 患者,建议产前使用糖皮质激素。妊娠 34 周前重度子痫前期患者的期待治疗有严格选择标准,并且最好是在有相应孕产妇及新生儿医疗护理资源的环境中完成。因为期待治疗旨在以牺牲产妇风险为代价来为新生儿提供利益,所以当不能预期新生儿存活时,不建议行期待治疗;在期待治疗期间,当母体或胎儿状况恶化的情况下随时分娩。若出现胎儿脐动脉血流持续反向或其他严重并发症,应考虑及时终止妊娠。

对于孕 34～37 周,预计 7 天内有早产风险,且妊娠期未接受过糖皮质激素治疗的患者,也建议产前使用糖皮质激素。对于孕 32 周之前分娩的 FGR 患者,应使用硫酸镁保护胎儿和新生儿的中枢神经系统。有研究显示,降压药的应用降低了胎盘灌注量,加重了胎儿宫内缺氧,孕周 37 周以上胎儿宫内窘迫、死胎、死产率升高,因此凡妊娠期高血压疾病合并 FGR 患者孕周不应大于 37 周。2021 版《昆士兰高血压和妊娠临床指南》将严重 FGR 作为妊娠期高血压疾病终止妊娠的指征。GRIT 研究中纳入的 588 例 FGR 孕妇,经产科医生评估,均不能确定最佳的终止妊娠时机,因此将其随机分为早期分娩组或期待观察组。结果发现 2 组倍他米松的给药率相同,围产儿存活率相似,新生儿出生后 2 年内的总死亡率(12％与 11％)和严重残疾的比例相似,并且在生后 6～12 年的随访中发现,2 组儿童在认知、语言、行为和运动能力等方面均没有明显差异。这些结果表明,34 周以前的 FGR 延迟分娩会导致一些死产,但立即分娩会发生几乎数量相等的新生儿死亡;2 种处理方式下,新生儿远期的神经发育没有明显差异。故结合目前研究及专家共识,ACOG、RCOG 和 SMFM 均推荐,如 FGR 出现脐动脉舒张末期血流反向,不应超过孕 32 周分娩;出现脐动脉舒张末期血流缺失,不应超过孕 34 周分娩。GRIT 试验中,FGR 出现脐动脉舒张末期血流缺失或反向时,胎儿围产期死亡率为 12%;当静脉导管搏动指数升高时,其中 41% 表现为静脉导管 a 波缺失或反向,FGR 的围产期死亡率可增至 39.5%,同时观察性研究也发现静脉导管搏动指数升高比脐动脉搏动指数升高能更准确地预测胎儿酸中毒。并且大样本研究已发现,在孕 29 周之后,仅通过静脉导管多普勒即可预测新生儿的存活情况。

（虞金哲　任　为）

第七节　分　娩　方　式

　　FGR 本身并不是剖宫产的绝对指征,但存在脐动脉血流异常(舒张末期血流缺失或反向)时,建议剖宫产终止妊娠。目前尚无有关生长受限胎儿分娩方式的随机对照研究。所有关于脐动脉舒张末期血流缺失或反向的存活 FGR 围产结局的研究中,分娩方式均为剖宫产。因此无法分析这类脐动脉血流异常的 FGR 患者引产或自然临产的不良结局。但根据现有研究及专家共识,RCOG 认为,单纯 FGR 并不能作为剖宫产指征,应当结合其他危险因素和监测指标确定分娩方式。如果 FGR 伴有脐动脉舒张末期血流缺失或反向,则推荐行剖宫产终止妊娠。对于单纯没有严重症状的妊娠期高血压或子痫前期,最好采用阴道分娩。回顾性研究比较了未足月重度子痫前期孕妇引产和剖宫产,结论表明引产是合理的,并且对低出生体重儿无明显危害。

　　国内较多研究表明,重度妊娠期高血压疾病患者常合并 FGR、胎盘功能受损,但合适的分娩方式可保证分娩时胎盘灌注,降低新生儿缺血缺氧性疾病的发病率。妊娠期高血压疾病与胎盘血供关系密切,若切断胎盘血供,新生儿症状可缓解,经阴道分娩时子宫收缩、腹压增高等可增加新生儿窒息及死亡率。因此重度妊娠期高血压疾病合并 FGR 的产妇实施剖宫产可降低产妇血压、减少并发症,使胎儿脱离缺氧环境,减少不良后果,确保母婴安全。

　　但实施剖宫产的决定应该个体化,并且以预测阴道分娩可能性和子痫前期的性质和疾病进展状态为基础。随着剖宫产手术技巧和方法的不断改进及安全有效麻醉技术的配合,剖宫产的安全性不断提高,已成为抢救危重妊娠期高血压疾病母儿的有效手段。然而当妊娠期高血压疾病合并 FGR 时,由于胎儿较小,多不构成难产因素,易被作为选择阴道分娩的条件。妊娠期高血压疾病合并 FGR 患者分娩方式的选择:估计胎儿宫内缺氧程度及胎儿出生后存活能力,通过胎儿电子监护、B 超、羊膜镜、多普勒脐血流测定、胎儿头血 pH 值测定及胎盘功能检测等进行综合分析,判断不同分娩方式可能对胎儿带来的结局,对估计可经阴道试产者,严密观察产程,宜进行持续胎儿电子监护,尽早行人工破膜以了解羊水情况,及时发现胎儿宫内窘迫,适时处理。对胎儿宫内状况危重、估计出生后可存活者,不宜阴道试产,剖宫产有利于围产儿,同时亦应兼顾孕妇病情,着眼于对母儿预后有利,既不盲目增加剖宫产率,更不一味保守治疗以免延误抢救胎儿的时机。

（李梅华　任　为）

参考文献

[1] McCowan L M,Figueras F,Anderson N H. Evidence-based national guidelines for the management of suspected fetal growth restriction: comparison, consensus, and controversy[J]. Am J Obstet Gynecol,2018,218(2S):S855-S868.

[2] Garcia B,Llurba E,Valle L,et al. Do knowledge of uterine artery resistance in the second trimester and targeted surveillance improve maternal and perinatal outcome? UTOPIA study:a randomized controlled trial[J]. Ultrasound Obstet Gynecol,2016,47(6):680-689.

[3] Schwartz N,Quant H S,Sammel M D,et al. Macrosomia has its roots in early placental development[J]. Placenta,2014,35(9):684-690.

[4] Collins S L,Birks J S,Stevenson G N,et al. Measurement of spiral artery jets:general principles and differences observed in small-for-gestational-age pregnancies [J]. Ultrasound Obstet Gynecol,2012,40(2):171-178.

[5] Labarrere C A,DiCarlo H L,Bammerlin E,et al. Failure of physiologic transformation of spiral arteries,endothelial and trophoblast cell activation,and acute atherosis in the basal plate of the placenta[J]. Am J Obstet Gynecol,2017,216(3):287. e1-287. e16.

[6] Deyssenroth M A,Li Q,Lacasaña M,et al. Expression of placental regulatory genes is associated with fetal growth[J]. J Perinat Med,2017,45(7):887-893.

[7] Boulis T S,Rochelson B L,Williamson A K. Massive subchorionic placental cyst and poor fetal growth:a case report[J]. J Reprod Med,2015,60(9-10):458-460.

[8] Groom K M,David A L. The role of aspirin, heparin, and other interventions in the prevention and treatment of fetal growth restriction[J]. Am J Obstet Gynecol,2018,218(2S):S829-S840.

[9] Turan O M,Turan S,Gungor S,et al. Progression of Doppler abnormalities in intrauterine growth restriction[J]. Ultrasound Obstet Gynecol,2008,32(2):160-167.

[10] Trudell A S,Cahill A G,Tuuli M G,et al. Risk of stillbirth after 37 weeks in pregnancies complicated by small-for-gestational-age fetuses [J]. Am J Obstet Gynecol,2013,208(5):376. e1-7.

第十一章
妊娠期高血压疾病合并胎盘早剥

一、定义

妊娠20周后或分娩期,正常位置的胎盘在胎儿娩出前,部分或全部从子宫壁剥离,称为胎盘早剥。

二、流行病学

胎盘早剥发生在0.2%~1%的妊娠25周左右的妊娠中,是导致孕产妇和新生儿死亡和发病的重要原因,尤其是早产时。胎盘早剥导致大约15%的婴儿出生时死亡,胎盘早剥导致的孕产妇死亡在西方国家很少见,胎盘早剥的原因尚不完全清楚,其危险因素包括子痫前期、剖宫产或早产胎膜早破、高龄产妇和多产。一项研究报告称,既往有子痫前期病史的孕妇发生胎盘早剥的风险提高了4倍,具体取决于既往子痫前期的严重程度。而此次妊娠合并重度子痫前期的孕妇胎盘早剥的发生率为3%。Abdella等对265例胎盘早剥患者进行了研究,发现在子痫前期、慢性高血压及子痫三类患者中,胎盘早剥的发生率分别为2%、10%和24%。胎盘早剥和子痫前期具有相似的发病机制。

三、病理生理

对于胎盘早剥确切的发病机制仍未研究透彻,通常认为与妊娠期高血压疾病相关的胎盘早剥是由于胎盘血管病变导致的。妊娠期高血压疾病尤其是重度子痫前期、慢性高血压、慢性肾病或全身血管病变的孕妇,底蜕膜螺旋小动脉痉挛或硬化,引起远端毛细血管变性坏死甚至破裂出血,血液在底蜕膜与胎盘之间形成血肿,导致胎盘与子宫壁分离。

Dommisse和Tiltman在一项前瞻性描述性研究中研究了与胎盘早剥相关的子宫胎盘动脉的结构变化。在收集的18个样本中,有6个未显示子宫肌层中存在滋养层细胞,并因不能代表胎盘床而被丢弃。在12个代表性样本中,7个显示子宫胎盘动脉没有生理转变(其中4个来自高血压受试者)。作者得出结论,与胎盘早剥相关的血管畸形可能是滋养细胞浸润不足的结果,且恰好是血管破裂的部位。

此外,一项前瞻性研究发现子宫动脉多普勒波形的切迹之间存在关联,可作为20~24周时子宫胎盘血流受损以及随后发生胎盘早剥的标志物。妊娠早期和中期的出血与随后胎盘早剥的风险增加有关。胎盘早剥妇女胎盘的组织学检查通常有旧胎盘出血的证据,支持胎盘早剥产生的凝血酶与很大比例的胎盘早剥病例有关的观点。胎盘的急性分离剥夺了胎儿的氧气,凝血因子的消耗和随之而来的弥散性血管内凝血(DIC)会激活凝血级联反应,这种情况导致的胎儿死亡风险是最高的。与 DIC 相关的出血导致凝血因子的进一步消耗,引发恶性循环。子宫肌层可能会出血,导致结实的沼泽子宫(称为 Couvelaire 子宫)。当近期发生胎盘早剥时,病理检查经常会发现胎盘母体表面有新鲜的凝块,而在胎盘早剥发生时间较久的病例中,胎盘早剥部位可能有纤维蛋白沉积,并且可能会出现覆于胎盘上的梗死,在这些情况下,胎盘母体表面可能有凹陷,显微镜检查显示载有含铁血黄素的巨噬细胞和绒毛出血。

四、临床表现

胎盘早剥的临床表现差异很大,从完全无症状到有严重产妇发病的胎儿死亡。胎盘早剥的典型症状是阴道流血和腹痛。然而我们必须要认识到,严重的胎盘早剥可能不会出现或仅出现这些迹象之一。阴道流血量与胎盘早剥程度的相关性较差。症状的严重程度取决于胎盘早剥的位置(是显露还是隐蔽),以及胎盘早剥的程度。胎盘分离的程度与死胎的风险之间存在相关性,在大多数情况下约 50% 的胎盘分离患者的死胎风险明显增加。通常情况下,子宫肌张力过高并伴有高频、低幅度的子宫收缩。子宫经常触痛,触诊时可能感觉很硬。背痛可能是唯一的症状,尤其是当胎盘位置在后方时,可能会出现急性胎儿窘迫,超过 50% 的胎盘分离患者的胎儿会死亡。很少会发生由于胎盘早剥而导致的胎儿死亡而没有其他症状或体征。在某些情况下,可以在无症状患者的超声检查中发现胎盘早剥的证据。更罕见的是,在与胎儿死亡相关的隐匿性胎盘早剥的情况下,首先出现的临床症状可能是 DIC 导致的异常出血。胎盘早剥也可能与急性肾小管坏死和急性皮质坏死有关,导致少尿和肾功能衰竭。尽管肾小管坏死可能是由于急性血容量不足造成的,但皮质坏死似乎是凝血级联产物对肾脏造成损害的结果。肾皮质坏死可能导致慢性肾功能衰竭。胎盘早剥 Page 分级见表 11-1。

表 11-1 胎盘早剥 Page 分级

分级	标准
0 级	分娩后回顾性产后诊断
I 级	外出血,子宫软,无胎儿窘迫
II 级	胎儿宫内窘迫或胎死宫内
III 级	产妇出现休克症状,伴或不伴弥散性血管内凝血

五、并发症及对母儿的影响

1. DIC 胎盘早剥是妊娠期发生凝血功能障碍最常见的原因,伴有死胎时约 1/3 发生。临床表现为皮肤、黏膜及注射部位出血,子宫出血不凝或凝血块较软,甚至发生血尿、咯血和呕血。

2. 产后出血 胎盘早剥发生子宫胎盘卒中时,影响子宫肌层收缩导致产后出血,经治疗多能好转。若并发 DIC,产后出血的可能性更大且难以纠正。大量出血导致休克,多脏器功能衰竭,脑垂体及肾上腺皮质坏死。

3. 急性肾功能衰竭 主要原因是大量出血使肾灌注严重受损,导致肾皮质或肾小管缺血坏死,出现急性肾功能衰竭。胎盘早剥多伴发子痫前期、慢性高血压、慢性肾病等。肾血管痉挛也影响肾血流量。

4. 羊水栓塞 胎盘早剥时,羊水可经剥离面开放的子宫血管进入母血循环。羊水中有形成分形成栓子,栓塞肺血管导致羊水栓塞。

有研究显示,患有子痫前期的妇女发生胎盘早剥的可能性更大,诊断更早,分娩更早,胎盘早剥的等级更高。此外,与没有子痫前期的患者相比,有子痫前期和胎盘早剥的患者的新生儿出生体重显著降低,SGA 数量显著增加。

六、诊断

1. 超声诊断 胎盘早剥的超声表现在很大程度上取决于出血的大小和位置以及胎盘早剥与超声检查距离的时间。在急性显性胎盘早剥的情况下,超声可能检查不出异常。Nyberg 及其同事在对 57 例胎盘早剥图像的回顾性队列研究中发现,与正常胎盘相比,急性期胎盘早剥的超声表现是高回声、等回声。稍后,随着血肿消退,它们在 1 周内变为低回声,并在 2 周内变为透亮。在某些情况下,只能看到增厚的异质胎盘。因此,我们应当认识到胎盘早剥可能有多种超声表现。当传感器突然施加压力时,胎盘可能会"摇晃",即所谓的"果冻"征。Glantz 及其同事在一项回顾性队列研究中发现,超声检查胎盘早剥的敏感性、特异性以及阳性和阴性预测值分别为 24%、96%、88% 和 53%。因此,至少有一半的胎盘早剥是超声监测不到的。然而,当超声检查似乎显示胎盘早剥时,确实存在胎盘早剥的可能性非常高。Sholl35 仅在 25% 的患者中发现了胎盘早剥有血栓的超声证据。Jaffe 和他的同事发现超声检查只能识别 50% 的病理证实的胎盘早剥。Yeo 及其同事发现,在对 73 名在妊娠后半期出现阴道出血的患者进行的前瞻性队列研究中,使用 7 个超声参数,发现超声对胎盘早剥的敏感性为 80%,而特异性为 92%,阳性和阴性预测值分别为 95% 和 69%。然而,其他研究均无法复制这种超声诊断胎盘早剥的准确性。Nyberg 及其同事在对 69 例胎盘早剥的回顾性研究中发现,胎儿死亡率与超声估计的胎盘早剥百分比和位置相关,后壁胎盘早剥的预后最差。对于妊娠后半期出血,超声评估的一个重要作用是确定胎盘位置;如果有前置胎盘,出血的原因就不太可能是胎盘早剥。但是,超声检查人员应当注意不要将子宫颈上的血凝块误认为是前置胎盘。宫底胎盘的存在使得覆盖子宫颈的肿块不太可能是胎盘。血块可能会随着胎儿或超声换能器的运动而摇晃。

2. 胎心监护 目前已经描述了与胎盘早剥相关的多种胎心率模式,可能存在复发性晚期或变异减速、变异减少、心动过缓或正弦胎儿心率模式。

3. 实验室检查 包括全血细胞计数、血细胞计数、凝血功能、肝肾功能及血电解质检查等。Ⅲ级患者应检查肾功能和做血气分析。重型胎盘早剥可能并发 DIC,应进行有关实验室检查,包括 DIC 的筛选试验(如血小板计数、凝血酶原时间、纤维蛋白原测定和 3P 试验)以及纤溶确诊试验(如 Fi 试验即 FDP 免疫试验及优球蛋白溶解时间等)。

七、处理

胎盘早剥的处理取决于临床表现、胎龄和母胎受损程度。由于表现差异很大,因此根据具体情况进行个体化管理很重要。更积极的管理在严重胎盘早剥的情况下是可取的,但在较轻的胎盘早剥的情况下可能不合适。

1. 纠正休克 胎盘早剥患者存在凝血功能障碍和低血容量休克的显著风险。应建立静脉通路,积极更换血液和凝血因子。应采血进行血常规检查、凝血功能检查以及交叉配型,并应告知血库发生 DIC 的可能性。应留置导尿管并密切监测每小时尿量。尽早让麻醉师参与患者的护理。如果分娩进展缓慢,并且存在胎儿骨盆不对称、胎儿畸形或有既往剖宫产史的情况,则可能需要剖宫产以避免凝血功能障碍恶化。在存在 DIC 的情况下,手术切口的出血可能难以控制,因此在手术过程中稳定患者并纠正任何凝血紊乱很重要。产后,应密切监测患者,特别注意生命体征、失血量和尿量。此外,应密切观察子宫以确保其保持收缩且大小不增加,并应密切监测失血情况。应定期抽血查血常规和凝血功能,直至患者病情稳定。

2. 监测胎儿宫内情况 连续监测胎心以判断胎儿宫内情况,对于有外伤史或非由外伤或可卡因使用等明显原因引起的胎盘早剥的重度子痫前期住院患者应连续进行胎心监护,以更早发现胎盘早剥。

3. 及时终止妊娠 一些较早的回顾性队列研究表明,发生胎盘早剥时,剖宫产的胎儿存活率优于阴道分娩;在一项病例对照研究中,Kayani 及其同事针对 33 名严重早产和胎儿心动过缓的患者研究了决定分娩间隔与围产结局之间的关系,发现较长的决定分娩间隔与较差的围产结局相关。需要强调的是,在胎盘显著早剥和胎儿心动过缓的情况下,每分钟都至关重要。早产是早产妇女围产死亡的主要原因,为了优化围产结局,如果可能的话,最好延长妊娠期,但需要强调的是,这些患者需要极其严密的监测,因为存在显著的胎儿死亡风险。胎龄在 24～34 周的情况下,应给予类固醇以促进胎肺成熟。患者应在有足够新生儿救护设施的中心分娩,新生儿科医生应就新生儿的潜在治疗和结果向父母提供咨询。可能需要长时间住院和监测。如果胎儿状态较为稳定,这些患者则可以出院至门诊治疗。对于超声偶然发现的怀疑的胎盘早剥应根据具体情况进行处理,应对外伤、可卡因使用、高血压、子痫前期或任何其他诱发因素进行全面的病史询问和体格检查,随后的管理可遵循上述建议。在对 40 例妊娠 20 周后早产胎盘早剥患者的保守管理的回顾性队列研究中,Combs 及其同事发现,若能够将分娩推迟到足月,围生儿死亡率为 22%,除 1 例外,所有围生儿死亡病例均归因于极早产。在那些早产者中,63% 至少有一个其他易早产的危险因素(如双胞胎、宫颈扩张、胎膜破裂)。如果选择保守治疗,推荐进行连续超声检查来评估胎盘早剥的进展或消退。

需要注意的是,某些与妊娠期高血压疾病有关的胎盘早剥,失血过多会导致孕妇血压下降,从而掩盖病情。因此,对于非由外伤或可卡因使用等明显原因引起的胎盘早剥的重度子痫前期住院患者应高度怀疑。在这种情况下,患者可能受益于密切的血容量监测、低血容量的早期识别和充分的血液置换。在足月或近足月早产且胎儿存活的情况下,需要及时分娩。主要问题是是否可以在没有胎儿或孕产妇死亡或严重发病率的情况下实现阴道分娩。在有胎儿受损证据且无法立即阴道分娩时,应立即进行剖宫产;当母体和胎儿状况都令人放心时,以阴道分娩为目标的保守治疗是合理的。分娩时应密切监测母体和胎儿。如果胎儿心率追踪变得不可靠、心动过缓,或持续晚期减速,应选择剖宫产。同样,如果发生母体并发症,胎儿应立即分娩。

4. 并发症的处理

(1)产后出血:胎儿娩出后应立即给予子宫收缩药物,如缩宫素、前列腺素制剂、麦角新碱等;胎儿娩出后,促进胎盘剥离。注意预防 DIC 的发生。若有不能控制的子宫出血或出血不凝、凝血块较软,应按凝血功能障碍处理。另可采用子宫压迫止血、动脉结扎、动脉栓塞、子宫切除等手段控制出血。

(2)凝血功能障碍:迅速终止妊娠,阻断促凝物质继续进入孕妇血液循环,同时纠正凝血机制障碍;补充血容量和凝血因子,及时、足量输入同等比例的红细胞悬液、血浆和血小板。也可酌情输入冷沉淀,补充纤维蛋白原。

(3)肾功能衰竭:若患者尿量<30 mL/h 或无尿(尿量<100 mL/24 h),提示血容量不足,应及时补充血容量;若尿量<17 mL/h,在血容量已补足基础上可给予呋塞米 20~40 mg 静脉推注,必要时重复用药。注意维持电解质及酸碱平衡。经过上述处理后,短期内尿量不增且血清尿素氮、肌酐、血钾进行性增高,二氧化碳结合力下降,提示肾功能衰竭可能性大。出现尿毒症时,应及时行血液透析治疗。

八、预后

研究显示,出现胎盘早剥的孕妇,与未合并妊娠期高血压疾病的孕妇相比,合并妊娠期高血压疾病的孕妇胎盘早剥分级更高(Ⅱ、Ⅲ级),其新生儿预后更差,早产率更高。

胎盘早剥妇女在随后的妊娠中胎盘早剥的风险增加了大约 10 倍。此外,她们出现其他不良妊娠结局的风险也增加了,包括早产和子痫前期。应告知吸烟或使用可卡因的妇女接触这些物质的不良反应,并鼓励其在下次妊娠前戒烟,告知其应在妊娠前和妊娠期间控制高血压。虽然没有证据证明降低复发性胎盘早剥风险的明确益处,但在随后的妊娠中,对有先天性血栓形成倾向的女性进行血栓预防治疗是合理的。早产患者在随后的妊娠中子宫胎盘灌注受损的风险增加,考虑在妊娠后半期每 4 周进行一次连续生长扫描是合理的。如果母亲之前有过两次或两次以上的胎盘早剥,行羊膜穿刺术确定胎肺是否成熟并在妊娠 37 周左右分娩似乎是合理的。

(虞金哲 陈秋晴)

参考文献

[1] Boisrame T, Sananes N, Fritz G, et al. Placental abruption: risk factors, management and maternal-fetal prognosis. Cohort study over 10 years [J]. European journal of obstetrics, gynecology, and reproductive biology, 2004, 179: 100-103.

[2] Liberati A, Altman D G, Tetzlaff J, et al. The PRISMA statement for reporting systematic reviews and meta-analyses of studies that evaluate healthcare interventions: explanation and elaboration[J]. BMJ, 2009, 339: b2700.

[3] Riihimäki O, Metsäranta M, Ritvanen A, et al. Increased prevalence of major congenital anomalies in births with placental abruption[J]. Obstetrics and gynecology, 2013, 122 (2Pt 1): 268-274.

[4] Morikawa M, Yamada T, Cho K, et al. Prospective risk of abruptio placentae[J]. J Obstet Gynaecol Res, 2014, 40(2): 369-374.

[5] Raisanen S, Gissler M, Kramer M R, et al. Influence of delivery characteristics and socioeconomic status on giving birth by caesarean section-a cross sectional study during 2000-2010 in Finland[J]. BMC Pregnancy Childbirth, 2014, 14: 120.

[6] Janoudi G, Kelly S, Yasseen A, et al. Factors associated with increased rates of caesarean section in women of advanced maternal age[J]. J Obstet Gynaecol Can, 2015, 37(6): 517-526.

[7] Furukawa S, Doi K, Furuta K, et al. The effect of placental abruption on the outcome of

extremely premature infants[J]. The journal of maternal-fetal & neonatal medicine:the official journal of the European Association of Perinatal Medicine, the Federation of Asia and Oceania Perinatal Societies, the International Society of Perinatal Obstet, 2015,28(6):705-708.

[8] Mehrabadi A,Hutcheon J A,Lee L,et al. Epidemiological investigation of a temporal increase in atonic postpartum haemorrhage:a population-based retrospective cohort study[J]. BJOG,2013,120(7):853-862.

[9] Nath C A,Ananth C V,DeMarco C,et al. Low birthweight in relation to placental abruption and maternal thrombophilia status[J]. Am J Obstet Gynecol,2008,198(3): 293. e1-293. e5.

彩　　图

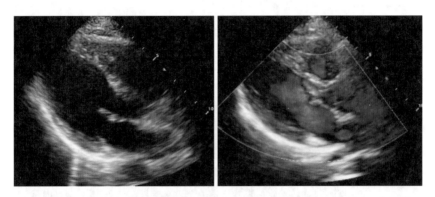

图 4-1　胸骨左缘左心室长轴二维切面及彩色多普勒图

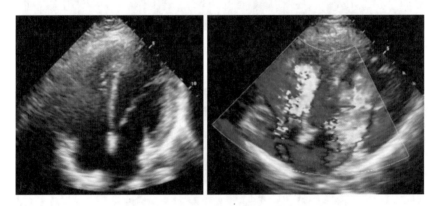

图 4-3　心尖部四腔心二维切面及彩色多普勒图

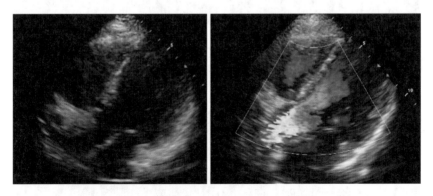

图 4-4　心尖部五腔心二维切面及彩色多普勒图

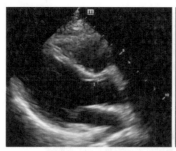
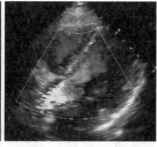
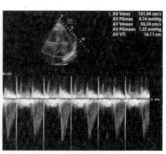

(a) 经胸骨左缘左心室长轴二维　　　(b) 主动脉瓣口彩色多普勒图　　　(c) 脉冲多普勒频谱图
　　切面测量主动脉内径

图 4-5　每搏输出量测量示意图

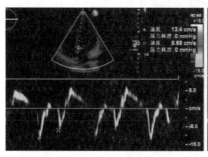
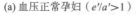
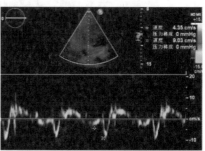

(a) 血压正常孕妇（$e'/a'>1$）　　　　　　(b) 妊娠期高血压疾病孕妇（$e'/a'<1$）

图 4-7　舒张早期二尖瓣环 e' 峰与 a' 峰

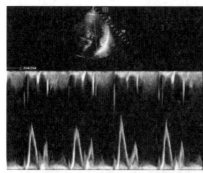
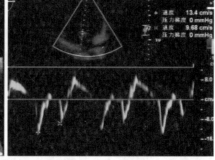

(a)(b) 正常血压孕妇舒张早期E/e'=7.9，e'=13.4 cm/s

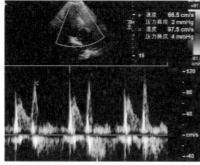
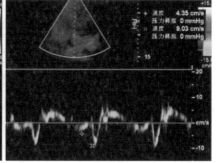

(c)(d) 子痫前期孕妇舒张早期E/e'=15.3，e'=4.35 cm/s

图 4-8　舒张早期二尖瓣环 E 峰与 e' 峰

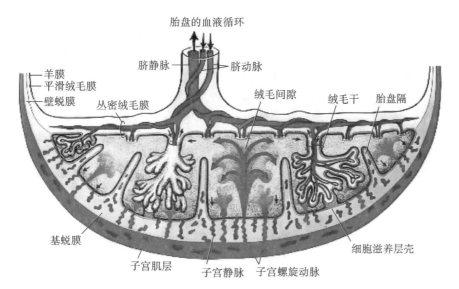

图 6-1 胎盘的结构和血液循环模式图

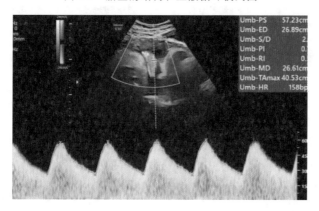

图 6-2 胎儿脐动脉多普勒频谱

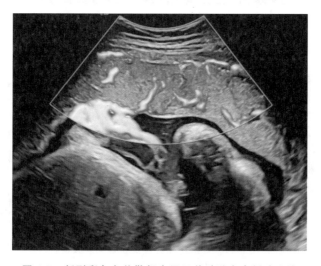

图 6-7 新型彩色多普勒超声显示前壁胎盘内低速血流

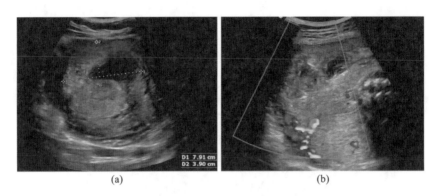

(a)　　　　　　　　　　　　(b)

图 6-9　孕 27 周,胎盘早剥

32 岁孕妇,停经 27^{+3} 周因阴道流血 1 个月余,阴道流液 1 天入院。(a)超声显示胎盘上缘胎盘基底部与肌层间可见混合回声团,内回声不均,可见絮状回声及液性暗区,(b)彩色多普勒显示基底部血流消失。

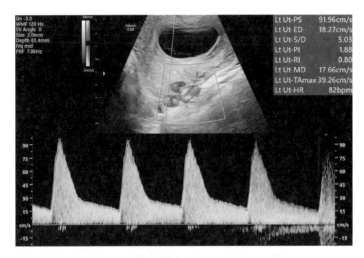

图 6-10　妊娠早期经腹部获得的子宫动脉频谱

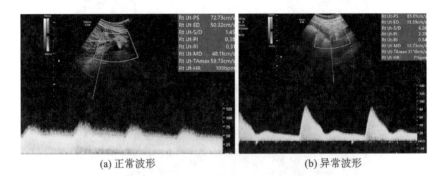

(a) 正常波形　　　　　　　　　(b) 异常波形

图 6-11　妊娠中期经腹部子宫动脉频谱

注意(b)中多普勒信号中的切迹(箭头)。

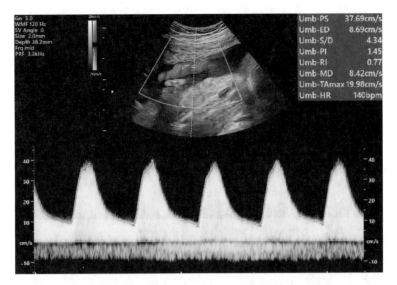

图 6-12　孕 33 周 1 天胎儿脐动脉 *S/D* 值、**PI**＞第 97 百分位数

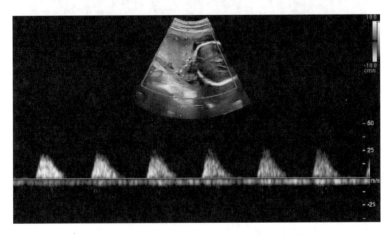

图 6-13　孕 26 周 3 天胎儿脐动脉舒张期血流缺失

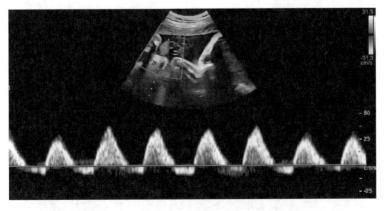

图 6-14　孕 34 周胎儿脐动脉舒张期血流反向

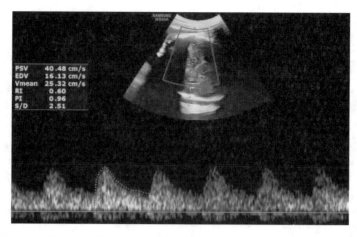

图 6-16　孕 34 周 1 天胎儿大脑中动脉 RI 和 PI 降低

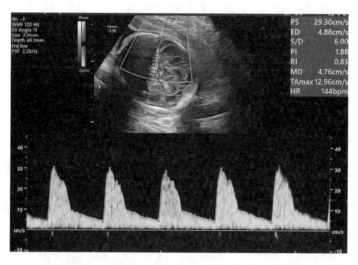

图 6-17　孕 22 周 5 天正常胎儿大脑中动脉测量

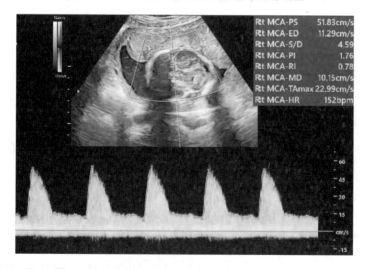

图 6-18　孕 23 周 5 天胎儿大脑中动脉 PSV 加快,相当于 1.71 Mom(> 1.55 Mom)

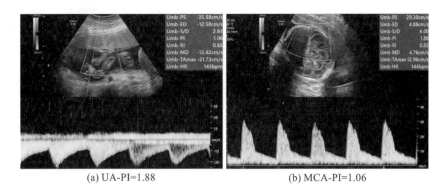

(a) UA-PI=1.88   (b) MCA-PI=1.06

图 6-19　孕 22 周 5 天胎儿脑胎盘比正常（CPR＝1.77）

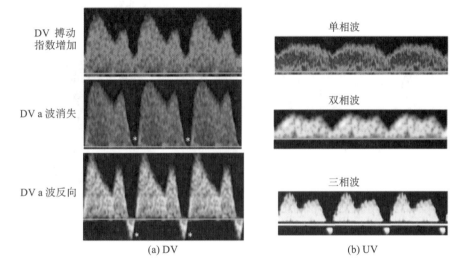

(a) DV   (b) UV

图 6-24　静脉导管及脐静脉异常示意图

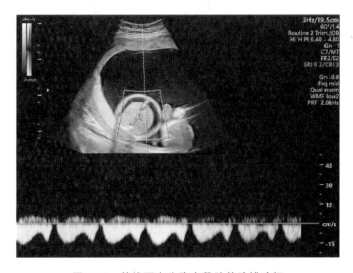

图 6-25　基线下方为腹内段脐静脉搏动征

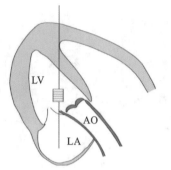

(a) 应用脉冲多普勒，将脉冲多普勒取样门放置于二尖瓣前叶和左心室流出道交界处的左心室侧

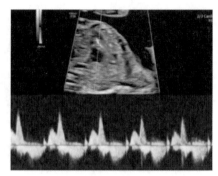

(b) 显示二尖瓣前叶和左心室流出道交界处的脉冲多普勒频谱图

图 6-26　应用脉冲多普勒测量胎儿左心 Tei 指数

LA，左心房；LV，左心室；AO，主动脉。

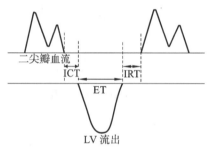

(a) 显示Tei指数测量的时间间隔的示意图

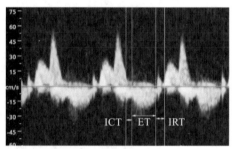

(b) 显示Tei指数测量的时间间隔的脉冲多普勒图

图 6-27　计算左心 Tei 指数

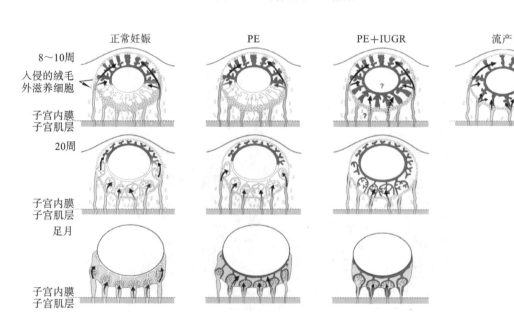

图 10-1　在正常妊娠、子痫前期(PE)、子痫前期伴宫内发育迟缓
(PE＋IUGR)和流产中，氧化应激程度与胎盘发育的关系